一番かんたん！即改善！

脂肪肝の人のための食品成分BOOK

栗原クリニック 東京・日本橋 院長
栗原 毅 監修

日本文芸社

contents

今や国民病になりつつある脂肪肝

日本人の3人に1人が脂肪肝になっているといわれるほど、身近な病気です。一般的には肝臓の中性脂肪が20％を超えると脂肪肝と診断されます。

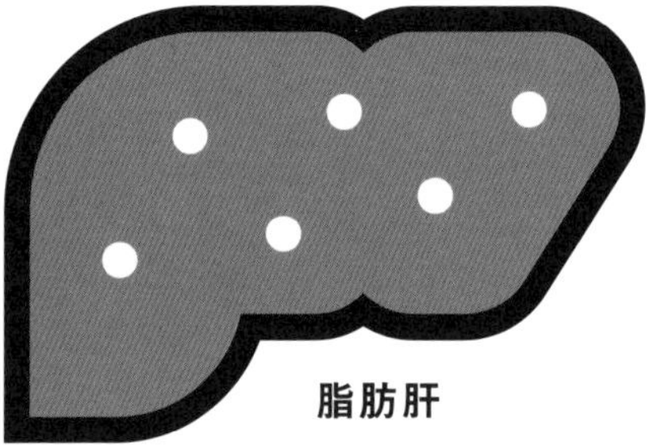

脂肪肝

脂肪肝の最大の特徴は「自覚がない」こと！

＼思いあたる人は脂肪肝が原因かも！／

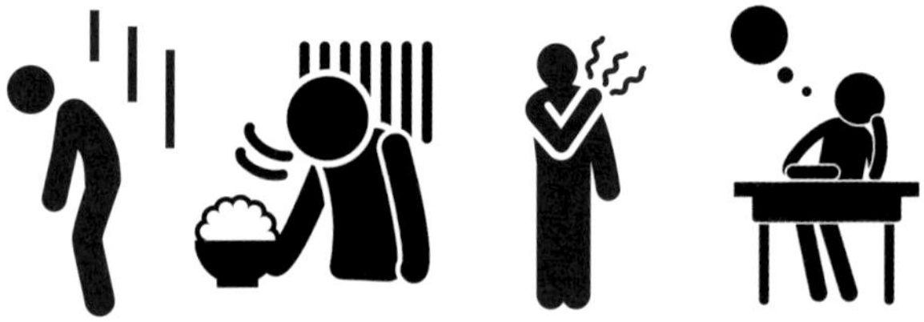

疲れやすい　食欲がない　肩がこる　頭がぼーっとする

など

肝臓には痛みを感じる神経がないため、ダメージを受けていても自分では気がつきません。健康診断の数値でわかるほか、上記のような症状があった場合も脂肪肝の可能性があります。

食べ方や食材選びを変えるだけで

1週間で

糖質を「ちょいオフ」すれば脂肪肝は改善する！

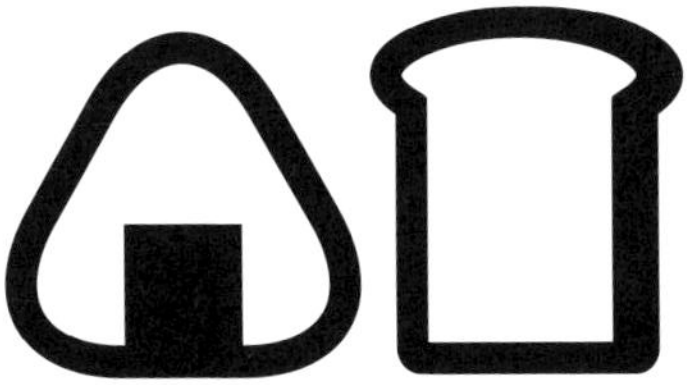

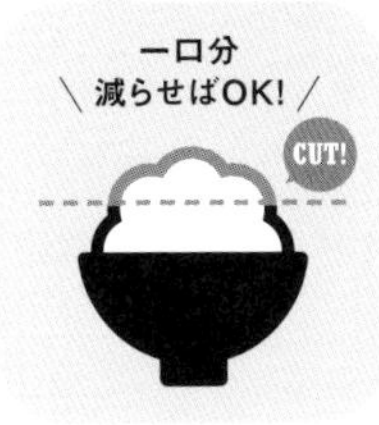

脂肪肝の原因にはアルコールの飲みすぎや運動不足もありますが、最も多いのは糖質のとりすぎ。糖質を一口分減らすだけで、脂肪肝は驚くほど改善します。

ちょっとした工夫を加えればさらに改善する

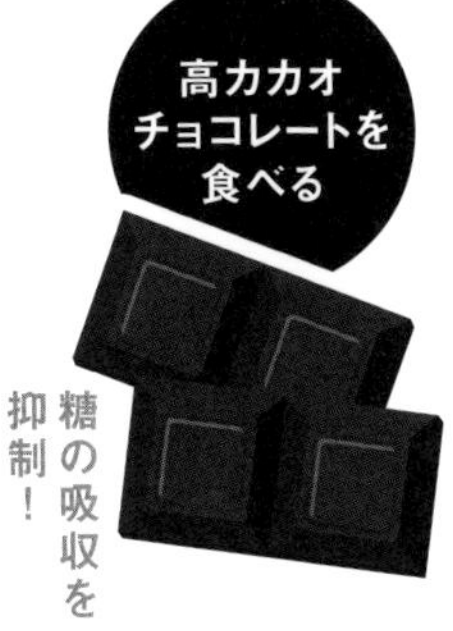

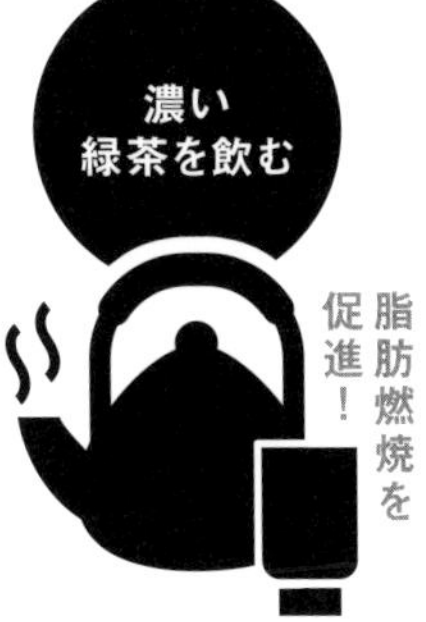

脂肪肝は改善する！

肝臓に脂肪がたまる脂肪肝は、男女問わずに誰でもなり得る病気。
ですが、普段の食べ方や食材選びを変えるだけで改善することができます。

太ってしまうのは「糖質」による脂肪肝が原因だった

【肥満の原因は糖質のとりすぎだった！】

太る原因となるのは**「糖質」のとりすぎです。**糖質の摂取で血糖値が上がると、すい臓から「インスリン」というホルモンが分泌され、血糖値を下げるために血糖を細胞内にとり込みます。とり込んだ血糖のうち、**余った分は非常用のエネルギーとなる「中性脂肪」として肝臓などに蓄えられ、それが脂肪肝の原因になります。**

【脂肪肝になると太る理由】

中性脂肪は血流にのって体中に運ばれエネルギーとして消費されますが、そこで使い切れなかった分は肝臓などに蓄積されます。**肝臓に脂肪がたまると、肝臓の機能は半減し、やせるために必要なエネルギー代謝が落ちてしまいます。**つまり、糖質のとりすぎが続くと脂肪肝に発展し、太りやすくなってしまうのです。

太るのは脂質より糖質

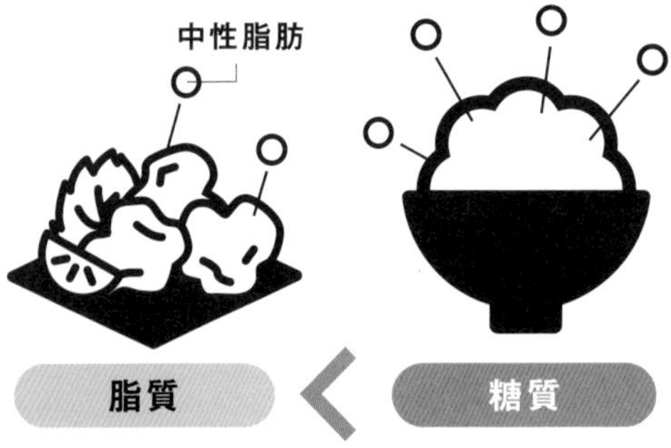

やせるには脂質（カロリー）より糖質を減らしたほうが効果的。糖質の摂取によって血糖値が急上昇すると大量のインスリンが分泌され、細胞内に多くの血糖がとり込まれます。そこで消費しきれなかった血糖は中性脂肪に合成されます。

糖質が多い食事で
脂肪肝になるメカニズム

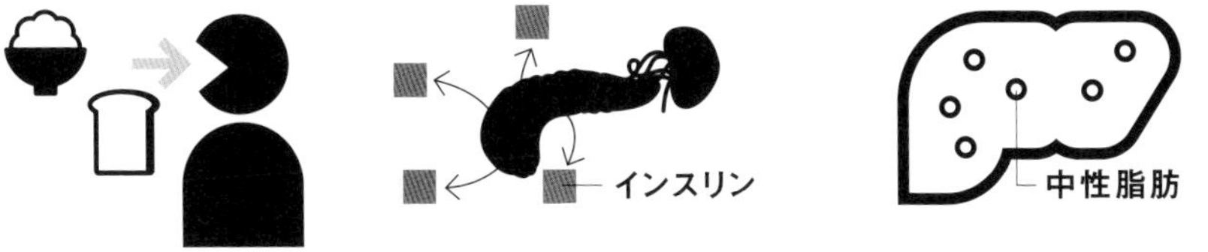

糖質をとりすぎると、血糖値が急上昇。 → 分泌された大量のインスリンを貯蔵しきれなくなる。 → インスリンの作用で脂肪合成が進み、脂肪がたまる。

糖質を過剰摂取すると血糖値の上昇を抑えるためにインスリンが大量に分泌。すると、余ったインスリンが脂肪細胞に働きかけ、脂肪の合成を促進したり分解を抑制したりすることで、内臓に脂肪がたまりやすくなります。

高カロリーより高糖質のほうが
血糖値が上がる

高カロリーのサーロインステーキでは食後の血糖値がほとんど変化しないのに対し、高糖質のおにぎりなどを飲食した後は血糖値が明らかに急上昇します。

サーロインステーキ(160g)を食べた後の血糖値の変化

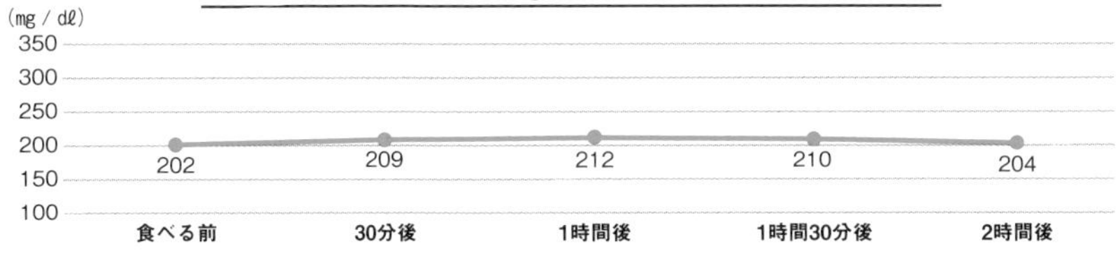

おにぎり3個と缶コーヒーを飲食した後の血糖値の変化

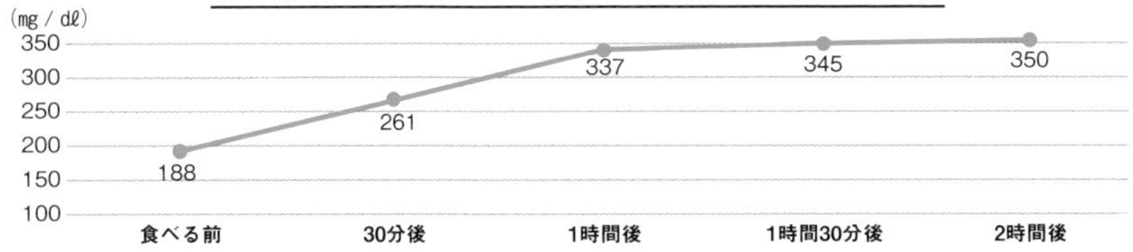

出典：栗原クリニック 東京・日本橋調べ

基礎知識

01 あなたは大丈夫? 脂肪肝かチェックしよう

【 日本人の約3人に1人が脂肪肝になっている 】

日本人の約3人に1人、推定で約4000万人が脂肪肝だといわれています。なぜなら、お酒以外にも糖質のとりすぎや運動不足といった、ごくありふれた生活習慣が脂肪肝を引き起こすからです。なかでも**糖質のとりすぎは大きな要因。なかなかやせられないという人は、糖質をとりすぎて脂肪肝になっている可能性があります。**

【 チェックリストや肝機能検査で脂肪肝か見分けよう 】

「脂肪肝かも……」と心配になった人は、生活習慣や身のまわりのことに関する簡単なチェックリストを試してみましょう。また**肝機能検査で、肝臓におけるたんぱく質の代謝に関わる3つの酵素の数値を調べることでも、脂肪肝の疑いがあるかどうかがわかります。**まずは、自分の体の状態を知ることから始めましょう。

脂肪肝の3大原因

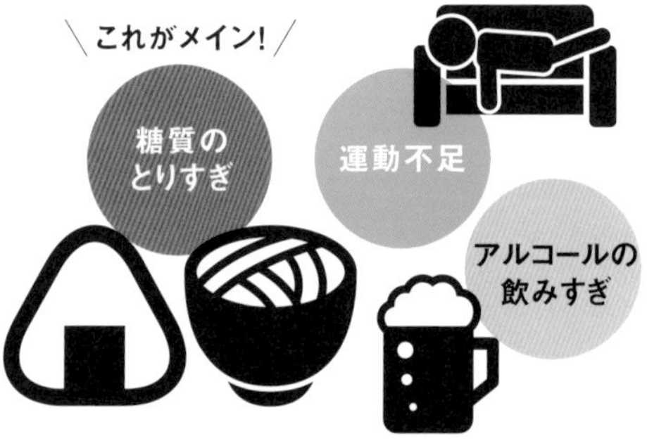

脂肪肝はアルコールの飲みすぎや運動不足だけでなく、糖質のとりすぎが原因でなる場合があり、脂肪肝を患う日本人のほとんどがこのケース。それだけ無自覚に糖質を摂取している人が多いということかもしれません。

脂肪肝かどうかチェックしてみよう！

脂肪肝は年齢、性別に関わらずなりやすい病気。下記のチェックリストで3つ以上あてはまったら、脂肪肝になっている可能性が高いです。

- □ お腹が出てきたと感じる
- □ 筋肉が衰えたと感じる
- □ 習慣にしている運動がない
- □ 口の中が乾いていると感じることがある
- □ 歯の手入れがおろそかになっている
- □ 食事は主食から手をつける
- □ ごはんを2膳以上食べる日が、週に5日以上ある
- □ 麺類を週に3回以上食べる
- □ ほぼ毎日、フルーツを食べる
- □ 味の濃いものが好き
- □ 食事にかける時間が10分以内のときがよくある
- □ 毎日お酒を飲む（1日のアルコール量は男性が40g以上、女性は20g以上）
- □ 就寝時、寝つきが悪いことがある
- □ 起床時、疲れがとれていないと感じることがある
- □ たばこを吸う
- □ 収縮期血圧（上の血圧）が130mmHg以上ある

健康診断の肝臓機能項目の数値で脂肪肝かどうかがわかる!

肝臓の代謝に関わる3つの酵素の数値からも、脂肪肝の疑いを確認できます。

＼両方が16U／Lを超えたら脂肪肝の可能性大！／

ALT	
基準値	10〜30U／L
理想値	5〜16U／L

糖質をとりすぎると、まずこの値が上昇。数値が高いと脂肪肝が進行している可能性も。

AST	
基準値	10〜30U／L
理想値	5〜16U／L

肝臓だけでなく筋肉の破壊でも数値が上がるので、ALTの数値との比較で検討が必要。

＋

＼この数値にも注目！／

γ-GTP		
基準値	男性	10〜50U／L
	女性	10〜30U／L

肝臓や胆道に異常があると上昇。アルコール性肝障害の目安とされるが、ストレスによっても値が上がる。

基礎知識 02

肝臓ってどんな臓器？

【肝臓が健康でなければやせられない】

肝臓は最も大きい臓器で「栄養の代謝」「胆汁の生成」「有害物質の解毒・分解」といった重要な3つの働きを担っています。食べ物に含まれる糖質などを代謝したり、有害物質やアルコールなどを分解して無害なものにしたりするのが主な役割。つまり、**肝臓が健康で正常に働かないとやせることもできない**のです。

【「沈黙の臓器」だからこそ、症状が出てからでは遅い】

肝臓は再生能力がとても高く、少々のダメージではビクともしません。病気になっても自覚症状が出にくいことから「沈黙の臓器」とも。痛みを感じる神経がないため、**肝臓の中性脂肪の割合が20%を超えてもはっきりとした症状はなく、気づかない間に病状が進行してしまいます。**肝臓の病気は早期発見が大切です。

肝臓は最大の臓器

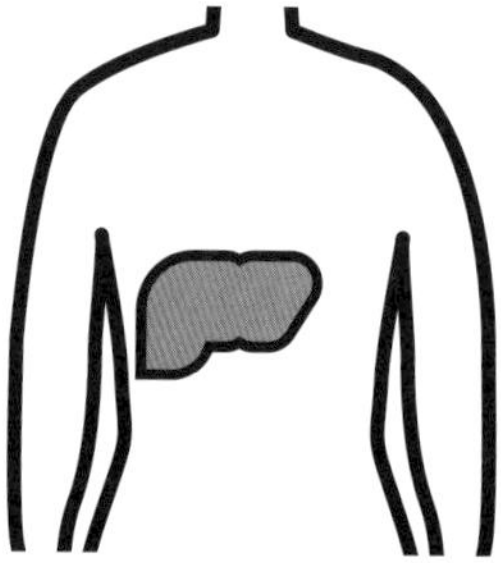

肝臓は腹部の右上にあり、最も大きな臓器です。重さは体重の約2.5%、成人なら1kg以上に相当。上部は横隔膜、下部は胃や十二指腸などに接していて、多量の血液を含んでいます。細胞の再生能力が格段に高いのも特徴です。

肝臓の3大機能

肝臓には主に私たちの体の健康に欠かせない3つの機能があり、これらの機能が正常に働くことがやせるための必須条件でもあります。

❶ 栄養の代謝

食べ物に含まれる栄養素を分解・合成して体に使える形に変換したり、貯蔵して必要に応じて体内に送る働き。

❷ 胆汁の生成

脂肪などの消化を助け、肝臓内の不要物を排出する胆汁を生成。胆のうで蓄えられ、食事後に十二指腸へ送られる。

❸ 有害物質の解毒・分解

薬やアルコールなど血中の有害物資を無毒化する働き。アルコールは最後に無害な「酢酸」に変化させて排出。

痛みを感じたり 症状が出たときには手遅れ!

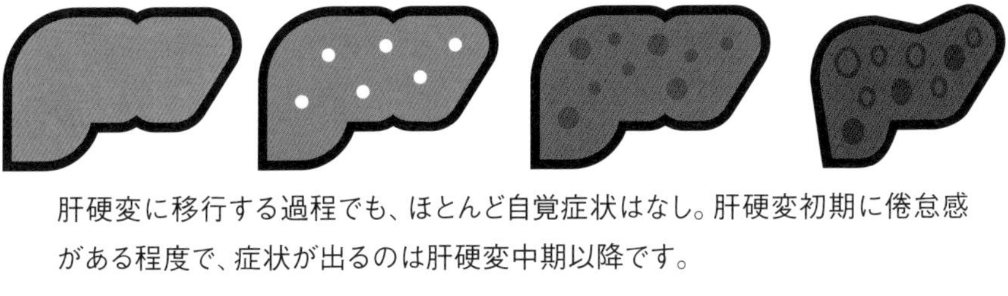

肝硬変に移行する過程でも、ほとんど自覚症状はなし。肝硬変初期に倦怠感がある程度で、症状が出るのは肝硬変中期以降です。

基礎知識 03

脂肪肝が引き起こす怖い病気

【脂肪肝を治すことは生活習慣病の予防に繋がる】

脂肪肝になると、中性脂肪やコレステロールが肝臓から血液にあふれ出し、血液はドロドロに。血管の壁にプラークがこびりついたり、血管を傷つけたりして、高血圧や動脈硬化などを引き起こします。多くの生活習慣病は血管の異常が大きな要因。つまり、**脂肪肝だと生活習慣病のリスクが高まるのです。**

脂肪肝は全ての生活習慣病の始まり

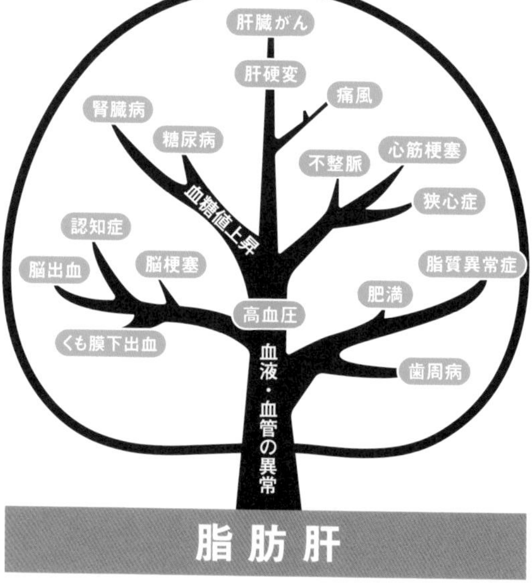

高血圧や糖尿病はもちろん、歯周病や認知症も生活習慣病であり、血液や血管のトラブルからくる「血管病」といえます。多くの場合、脂肪肝から始まって血管に異常をきたし、それを放置することで発病に至ります。脂肪肝を治すことは生活習慣病の改善にもなるのです。

脂肪肝による血管へのダメージで高血圧に

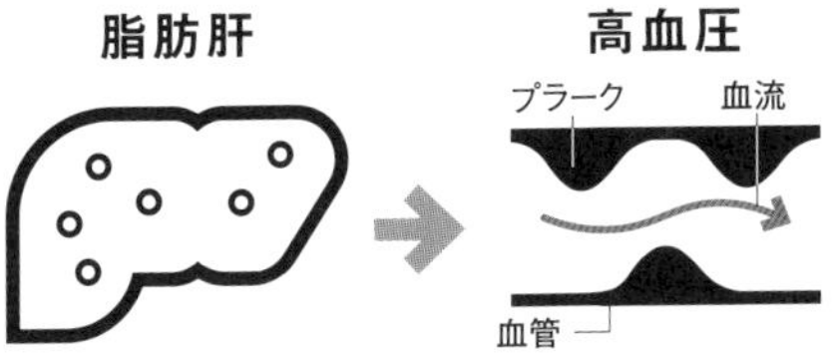

コレステロールの排出機能が低下

プラークが形成され血流が悪化

脂肪肝によって中性脂肪やコレステロールが増加すると、血管の壁にプラークを形成する原因になり、血流が悪化。これが動脈硬化や高血圧などを引き起こすきっかけとなります。

糖尿病の主な原因は脂肪肝だった

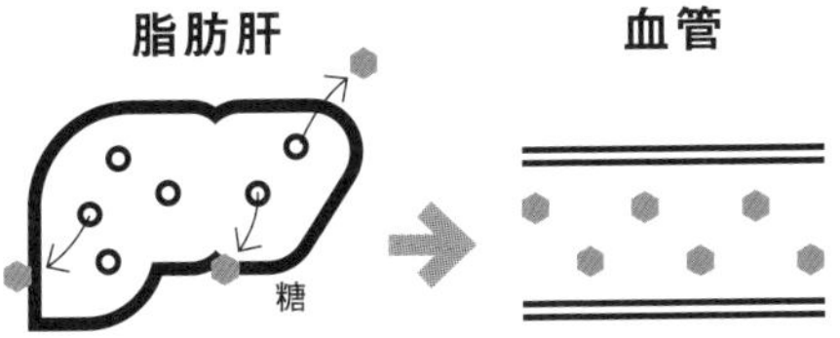

肝臓からあふれた糖が血管内に流入

血液中の糖が増えて糖尿病が加速

脂肪肝だと、糖などの栄養素を代謝する機能が低下し、糖のコントロールが不可能に。その結果、肝臓に糖があふれて血液中に放出され、血液中の糖が増えることで糖尿病が進んでしまいます。

認知症も脂肪肝が発端で起こる!?

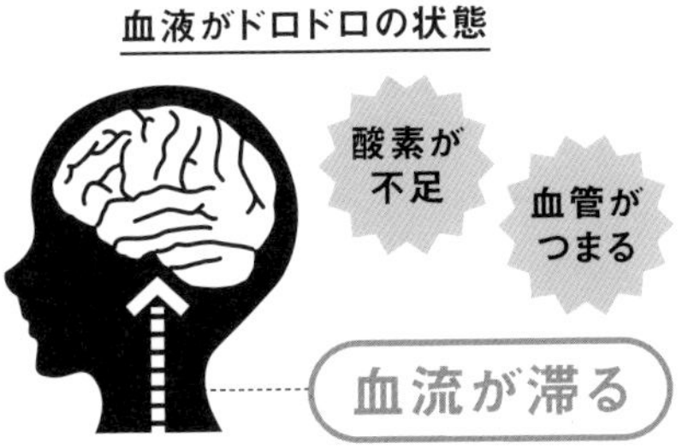

アルツハイマー型認知症は脳の血流が悪くなり、神経細胞が破壊され発症することがわかってきました。脂肪肝で血液がドロドロ状態になると、脳まで十分な血液と酸素が届かず、認知症の一因に。

脂肪肝の改善のためには糖質を1日250g(男性)、200g(女性)にコントロール

【 食べすぎも減らしすぎもNG！ 適度な糖質量を知ろう 】

脂肪肝を治すには中性脂肪を減らすことが先決。従って、脂肪の元である糖質の摂取量を減らさなくてはいけません。とはいえ、糖質を全くとらないのもNG。**糖質を極端に制限するダイエットを行うと、体が飢餓状態だと勘違いして肝臓に体中の中性脂肪を送り込み、「低栄養性脂肪肝」になる**ことがわかっています。

【 糖質を一口分減らすだけでみるみるやせる 】

糖質の摂取量を減らすと、肝臓内の中性脂肪が消費されるようになり、さらに血糖値の急上昇が防げるので脂肪が蓄積しにくい状態に。では、どのくらい糖質を減らせばよいのでしょうか？ **理想の摂取量は、男性で1日250g、女性で200g。普段のごはんから一口分減らすだけ**で、中性脂肪を落とせます。

糖質の減らしすぎは
『低栄養性脂肪肝』に！

1日の糖質摂取量

男性 **250g** 女性 **200g**

極端な糖質制限は「低栄養性脂肪肝」を招くので注意。肝臓の中性脂肪が極度に減ると体が飢餓状態だと感じ、体中の中性脂肪を肝臓に集めてしまいます。男性は250g、女性は200gが1日の理想的な糖質摂取量です。

糖質を減らすとやせる理由

糖質を減らすとつくられる脂肪も減るので、その分肝臓内の中性脂肪が消費されるように。血糖値の急上昇によって脂肪が増えることもなくなります。

糖質を減らす

↗ 肝臓の中性脂肪がエネルギーとして消費される → **たまっていた脂肪が減る**

↘ 血糖値を急上昇させない → **脂肪がたまりにくくなる**

『糖質ちょいオフ』のポイント

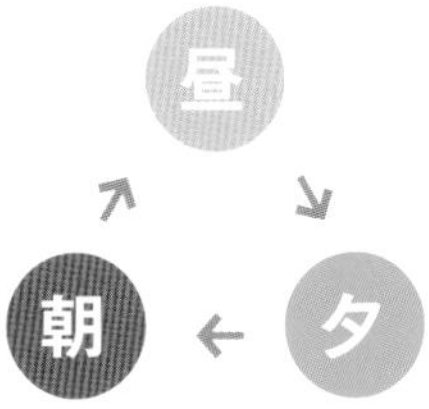

1日3食きちんと食べる

規則正しく1日3食とれば、空腹感から食べすぎることもなく、1食の量を減らせるので血糖値が急上昇するのを防げます。

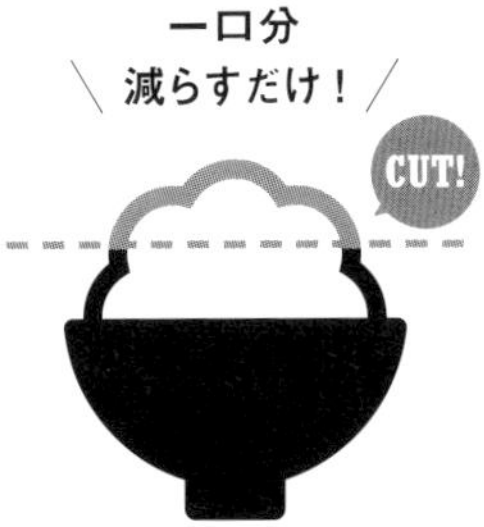

糖質を少しだけ減らす

糖質の摂取量はゼロにせず、少し減らすのがポイント。ごはんなら一口分減らすだけで十分な効果があります。減らしすぎはNG！

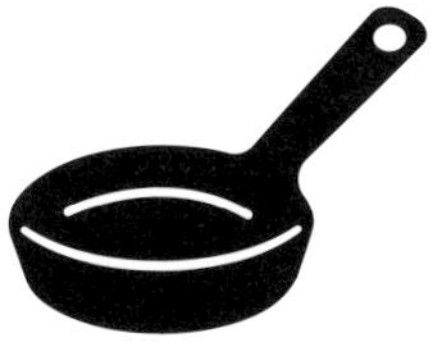

自炊のときにしっかり調整

外食は糖質が多くなりがちですが、残すことに抵抗がある人も外食で糖質をとりすぎたら、自炊で調整しましょう。

少しの運動を加えれば脂肪肝は劇的に改善

【筋肉が体の脂肪を燃焼してくれる】

私たちの体は脂肪をエネルギーとして消費することで活動していますが、**体の中で最もエネルギーを必要とするのが筋肉**です。「エネルギー消費＝脂肪燃焼」になるので、筋肉が多いほど脂肪を減らせるでしょう。そのため、運動をして筋肉量を増やすことは、脂肪肝の改善にも役立ってくれます。

【激しい運動よりも無理なく続けられる運動を】

運動が効果的とはいえ、激しい運動はおすすめしません。むしろ、無理のない運動を長く続けていくことが大切。また、運動にはウォーキングのように**ゆっくり長時間行う「有酸素運動」と、筋トレのように瞬間的に筋肉に負荷を与える「無酸素運動」があり、組み合わせることで激しい運動なしでも脂肪を減らせます。**

筋肉量が増えれば自然と脂肪肝が改善する！

1日のエネルギー消費量の割合

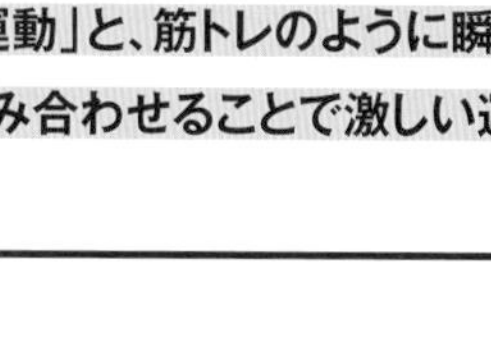

基礎代謝の内訳（ベスト3）

1位 筋肉…約22%　2位 肝臓…約21%
3位 脳…約20%

筋肉は基礎代謝の割合が約22%と、ほかの器官と比べてトップ。基礎代謝とは体温の維持や呼吸など、生きていくうえで最低限必要なエネルギーのこと。つまり、筋肉が増えるだけでエネルギー消費が増え、脂肪が燃焼されやすくなります。

出典：厚生労働省e-ヘルスネット「身体活動とエネルギー代謝」／「ヒトの臓器・組織における安静時代謝量」糸川嘉則ほか編『栄養学総論 改訂第3版』南江堂, 141-164, 2006. をもとに作成、一部改変

重要なのは激しい運動ではなく「組み合わせ」

酸素を体にとり込みながら行う有酸素運動で脂肪を燃焼し、瞬間的に筋肉に負荷をかける無酸素運動で筋肉量をアップさせます。

有酸素運動
＝
脂肪を燃焼する

無酸素運動
＝
筋肉量を増やす

1日15分のウォーキングで脂肪燃焼が加速！

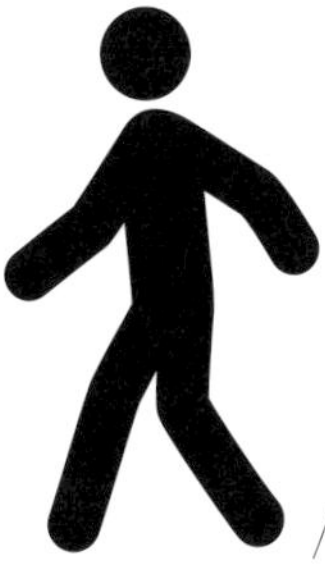

5分間 大きな歩幅で速く歩く

↓

10分間 お腹を凹ませた状態で速度を緩めて歩く

1日15分間でOK！

前半と後半で歩く速度を変えると短時間で効果がアップ。はじめの5分間は歩幅を大きくとって早歩き、その後は速度を緩め、お腹を凹ませた状態をキープしながら10分間歩きます。これを1日15分間行うだけで脂肪の燃焼が加速されます。

食べすぎた後は、歩いて血糖値の急上昇を回避

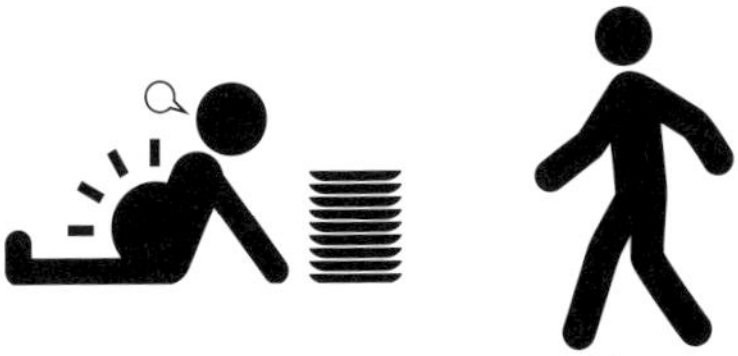

食べすぎても…… → 歩けばOK！

外食などで糖質をとりすぎたら、ひと駅分歩いて帰宅するなど食後は歩くように。体を動かすことで血糖値の急上昇を回避できます。

お腹も満足で血糖値も上がらない最強の「たんぱく質」

【 脂身は気にしなくてOK！豚バラもがっつり食べよう 】

糖質を減らす代わりに積極的に摂取したいのが「たんぱく質」。筋肉を増やすために最も必要な栄養素で、なかでも**肉や魚などに含まれる動物性たんぱく質は、大豆をはじめとする植物性たんぱく質より体に吸収されやすいのでおすすめ**です。肉の脂身も血糖値には関係ないので、カロリーを気にせずに味わいましょう。

【 筋肉増強に不可欠なアルブミン値をアップ 】

動物性たんぱく質のもう1つのメリットは、筋肉量を増やすために必要な「アルブミン」という血液中のたんぱく質を増やしてくれること。これが足りていれば、筋肉量が増えて基礎代謝も上がり、肌や髪の毛の色つやもよくなります。不足すると筋肉量が減り、免疫力も低下するので注意。特に肉が効果的です。

吸収速度の速い動物性たんぱく質を積極的に

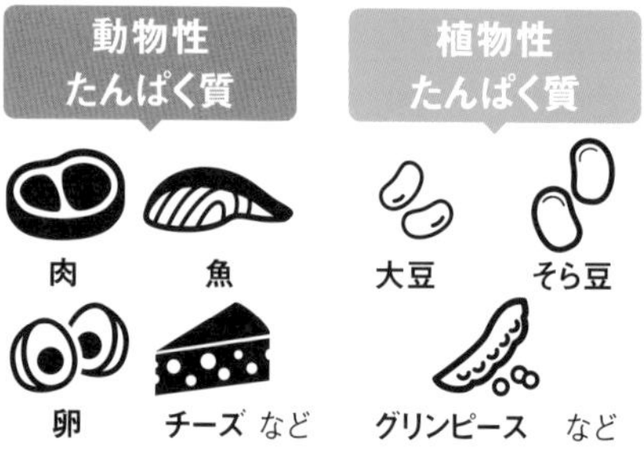

たんぱく質には動物性たんぱく質と植物性たんぱく質がありますが、吸収速度が速い動物性たんぱく質を積極的に摂取するほうが効率的。肉や魚以外では卵もおすすめ。卵とコレステロール値は無関係なので、1日2〜3個食べてもOK。

アルブミン値を高めて筋肉を増やそう！

アルブミンは肝臓でつくられるたんぱく質の1つ。血液中で様々な物質と結合して栄養素を体の各部分へ運搬し、筋肉量や全身の健康に作用。

動物性たんぱく質をしっかりとる → アルブミン値が上がる → 栄養が全身に行き渡る → **筋肉が増えて脂肪が燃える！**

体の状態を見ればアルブミンが足りているかがわかる

筋肉がつき、肌つやがよければ、アルブミン値は正常。筋肉量が減ったり肌がくすんでくるようなら、アルブミン値は低下しています。

アルブミンの値（g／dl）	体の症状	アルブミンの値（g／dl）	体の症状
～3.6	体の機能が低下する	～4.7	髪が元気になる
～4.1	新型栄養失調	～4.8	爪がきれいになる
～4.4	筋肉が増え始める	～5.0	表情がいきいきとする
～4.6	髪がつややかになる	5.0～	理想

食べる量の目安は体重で決まる

体重60kgの人の場合の1日のたんぱく質量の目安

体重

1.0g × 60kg ＝ 60g

1日に摂取したいたんぱく質の量は体重によって異なります。「1.0g×体重＝1日のたんぱく質量」。体重が60kgの人の場合は、60gが1日に摂取する目安です。自分の理想のたんぱく質量を知っておきましょう。

多くの人が無意識に糖質をとりすぎている

【カロリーを気にする人ほど糖質過多に！】

全国の20〜60代の男女1000人を対象にした「食生活と糖に関する実態調査」では、1日の糖質摂取量がどの世代でも基準値を上回っていることが判明。また、男性よりも女性のほうが糖質をとりすぎる傾向にあり、さらに**食生活でカロリーのとりすぎを気にしている人ほど、糖質を過剰摂取している**こともわかりました。

【食事にどのくらいの糖質が含まれているか知っておこう】

カロリーは意識しているけれども、糖質については無関心という人が大半なのが実態。そのため、知らず知らずのうちに糖質をとりすぎてしまう人が大勢います。まずは**普段の食事にどのくらい糖質が含まれているか知りましょう。そして、カロリーではなく、糖質を減らすように心がけてください。**

お茶わん1杯分のごはんに どのくらいの糖質が含まれている！？

「お茶わん1杯分のごはんに含まれる糖質は、角砂糖にすると何個分だと思いますか」という質問をしたところ、多くの人が実際の量よりも少なく回答しました。

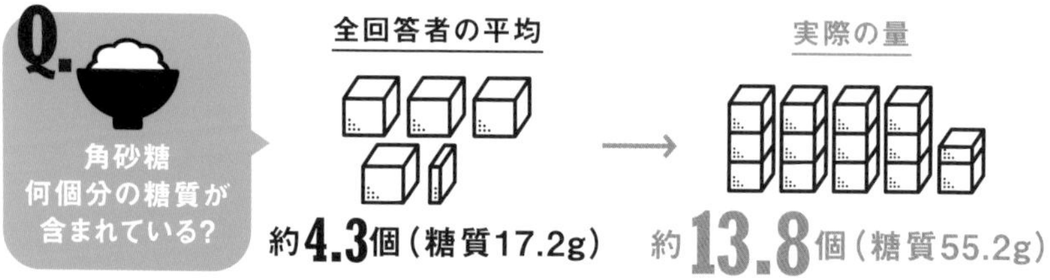

※サッポロビール調べ（栗原毅監修）
出典：サッポロビール株式会社「食生活と糖に関する20〜60代男女1000人の実態調査」より作成

どの世代も糖質をとりすぎている！

以下は基準値以上の糖質を摂取している人の割合で、どの世代も高い値を示しています。折れ線グラフはそれに加え、「カロリーを意識している」と答えた人の割合。つまり、糖質をとりすぎている人の多くがカロリーを気にしている結果に。

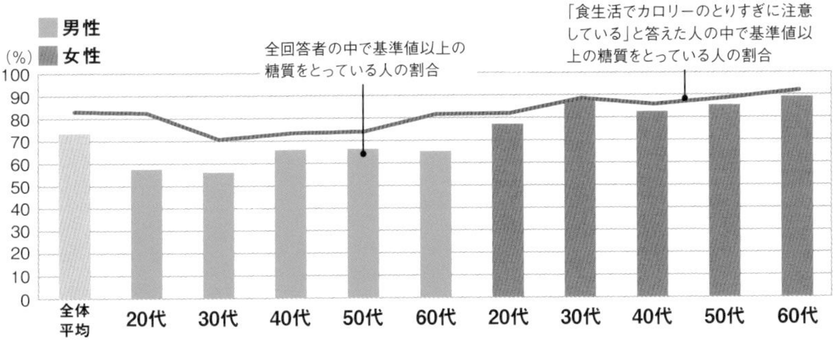

※「カロリー」：「熱量＝エネルギー」の単位。炭水化物、たんぱく質、脂肪からなる　「糖質」：炭水化物から食物繊維を抜いたもの
※サッポロビール調べ（栗原毅監修）
出典：サッポロビール株式会社「食生活と糖に関する20～60代男女1000人の実態調査」より作成

1日の食事で摂取している糖質の量

1日の糖質摂取量は男女とも全世代で基準値を上回っています。特に50代女性は400g以上と基準値の約2倍。全体平均は320.23gで、角砂糖に換算すると約80個分に。多くの人がどれほど糖質をとりすぎているかがわかります。

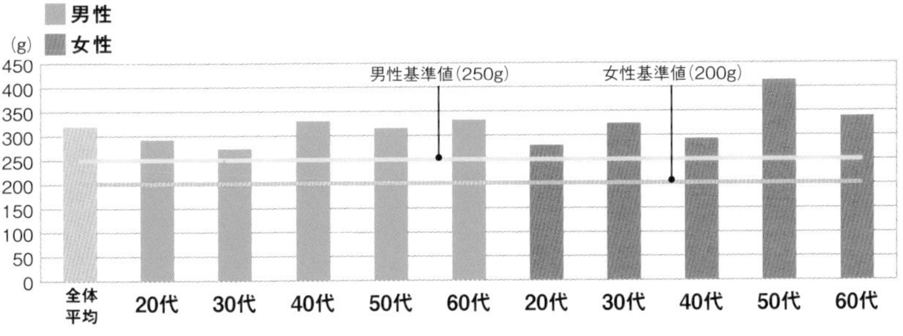

※サッポロビール調べ（栗原毅監修）
出典：サッポロビール株式会社「食生活と糖に関する20～60代男女1000人の実態調査」より作成

脂肪肝に直結する「糖質」が入った意外な食べ物

糖質量を把握しないと大量の糖質を摂取することに！

太りそうという理由で**高カロリーな食品を避けていると、逆に糖質をとりすぎることになりかねません。**例えば、シーザーサラダと春雨サラダ。一見、シーザーサラダが糖質を多く含んでいそうなイメージですが、実は春雨サラダのほう。春雨はいもや豆のでんぷんからつくられているため、糖質が多いのです。

一見、ヘルシーに見える食材も気をつけよう

ヘルシーな食材の代表格である果物も実は糖質が多く、食べすぎると太りやすくなるので要注意。果物に含まれる果糖は単糖類で、糖質の中でも最も体への吸収が速いとされています。**一見、糖質が少なそうに思える食品にも落とし穴があるので、糖質が多い食品をあらかじめ知っておくことも大切です。**

どちらに糖質が多く含まれている？

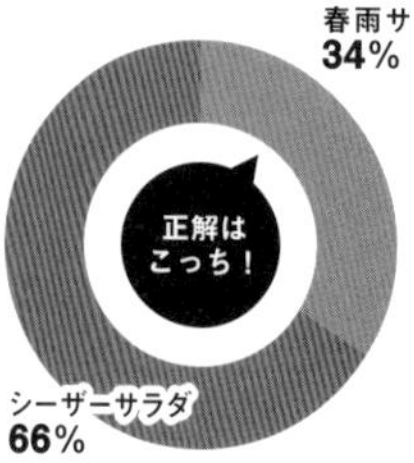

シーザーサラダ
VS
春雨サラダ

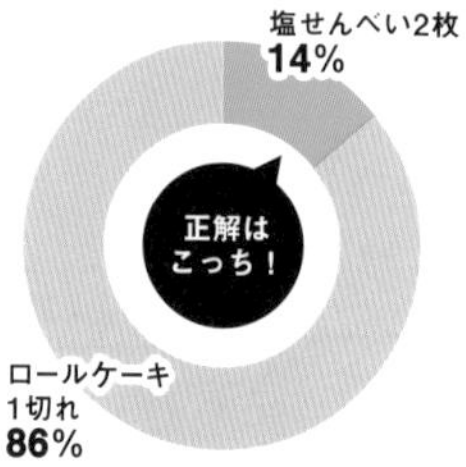

ロールケーキ1切れ
VS
塩せんべい2枚

「シーザーサラダと春雨サラダ」、「ロールケーキ1切れと塩せんべい2枚」、どちらの食品が糖質が多いか質問したところ、大多数が不正解。春雨の原料はいもや豆のでんぷん、せんべいの原料は米なので、実は糖質が多く含まれているのです。

実は太る!? 隠れ高糖質食品

以下の食品にも糖質が多く含まれています。玄米やそば、バナナなど、一般的に太らなそうなイメージの食品に、意外と高糖質なものが隠れています。

玄米(150g)

糖質
51.3g

いなりずし(1個)

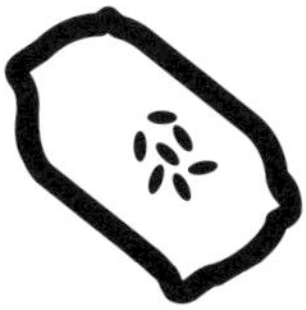

糖質
14.2g

そば(260g)

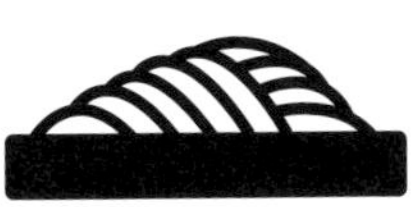

糖質
53.6g

和風きのこパスタ(1人前)

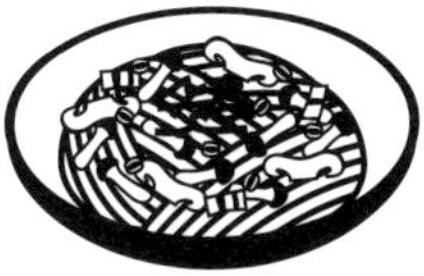

糖質
67.2g

さつまいも(130g)

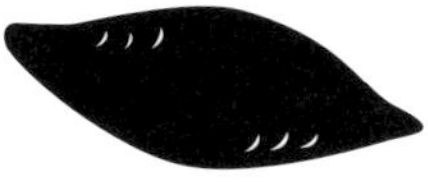

糖質
38.6g

バナナ(90g)

糖質
19.3g

あめ(5g)

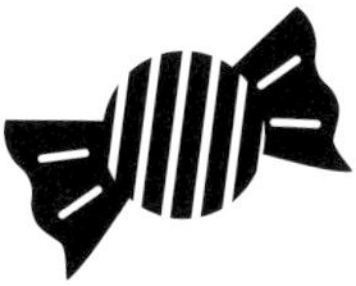

糖質
4.9g

乳酸菌飲料(150g)

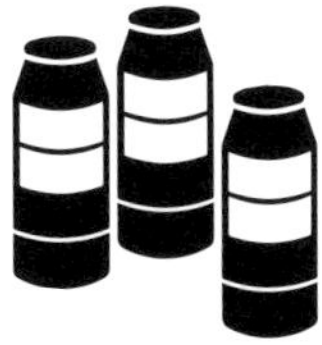

糖質
24.6g

トマトジュース(150g)

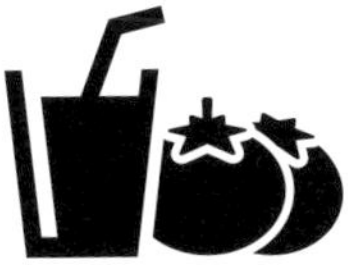

糖質
4.9g

食べる順番は
肉・魚→野菜→糖質

【たんぱく質から食べ始め、ごはんなどの糖質は最後に】

食べる順番が違うだけで、同じ食事でもやせたり太ったりします。**理想はたんぱく質を含む食品から食べ始め、次に糖の吸収を妨げる食物繊維を多く含む食品、最後に糖質を含む食材をとる**こと。筋肉の維持に必要なたんぱく質は空腹時にしっかりとり、糖質は後回しにすることで食べすぎを避け、血糖値の上昇を抑制します。

【早食いはNG！よく噛んでゆっくり食べよう】

早食いは太る原因の1つ。脂肪肝を改善してやせるためには、ゆっくり食べることが重要です。時間をかけながらよく噛んで食べると、血糖値の上昇が緩やかになるほか、満腹感が増して食べすぎ防止にも。「20分以上かけて食べる」「一口30回噛む」などのルールを決めて、ゆっくりと食べる習慣を身につけましょう。

早食いが太る理由ベスト3

早食いはなぜ太るの？

1 血糖値が急上昇してしまう

短時間で大量の糖質が胃腸に送られるので血糖値が急激に上がり、脂肪の合成が促進されます。インスリンの過剰分泌で糖尿病リスクもアップ。

2 満腹感を得られず食べすぎてしまう

食べ始めてから満腹中枢が刺激されて満腹感を覚えるまで約20分。それより速く食べ終えてしまうと満腹感を得る前に食べすぎてしまいます。

3 だ液が出にくく歯周病になりやすい

早食いだとよく噛まずに食べるので、だ液の分泌量が減少。だ液には口内の細菌繁殖を抑える働きがあるため、虫歯や歯周病になりやすくなります。

食べる順番を変えるだけで脂肪肝がよくなる！

たんぱく質→食物繊維→水分→糖質の順番が、最も脂肪がたまりにくく太らないパターン。糖質は体のエネルギー源なので、必ず少量はとりましょう。

❶ たんぱく質（主菜）

筋肉を維持する大切な栄養素なので、最初にしっかり食べること。満腹感を得やすいので、糖質のとりすぎも防げます。

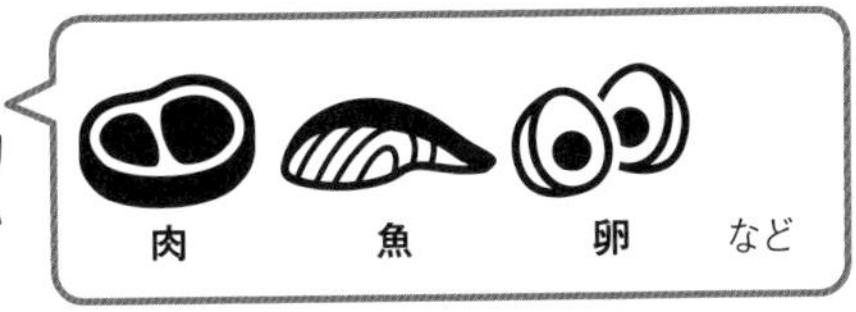

❷ 食物繊維（副菜・野菜など）

野菜や海藻、きのこなどの食物繊維は糖の吸収を妨げる効果が。糖質をとる前に摂取すれば、血糖値の上昇を抑制できます。

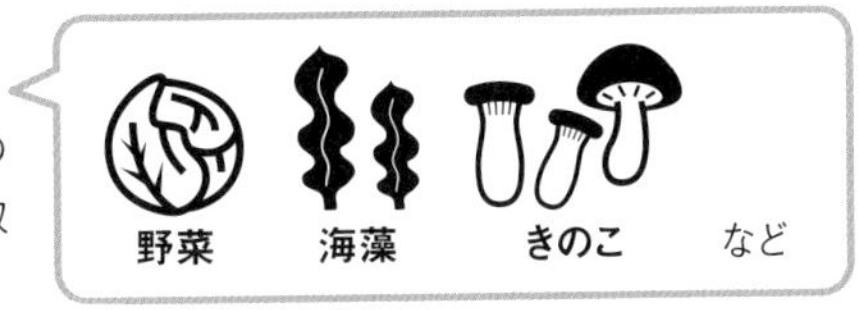

❸ 水分（副菜・汁物）

糖質をとる前にひと呼吸おいて、みそ汁やスープなどで水分をとり、お腹を満たしておきます。

❹ 糖質（主食）

最後に主食の糖質をとることで、糖質摂取量が自然と抑えられます。血糖値の上昇も緩やかに。

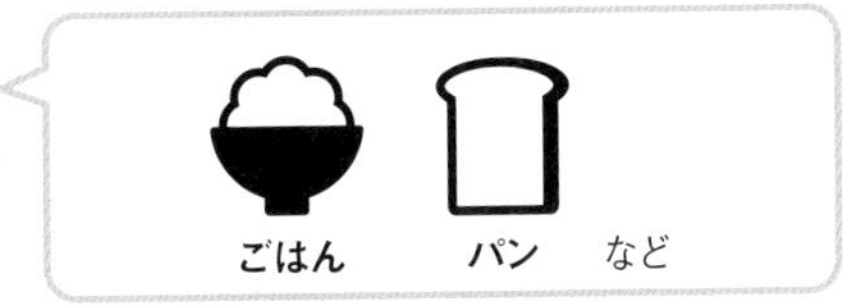

たんぱく質から食べる理由

たんぱく質から食べれば血糖値が急上昇しないので、脂肪も合成されにくくなります。その上、たんぱく質は満腹感を得やすいという特徴があるため、糖質より先に摂取することで糖質のとりすぎを避けられます。

今すぐできる！
脂肪肝が改善する食事方法

【食事のとり方で無理せず脂肪が落とせる】

脂肪肝を改善するのに、過度な食事制限や激しい運動は必要なし。食事の方法を少し変えるだけで、意外とスムーズに改善できるのです。ポイントは2つ。1つは、**糖質の量を一口分減らすこと。**もう1つは、**空腹の時間を長くつくりすぎないこと。**空腹状態では糖の吸収が速くなり、血糖値が急上昇してしまいます。

【少しの工夫を続けていけば自然とやせる体に】

糖質を一口分減らすテクニックは様々。例えば、**「毎朝食べる食パンを6枚切りから8枚切りにする」、「食品表示を確認して、なるべく炭水化物や糖質が含まれない食品を選ぶ」**など。**規則正しく3食とれば、空腹時間も長くなることはありません。**少しの工夫や心がけを続けることで、無理なく脂肪が落とせます。

ポイントはたったの2つ！

脂肪肝を改善する食事方法のポイントは大きく分けて2つあります。どちらも至って簡単なこと。きっちり守れば、内臓脂肪は次第に減っていきます。

糖質の量を一口分減らす

主食を一口分減らすなど、1食の糖質摂取量をほんの少し抑えればOK。これだけで1日あたりトータルで約1割減らせます。

空腹の時間を長くつくりすぎない

空腹時間が長くなると過食に繋がり、血糖値も急上昇します。朝、昼、晩と規則正しく3食とるのが理想的です。

最強にやせる朝食！『酢納豆』

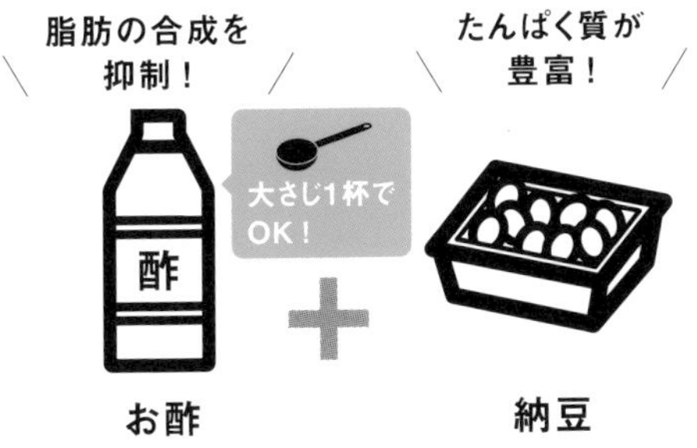

お酢に含まれる「酢酸」は、脂肪の合成を抑制したり、脂肪を燃焼させる作用があり、さらには食後の血糖値上昇まで抑えてくれます。加えて、納豆はたんぱく質が豊富。1日で最も吸収がいい朝食時にとり入れることがおすすめです。

ちょっとした工夫でやせる食事に

糖質を減らすアイデアは色々。日頃から無意識に糖質を摂取しているので、ひと工夫をするだけで糖質の摂取量は抑えられます。

ちょっとした工夫

6枚切りを8枚切りの食パンに替える

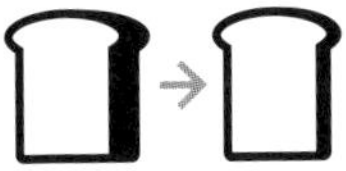

朝食などにトーストを食べる場合は、6枚切りから8枚切りに替えてみましょう。満足感はさほど変わらずに糖質量を減らせます。

ちょっとした工夫

調味料を糖質の少ないものにする

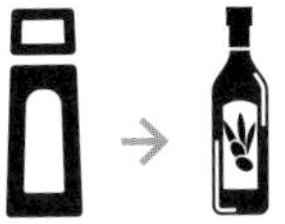

ソースやケチャップなどには糖質が多く含まれています。なるべく糖質量が少ないオリーブオイルなどを選ぶようにしましょう。

ちょっとした工夫

食品表示を確認する

エネルギー	157kcal
たんぱく質	5.7g
脂質	16.8g
炭水化物	12.6g
-糖質	8.4g
-食物繊維	4.2g
食塩相当量	0.3g

食品表示を確認して、炭水化物（糖質）がどのくらい含まれているかをチェック。高糖質の食品は避けるように。

ちょっとした工夫

会食の前はあえて食べる

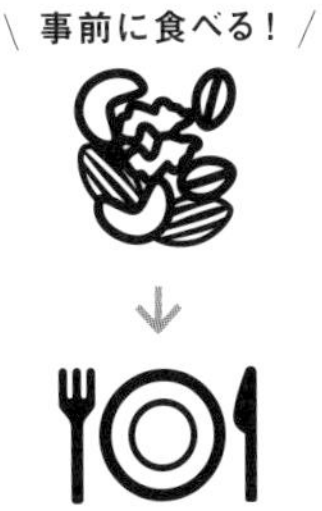

事前に何かおなかに入れておくと、食べすぎや血糖値の急上昇も抑制できます。ナッツ類などの高たんぱくな食品が◎。

健康のためのフルーツはむしろ逆効果！「フルーツ健康神話」から抜け出そう

【フルーツに含まれる糖質は最も吸収されやすい！】

フルーツは体によいと思われがちですが、実は食べすぎると健康のためには逆効果。理由は、フルーツに含まれる「果糖」にあります。**糖質は単糖類、少糖類、多糖類に分類され、分子数が少ないほど吸収が速くなります。果糖は最も分子数が少ない単糖類。そのため吸収されやすく脂肪の増加に繋がるのです。**

【血糖値は上がらなくても中性脂肪は増加】

血糖値はブドウ糖の血中濃度を指すため、**果糖をいくら摂取しても直接血糖値は上がりません。しかし、果糖は肝臓内でブドウ糖へとつくり換えられるので、果糖の過剰摂取は糖尿病に直結します。**また、ほとんどが肝臓で代謝されて中性脂肪に変化。これが肝臓にたまっていくことで脂肪肝へと発展していきます。

糖質の種類を知ろう

糖質

多糖類
（でんぷん、グリコーゲンなど）

糖類

少糖類
（乳糖、オリゴ糖など）

単糖類
（ブドウ糖、果糖など）

糖質は結合する分子の数によって3つに分類されます。最も数が少ないのが果糖などの単糖類、次にオリゴ糖などの少糖類、最も数が多いのがでんぷんなどの多糖類。分子数が少なく吸収が速い単糖類、少糖類は「糖類」に属します。

フルーツの食べすぎはNG！

同じフルーツでも種類によって糖質量は異なります。甘いフルーツほど糖質が高いので注意。食べたいときは、糖質量が少ないフルーツを選ぶように。

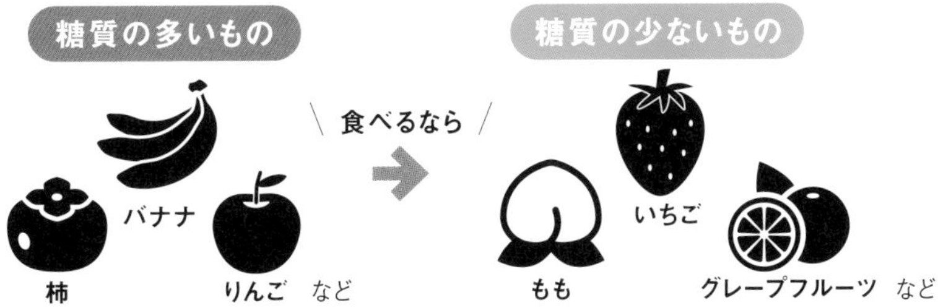

毎朝1房のシャインマスカットが脂肪肝の原因！？

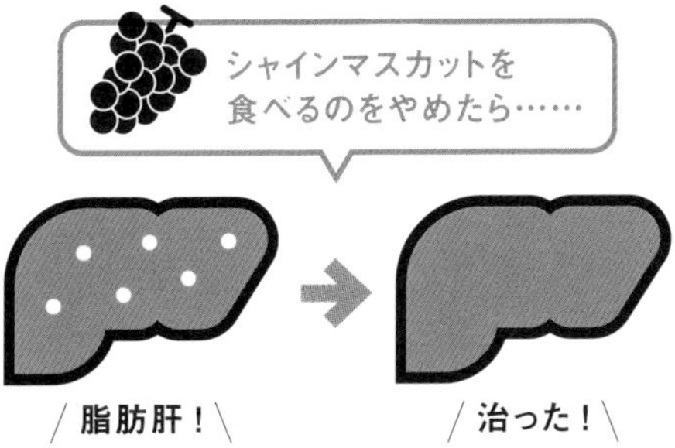

私の患者さんで、シャインマスカットを3日間食べ続けただけでALTとASTの数値が急上昇し、脂肪肝になった方がいます。食べるのをやめたら数値は即改善。フルーツを毎日食べる人は、そのせいで脂肪肝になることもあるのです。

清涼飲料水に含まれている果糖にも注意！

清涼飲料水にはとうもろこしやじゃがいものでんぷんからつくる「果糖ブドウ糖液糖」という甘味料が入っています。果糖含有率が高く、飲みすぎると糖質過多に！

果糖含有率

50%未満…ブドウ糖果糖液糖

50%以上…果糖ブドウ糖液糖

90%以上…高果糖液糖

お酒は飲んでもOK！飲み方を工夫しよう

【太る原因はお酒よりもおつまみにある】

お酒をよく飲む人が太りやすいのは、お酒よりも糖質の多い「おつまみ」が原因。お酒を飲むと、普段は食べない高糖質のおつまみについ手が出てしまいますが、それは**アルコールに食欲を増進する作用があるから。**ビールでおつまみを流し込み、シメにはラーメン……と歯止めがきかなくなってしまいます。

【脂肪をためないおつまみと飲み方とは？】

「お酒＋高糖質のおつまみ」を続ければ、脂肪はたまる一方。でも、**おつまみを低糖質なものに替えれば、お酒はさほど太りやすい飲み物ではなくなります。**また、ゆっくり噛んで食べ、箸を置いてからお酒を飲むようにすれば、食べすぎ・飲みすぎの防止に。飲み方を工夫すれば、太らず健康的にお酒が楽しめます。

お酒を飲むと太りやすくなる理由

お酒を飲むことで食欲が増す → 食べすぎてしまう！

お酒とおつまみ（糖質）の分解が追いつかずに肝臓が疲労 → 脂肪が蓄積しやすくなる！

お酒でおつまみを流し込んでしまう → 早食いに！

アルコール摂取で食欲が増進、さらに「お酒＋高糖質のおつまみ」を食べすぎることで肝臓を酷使、さらにお酒の勢いで早食いに。その結果、肝機能が低下して脂肪がたまりやすくなります。

肝機能を助けるため、飲む前に食べよう

おすすめトップ3

1位 たんぱく質
2位 食物繊維
3位 油脂類

例えば……

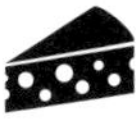
善玉菌が
含まれる
乳製品

たんぱく質
油脂類
鶏の唐揚げ
など

空腹感による食べすぎを防止するために、飲酒前は食事を抜かず、しっかり食べましょう。アルコール代謝に必要な栄養素であるたんぱく質をとるのがベスト。血糖値の上昇を抑制する食物繊維、血糖値が上がらない油脂類でもOK。

太らないおつまみの選び方

OK!

枝豆

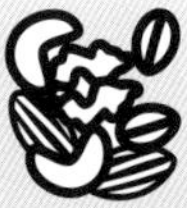
ナッツ類

など

NG!

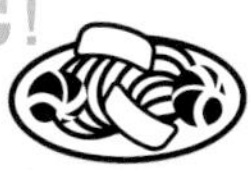
焼きそば

ポテトサラダ

など

まず第一に糖質を避けること。高糖質のおつまみをお酒と一緒に食べると吸収がよくなり、血糖値が急上昇して太る要因になります。一方、枝豆、ナッツ類、唐揚げなどのたんぱく質を多く含む食品はおつまみとして最適です。

脂肪肝の原因はお酒ではなく シメのラーメン!?

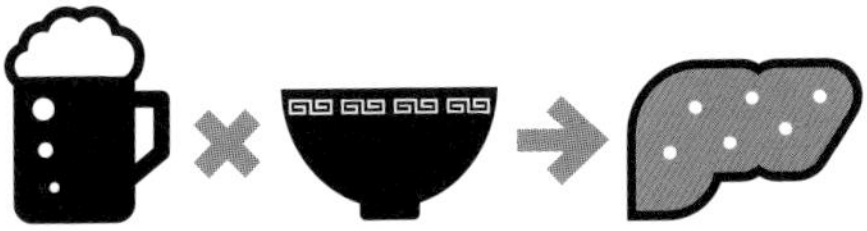

ラーメンは糖質のかたまりなのでもちろんNG。夜に食べればエネルギーを消費しないまま脂肪に変化。塩分も高いため血圧が上昇し、肝臓や血管にもダメージが。

飲んでも太りにくいお酒と避けたいお酒

【お酒を飲むなら醸造酒よりも糖質ゼロの蒸留酒】

お酒についても糖質が少ないものを選ぶのが鉄則です。**一番糖質が少ないのは、焼酎やウイスキー、ウォッカなどの蒸留酒。糖質がゼロなので内臓脂肪を気にする人にもってこいのお酒です。**醸造酒には糖質が含まれますが、赤ワインなどは糖質含有量が100mlあたり0.2gと比較的少ないのでおすすめです。

【蒸留酒でも飲み方、選び方には注意】

たとえ蒸留酒でも、飲み方によっては糖質を摂取することになるので注意。**焼酎を果汁などで割ったチューハイなどは、果汁に含まれる果糖のせいで、むしろ糖質が高めに。**また、ストロング系缶チューハイも甘いシロップが添加されているので高糖質。アルコール度数も高く、肝臓に過度な負担がかかります。

お酒には醸造酒と蒸留酒、香りや果実を加えた混成酒の3つがある

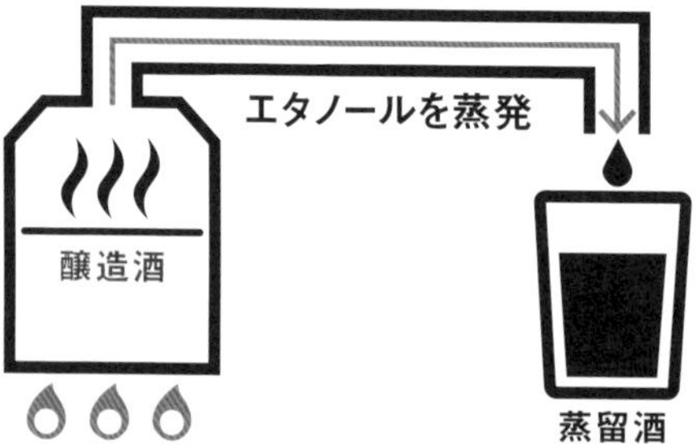

穀物や果実に酵母を加えて発酵させたものが「醸造酒」。これに熱を加えて蒸発させたエタノールを冷却し、凝縮したものが「蒸留酒」です。醸造酒、蒸留酒に香りや果実、糖分を加えると、リキュールや梅酒といった「混成酒」になります。

できるだけ蒸留酒を飲もう

飲むなら、焼酎、ウイスキーといった糖質ゼロの蒸留酒。割るときはお湯やお茶、無糖の炭酸がおすすめ。糖質を含む醸造酒はなるべく控えるように。

＼蒸留酒はOK！／

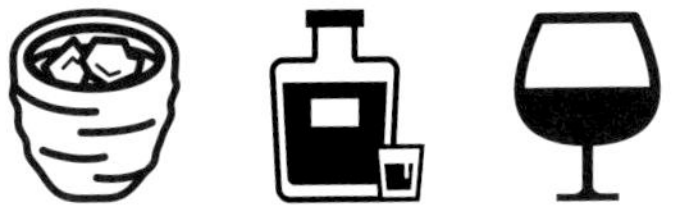

焼酎　ウイスキー　ブランデー　など

＼醸造酒は控える！／

ビール　ワイン　日本酒　など

焼酎は「甲類」よりも「乙類」を選ぼう

焼酎には「連続式蒸留焼酎（甲類）」と「単式蒸留焼酎（乙類）」、2つをブレンドした「甲乙混和焼酎」の3種類があります。なかでも本格焼酎と呼ばれる乙類には、近年の実験で血液をサラサラにする効果があることがわかっています。特に、芋焼酎や泡盛は効果が高いのでおすすめ。

ウイスキーを選ぶときのポイント

ウイスキーには大きく2つの種類がある

ウイスキーは「モルトウイスキー」と「グレーンウイスキー」があり、一般的に蒸留に手間をかけたモルトウイスキーが高価。2つを混ぜた「ブレンデッドウイスキー」は安価で、グレーンウイスキーの割合が多いほど値段は安くなります。

購入するなら「角瓶」以上が理想

日本の酒税法では総量の9割までウイスキー以外のアルコールを混ぜてもよく、割合の表示義務もないので、値段を目安に質のよいウイスキーを選ぶようにしましょう。おすすめはサントリーから発売されている「角瓶」以上の値段のもの。

「高カカオチョコレート」を食前・食間に食べて太らない体に

【カカオに含まれるカカオポリフェノールがすごい！】

甘くて太りそうなイメージのチョコレートですが、カカオの含有量が70%以上の高カカオチョコレートなら食べても大丈夫。**カカオには「カカオポリフェノール」という物質が含まれており、肝臓の活性酸素を除去して脂肪肝を防いだり、インスリンの働きを助けて血糖値の上昇を抑えたりしてくれます。**

【歯周病や腸内環境も改善してくれる】

高カカオチョコレートの健康効果はほかにも色々。歯周病は、脂肪肝や糖尿病と深い繋がりがあり（P.42参照）、**カカオポリフェノールの抗酸化作用には歯茎の酸化や炎症を抑えて歯周病を改善してくれます。**また、カカオに含まれる「カカオプロテイン」は便秘に効く上、腸内環境を整える効果も発揮します。

高カカオチョコレートには カカオポリフェノールが豊富

ポリフェノールの含有量（食品100gあたり）

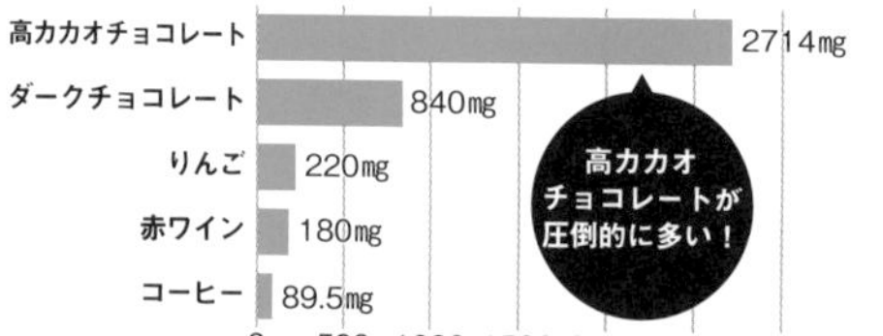

出典：Scalbert A and Williamson G. J Nutr. 2000: 130: 2073S-85S, 2000. より抜粋
※株式会社 明治のホームページを参考に作成

カカオ含有量の多い高カカオチョコレートは、ほかの食品と比べてもポリフェノールの量が圧倒的。100gあたり、赤ワインは180mgなのに対し、高カカオチョコレートは2714mgと、赤ワインの15倍以上も含まれています。

カカオポリフェノールが脂肪肝を予防！

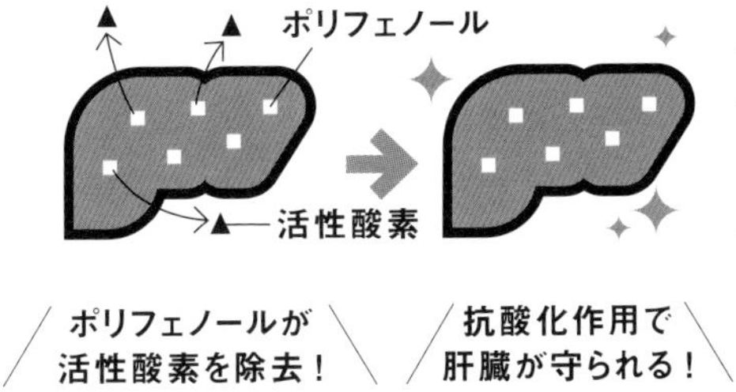

肝臓にたまった脂肪が活性酸素と結びつくと、有害な過酸化脂質に変化して肝機能が低下。脂肪肝が進むなどの悪影響が。カカオポリフェノールは強い抗酸化作用で活性酸素を除去し、肝臓を守ります。

脂肪肝の原因となる歯周病も改善

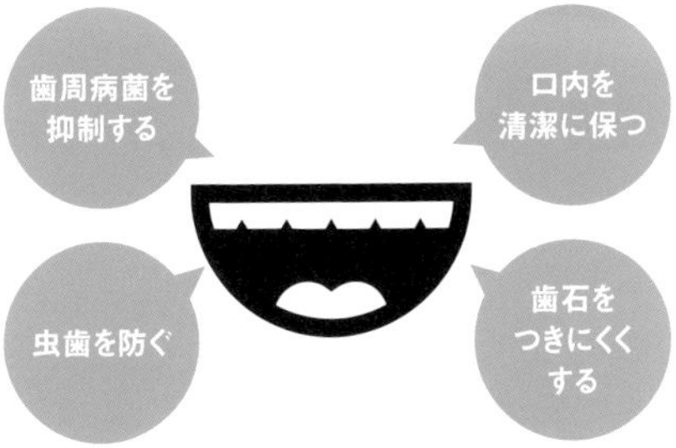

歯周病は放置すると、糖尿病や脂肪肝を悪化させる怖い病気。カカオポリフェノールは、歯周病菌によって発生した活性酸素の働きを抑制することで歯茎の損傷を防ぎ、口内環境を改善する作用があります。

カカオプロテインが腸内環境も整える

- ☑ **排便回数が増える**
- ☑ **便の色が改善される**
- ☑ **便のかさが増える**
- ☑ **腸内細菌が調整される**

カカオには「カカオプロテイン」というたんぱく質の一種も豊富。消化されにくいため大腸まで届き、便のかさも増して便通をよくする働きもあります。腸内細菌のエサにもなり、腸内環境を整える効果も。

脂肪肝が改善する高カカオチョコレートの食べ方

【カカオポリフェノールの効果が続くのは食後数時間】

高カカオチョコレートは絶大な健康効果のあるカカオポリフェノールを含んでいますが、食べれば食べるほど効果が上がるわけではありません。**カカオポリフェノールは食べてから約2時間後に効果が高まり、4時間ほどで消失します。体内に長時間留まらず、一度にたくさん食べても意味がありません。**

【効果的な食べ方でカカオ効果を最大限に引き出す】

一番効果的なのは、小分けに食べる方法。**朝・昼・夕の1日3回を基本に、1回につき5g程度を食べるようにしましょう。**血糖値の上昇を抑えるため、食前に食べるのがポイントです。このほか、小腹が空いたとき、疲れやストレスを感じたときにも。チョコレートにはリラックス効果があるので、気分転換になります。

1日3回に分けて食べる

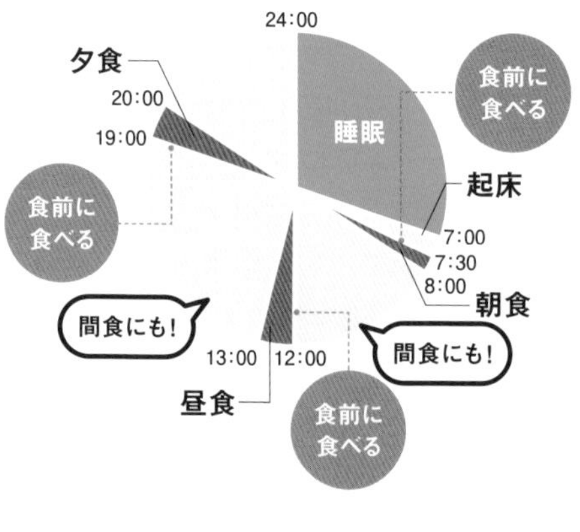

カカオポリフェノールの効果の持続時間は約4時間なので、高カカオチョコレートを朝、昼、夕の食前に食べると効率的。さらに、間食にも取り入れて、1日合計25g摂取するのが理想。小腹が空いたときの過食防止にもなります。

高カカオチョコレートの食べ方のコツ

高カカオチョコレートを毎日の食生活に上手に取り入れ、カカオポリフェノールの健康効果を最大限に活用しましょう。

カカオ含有量70%以上を選ぶ

食べるのはカカオポリフェノールが多い高カカオチョコレートのみ。

食べるタイミングは食前がベスト

食物繊維を含むカカオが糖の吸収を緩やかにし血糖値の上昇を抑制。

1日の摂取量は25gが理想

高カカオチョコレートの摂取量は、1日25gが最も理想的。

ストレス緩和や暴飲暴食の防止にも

空腹時や疲れたときにも。リラックス効果でストレスの緩和に。

コーヒーに入れて飲んでもOK

味が苦手な人はコーヒーやホットミルクに溶かして飲む方法も。

一度にたくさん食べても意味がない！

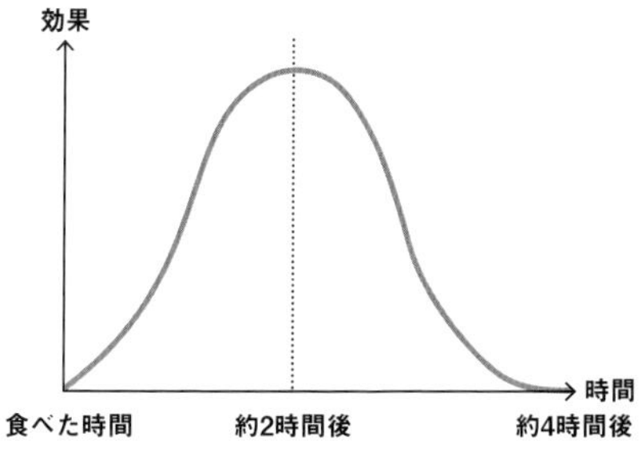

カカオポリフェノールの効果は摂取してから約2時間後にピークに達し、4時間後には消失。長く体内に留めておけず、余分は排出されるので、一度に大量の高カカオチョコレートを食べても効果が上がるわけではありません。

「濃い緑茶」を飲むだけでも脂肪肝は撃退できる!

【緑茶の成分「茶カテキン」が脂肪を燃焼!】

緑茶の苦味の元は「カテキン」というポリフェノールの一種。**この茶カテキンは高濃度で継続的に摂取すると、肝臓や筋肉の脂肪代謝が活発になり脂肪の燃焼を促進する効果があります。**加えて、糖の吸収を緩やかにする作用もあり、緑茶を飲むと食後の血糖値の上昇が抑制され、脂肪がつくられにくくなります。

【抗菌作用、抗酸化作用もあり様々な病の予防に】

脂肪に効くだけでなく、**茶カテキンには抗菌作用や抗炎症作用があり、緑茶で口をゆすぐだけで虫歯や歯周病を予防することができます。**また、茶カテキン以外にもビタミンCやβ-カロテンのような抗酸化成分がとても豊富。**強い抗酸化作用があるので、動脈硬化や認知症の予防にも効果が期待できます。**

茶カテキンの3大効果

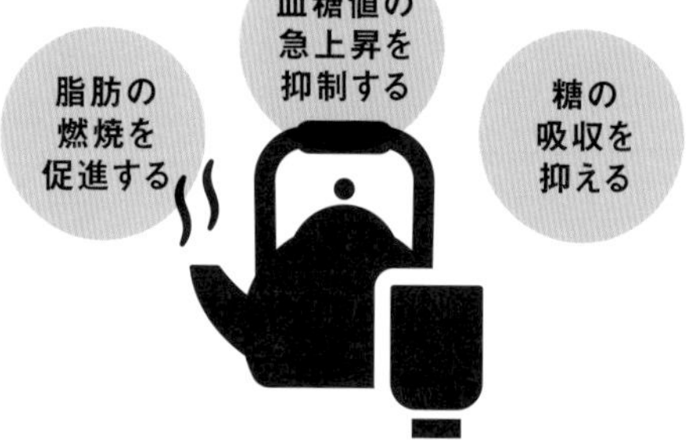

最近の研究から、高濃度の茶カテキンは肝臓や筋肉の脂肪代謝を活発にし、脂肪燃焼を促すことが明らかに。さらに、糖の吸収を抑え、血糖値の急上昇を抑制する効果も。脂肪を燃やすと同時に、つくられにくくしてくれます。

カフェインも代謝を促進！

多くの商品は、含まれるカフェインの量が100mg以下なので、摂取しすぎる心配はありません。

コーヒーなどに含まれるカフェインは、交感神経系に働きかけることで代謝を促進する作用が。特に運動時の脂肪燃焼効果を向上させることが研究からわかっています。ただし、過度な摂取は逆に健康を害する恐れがあるので禁物です。

脂肪肝を改善するだけじゃない！ 健康効果も抜群

緑茶には、茶カテキンやビタミンCなど健康効果をもたらす成分が数多く含まれており、生活習慣病をはじめとする様々な病気の予防に役立ちます。

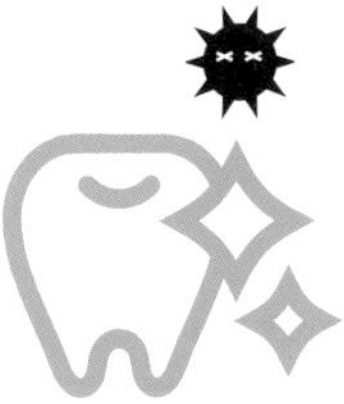

虫歯を防ぐ

茶カテキンの抗菌作用が、歯に付着する虫歯菌を撃退。におい成分にも効くので、口臭予防にもなります。

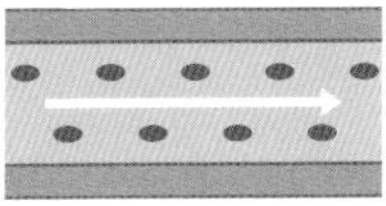

動脈硬化を防ぐ

茶カテキンのほか、ビタミンCなどの抗酸化成分が血中コレステロールの増加を抑制し、動脈硬化予防に。

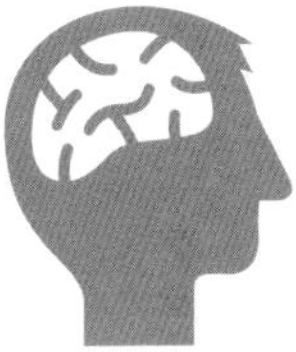

認知症を防ぐ

緑茶に含まれるテアニンは、脳のα波を増加させるなどリラックス効果があり、脳の老化を防いでくれます。

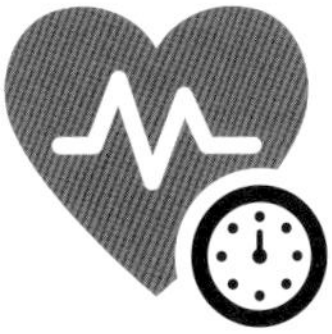

血圧上昇を防ぐ

テアニンのリラックス効果で副交感神経が優位になり、血管が拡張。結果、血圧が降下して高血圧が改善します。

脂肪肝が改善する
濃い緑茶の飲み方

【ダイエット成分たっぷりの濃い緑茶を飲もう】

脂肪を燃焼するほか、あらゆる健康効果がある緑茶。これらの**効果を得るには、茶カテキンや抗酸化ビタミンなどの成分がしっかり抽出された〝濃い緑茶〟を飲むことがポイント**です。ペットボトルの緑茶でもOKですが、できれば急須で茶葉からいれて飲みましょう。いれた後の茶葉まで食べると効果は倍増です。

【1日500mlを目標に毎日続けるのがポイント】

緑茶は毎日飲み続けることで確かな効果が得られます。**1日に飲む量は500mlが目安。この量を一気に飲み干すのではなく、何回かに分けて飲むようにしましょう。**緑茶の成分は数時間で排出されるので、こまめに摂取するほうが効果的です。また、食前に飲むようにすると、血糖値の急上昇を防げます。

急須でいれて茶葉まで食べる

緑茶の成分を十分に抽出するためには、急須で茶葉からいれるのがベスト。さらに、抽出後の茶葉も野菜感覚で食べるようにしましょう。

やり方

❶急須に適量の茶葉を入れ、70〜80度のお湯を注ぎます。フタをして1〜2分程度蒸らし、成分をしっかり抽出します。

❷お茶を飲んだ後は、抽出後の茶葉も酢などで味つけして食べましょう。1日1回3gほどを食べると効果的です。

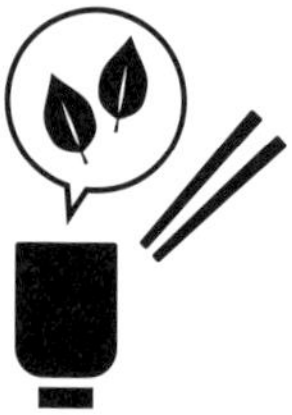

茶葉まで食べたほうが圧倒的に効果が高い！

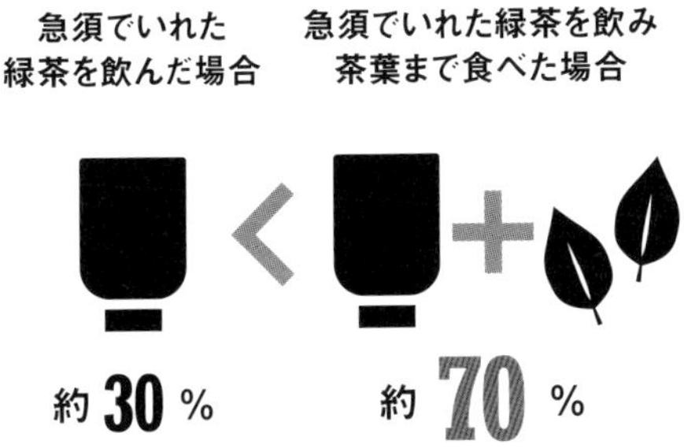

急須でいれた緑茶だけを飲んだ場合と、抽出後の茶葉まで食べた場合で、得られる茶カテキンなどの割合を比較すると、緑茶のみは約30％、茶葉まで食べると約70％と圧倒的に高いことがわかります。茶葉は捨てずに食べる習慣を。

緑茶の飲み方のコツ

ただ飲むだけでも脂肪を燃焼して健康効果が得られる緑茶ですが、飲み方のコツを押さえれば、さらに確実に緑茶パワーをゲットすることができます。

朝・昼・夕の食前に飲む

食べる前に100ml飲んで、食後の血糖値の上昇を抑えます。

茶カテキンたっぷりの濃い緑茶を選ぶ

ブレンド茶などは避け、緑茶成分が多い、濃いめの緑茶を選ぶこと。

一度にたくさん飲まずこまめに飲む

緑茶の成分は数時間で排出されるので、こまめな摂取が効果的。

ペットボトルの緑茶でも大丈夫

急須でいれる緑茶がベストですが、ペットボトルでも効果は十分。

目標は1日500ml＝ペットボトル1本分

1日に飲む量は約500mlが適量。これを毎日続けるようにしましょう。

歯周病のせいで脂肪肝が治らなかった!?

【口の中の健康は全身の健康に繋がる】

食べ物はまず口を通って、食道から胃、腸へと運ばれます。口と消化管はひと続きのため、口の中が清潔でないと全身に様々な悪影響を及ぼします。例えば、**口内の悪玉菌が唾液や食べ物と一緒に腸へ運ばれると、腸内環境のバランスを崩すことも。すると、便秘がちになり、代謝機能も低下してしまいます。**

【歯周病から脂肪肝などの深刻な病へと発展】

歯周病で歯茎に炎症が起きると、「炎症性サイトカイン」という物質が発生します。この物質がインスリンの働きを妨げ、血糖値が上昇。その結果、肝臓に脂肪がたまって脂肪肝に発展します。このほか、心臓病や脳卒中、認知症との関連性も指摘されるなど、歯周病はあらゆる病気に繋がる恐れがあります。

口の中の菌があらゆる不調の原因に

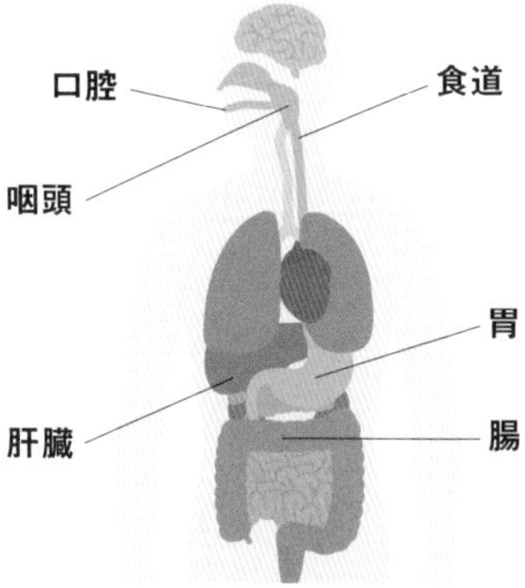

口と消化管はひと続きなので、口の中に有害な口内細菌があれば、消化管を通って腸まで到達。腸内環境に悪影響を及ぼし、腸内細菌のバランスが崩れることで様々な不調があらわれます。代謝機能が低下し、やせにくくなるのもその一例です。

歯周病が原因で脂肪肝になる！？

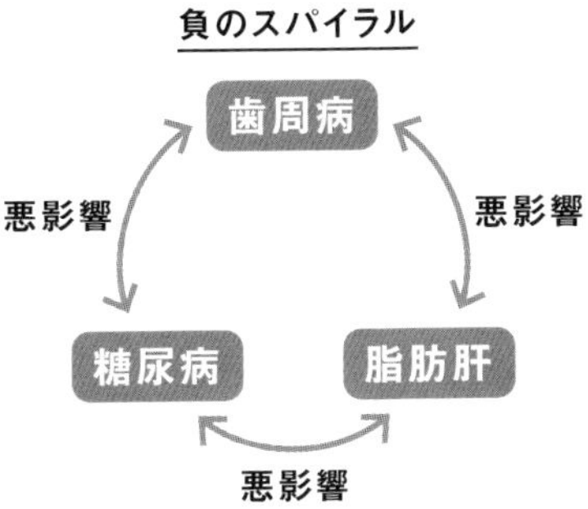

歯周病菌によって発生する炎症性サイトカインがインスリンの働きを妨げ、血糖値が上昇。肝臓に脂肪が増えて脂肪肝が進みます。糖のコントロールができず糖尿病も悪化。歯茎の毛細血管が弱り、歯周病にも悪影響を及ぼします。

口の中が乾くと歯周病に！

唾液は、細菌の繁殖を抑えて口内を清潔に保ちます。そのため、唾液量が極端に減るドライマウスになると、細菌が増えて歯周病にかかりやすくなるのです。

唾液の主な働き

糖質を分解する	細菌の繁殖を抑える	口の中を清潔に保つ	口の中を湿らせて粘膜を守る	味蕾《みらい》に味を届ける	がんなどの原因となる活性酸素を抑える

1つでもあてはまったら歯周病の可能性あり

- □ 口の中が粘つく
- □ 口臭が気になる
- □ 舌苔《ぜったい》が多い
- □ ろれつがまわりにくい
- □ パサパサした食べ物が飲み込みにくい
- □ 舌がピリピリする
- □ 喉がイガイガする
- □ よく口内炎ができる
- □ いつも口が開いていて口呼吸をしている
- □ 口紅が歯につく

「やせる歯磨き&舌磨き」で歯周病をなくして脂肪肝を改善!

【まずは正しい歯磨きの方法をマスターしよう】

虫歯や歯周病にかからないようにするには、正しく歯磨きをして口の中を清潔に保つことが一番です。歯ブラシの扱い方などにも注意して、隅々まで磨くこと。歯間ブラシも併せて使うと効果的です。また、**歯磨きのタイミングも大事。起床直後と就寝直前に行い、歯周病菌の増加や体内への侵入を防ぎましょう。**

【歯ブラシや歯磨き粉の選び方にもコツがある】

歯ブラシや歯磨き粉など、普段から使っている歯磨きアイテムも見直してみましょう。**歯ブラシはヘッドが小さく、かたさは「普通」のものがおすすめ。歯磨き粉は、高発泡だと爽快感から磨き方が不十分になるのでNG。**研磨剤も歯を傷つけるので避けること。また、舌を磨くときは必ず専用の舌ブラシを使うように。

タイミングは起床直後と就寝直前

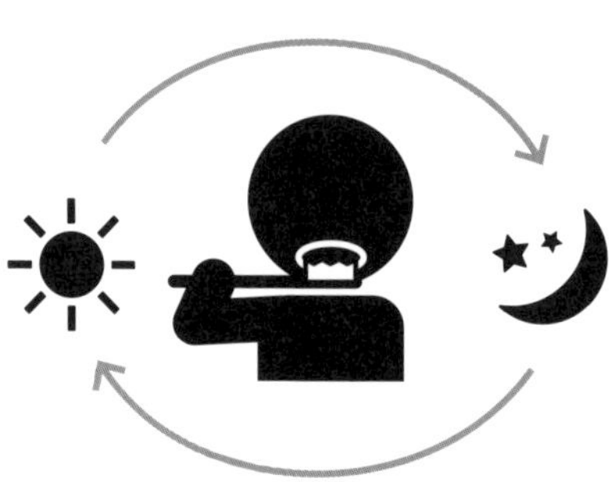

歯周病菌が増えやすいのは就寝中。増えた歯周病菌を体内に入れないため、起床直後に歯を磨くように。また、就寝直前に口内をきれいにして、就寝中に歯周病菌が増えるのを防ぎます。食後の歯磨きは、軽めでOKです。

脂肪肝を改善する歯の磨き方

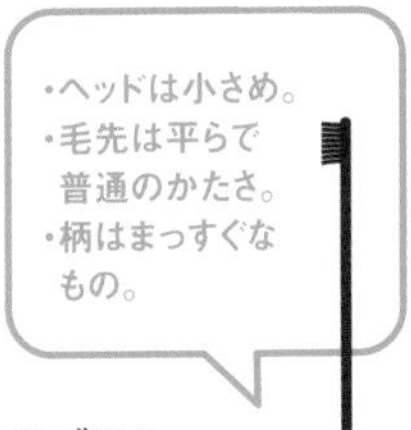

歯ブラシ

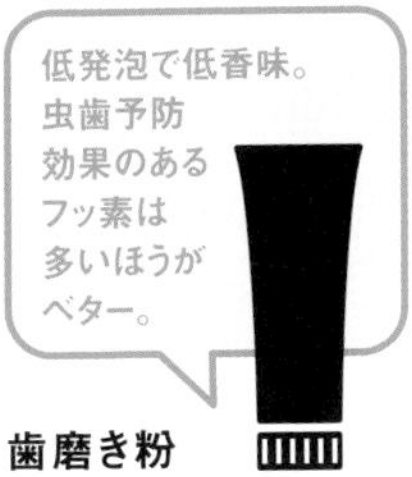

歯磨き粉

歯ブラシは鉛筆と同じ持ち方で軽く握り、歯と歯茎の間に毛先を斜め45度にあてます。前歯・奥歯とも外側だけでなく、内側まで磨くように。前歯の内側はブラシを縦にするとスムーズに磨けます。

歯の間の汚れもしっかり落とす

プラークと呼ばれる細菌のかたまりは歯と歯の間、歯と歯茎の境目にたまりやすく歯ブラシでは落とせません。歯間ブラシなどを上手に活用しましょう。

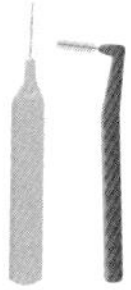

歯間ブラシ

前歯はI型、奥歯はL型で。I型を少し曲げて奥歯に使っても。

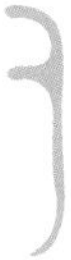

デンタルフロス

歯ブラシでは届かない歯と歯のすき間に糸を通してプラークを除去。

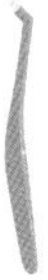

タフトブラシ

小さなヘッドで、歯並びの悪い箇所や奥歯の後ろなども磨けます。

舌も磨かなければきれいにはならない！

舌磨きのポイント

- 舌磨き専用のブラシを使う
- 1日1回でOK
- 舌の奥から手前へ引くように中央を10回、左右それぞれに10回程度、なでるように優しくこする

舌は食べカスなどをキャッチして細菌が繁殖しがち。放っておくと細菌が蓄積した「舌苔《ぜったい》」に覆われます。舌苔は口臭の原因にもなるので、1日1回の舌磨きでしっかり除去しておくこと。

本書の上手な使い方

脂肪肝の予防・改善には、血糖値を急上昇させない食事が重要になります。そのためには、カロリーを意識した食事ではなく、いかに高糖質な食事を避けるかがポイントです。P.49からの食品成分データを活用して、糖質量の少ない食品を選びましょう。また、血糖値を急激に上げないためには、食べる順番を意識することも心がけてください。

超シンプル！
脂肪肝を予防・改善する2つのポイント

point 1 糖質ちょいオフ！

1食あたりの糖質量を1割減に。ごはんなら1口分減らすだけ。

point 2 規則正しく3食食べる！

空腹時間を長くしないことで、血糖値の急上昇と過食を防ぐ

「食べる順番」を変えて血糖値を急上昇させない

1 主菜（肉・魚・たまごなど）

最初にしっかり食べるのは、筋肉を維持するためにも大切な栄養素であるたんぱく質を豊富に含む肉、魚などの主菜。1日のたんぱく質摂取量の目安は【1.0g×体重】で計算できます。体重60kgの人の場合、1.0g×60=60gとなります。

→ P.50～をcheck

2 副菜（野菜など）

次に食べるのは、食物繊維やミネラル、ビタミンが豊富な葉物野菜や海藻類、きのこ類。糖の吸収を妨げる効果があり、血糖値の急上昇を抑制します。いも類、根菜類は糖質が多い野菜なので食べすぎに注意。

→ P.84～をcheck

3 副菜（汁物）

糖質をとりすぎないよう主食の前に、みそ汁やスープなどでおなかを満たします。また、温かい汁物は体温を上げ、代謝をよくする効果も期待できます。食べる際に流し込まず、主菜などと同様、よく噛むようにしましょう。

→ P.97～をcheck

4 主食（ごはん、パン、麺など）

最後に主食を食べることで、血糖値の上昇が緩やかに。脂肪肝の改善には、糖質が多い主食を減らす必要がありますが、ゼロにするのはNG。1日の糖質摂取目安量である、男性250g、女性200gは守りましょう。

→ P.100～をcheck

その他

→ P.118～をcheck

乳・乳製品……高たんぱく&低糖質のチーズや低脂肪ヨーグルトは間食にも◎。
果物……多くの果物は高糖質なのでダイエット中は避けるのがベター。
種実……ビタミンや食物繊維が豊富。食べるなら低糖質のものを選びましょう。
お菓子……どんなにヘルシーと思われるお菓子でも、糖質が含まれています。
缶詰……魚介類の缶詰などプラス食材におすすめ。糖質量は必ず確認を。
清涼飲料水……一見ヘルシーな印象の飲料にも糖質が含まれています。
お酒……飲みすぎには注意して、糖質ゼロの蒸留酒を選ぶのがポイント。

量を減らしたい食品と積極的に食べたい食品

量を減らしたいもの

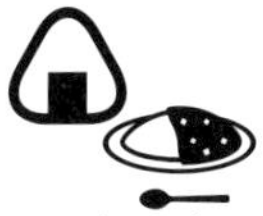
米（穀物）

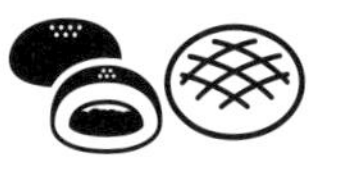
パン

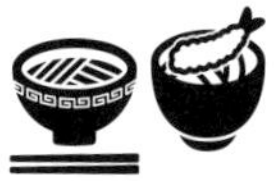
麺類

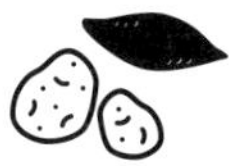
いも類

根菜類

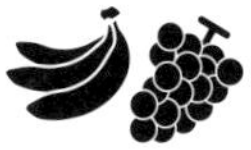
果物

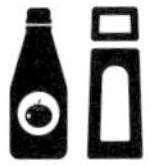
糖質の多い調味料

お菓子

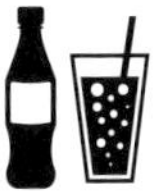
清涼飲料水

いつもの食事から糖質量を1〜2割減らせばOK

主食を選ぶなら玄米や雑穀米、全粒粉パンがおすすめ。糖質には変わりないですが、食物繊維が多い分、血糖値の上昇が緩やか。果物に含まれる果糖は太りやすいので控えて。

積極的に食べたいもの

肉類

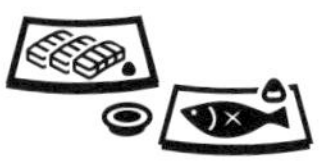
魚介類

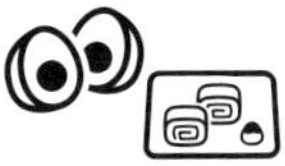
卵類

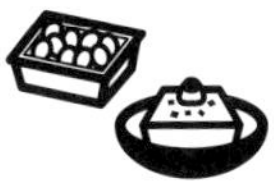
大豆・大豆製品

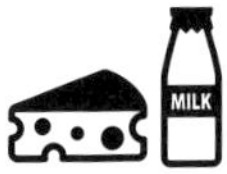

乳・乳製品

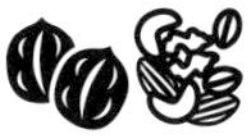
ナッツ類

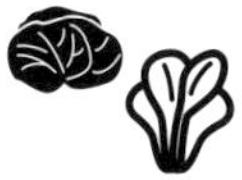
葉物野菜

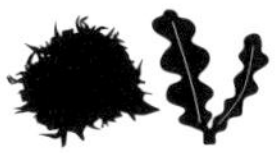
海藻類

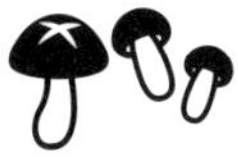
きのこ類

たんぱく質と食物繊維は不可欠

積極的に摂取したいのは、筋肉をつくるために不可欠なたんぱく質が豊富な肉や魚、卵など。脂肪の代謝を高め、血糖値の急上昇を抑える葉物野菜や海藻類、きのこ類も重要です。

【 食事前後のプラス習慣で脂肪肝を撃退！ 】

高カカオチョコレートを食前・間食に1回5g食べる

カカオポリフェノールが、脂肪肝の原因のひとつである活性酸素を抑制。インスリンの働きを助けて、血糖値の上昇も抑えます。

目標は1日500ml 濃い緑茶をこまめに飲む

高濃度の茶カテキンを継続的に摂取すると、脂肪燃焼を促進する効果が。さらに食前に飲むことで糖の吸収を抑え、血糖値の上昇を抑制します。

各データの見方

食品名または
料理名

ごはん

150g

全量または
主材量（g）

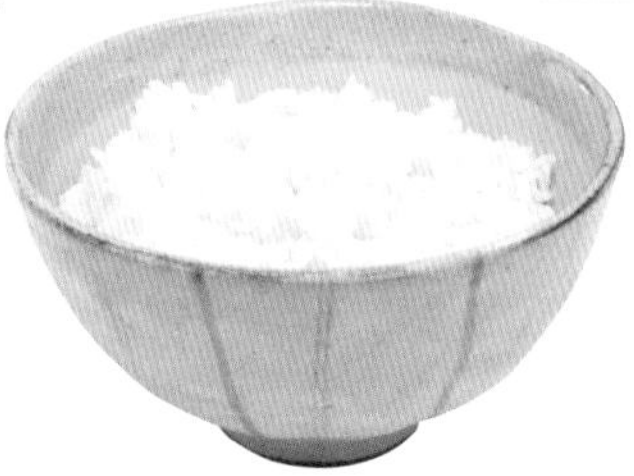

糖質量
1日あたりの摂取目安量：男性250g、女性200g

糖質
53.3g

たんぱく質量
1日あたりの摂取目安量：体重と同じ数字のグラム数

たんぱく質
3g

● **脂質**　0.5g　● **塩分**　0g　● **カロリー**　234kcal

脂質量
1日あたりの摂取目安量：総摂取エネルギーの約20%

塩分量
1日あたりの摂取目安量：男性7.5g未満、女性6.5g未満

エネルギー量（kcal）
1日あたりの摂取目安量：特に気にしなくてOK

※上記の1日あたりの摂取目安量は、本書で紹介している脂肪肝の予防・改善のための基準となります。

この本の食品・料理の成分データについて

・掲載している食品・料理の成分数値は「日本食品標準成分表2020年版（八訂）データ更新正誤表」に準拠しています。それに伴い、たんぱく質は、アミノ酸組成によるたんぱく質量から算出した「アミノ酸組成によるたんぱく質」の値を採用しています。ただし、アミノ酸組成によるたんぱく質が未測定の場合、従来のたんぱく質の値を使用しています。糖質については、「炭水化物量」から「食物繊維総量」を引いて算出しています。一部の食品については、市販品の製品情報をもとに算出しています。
・0.1g未満の場合は0g、微量の場合はTr、未測定の場合は - と表示します。
・写真には皮や種、骨、内臓、殻などが含まれていますが、成分データは可食部の分量から数値を算出しています。また、食品の品種や産地、季節などの条件により成分が異なるため、成分値はあくまで目安としてご参照ください。
・食品・料理については、目安にしやすい一般的な分量を掲載しています。
・調理法や食材などにより成分の数値が変化します。数値はあくまで目安としてご活用ください。
・本書の食品写真はイメージです。写真とグラム数などが一致していない場合があります。

P.142〜149に掲載している市販品について
※メーカーの公式データを使用しています。商品の情報は2023年8月現在のものです。今後、予告なく商品の仕様などが変更になる場合があります。
※食品表示基準に基づき、100mlあたり糖質0.5g未満を「糖質0（糖質ゼロ）」、100mlあたり糖類0.5g未満を「糖類0（糖類ゼロ）」としています。

PART 1

主菜

主菜

肉類・肉料理

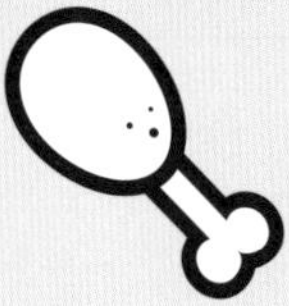

和牛かた

120g

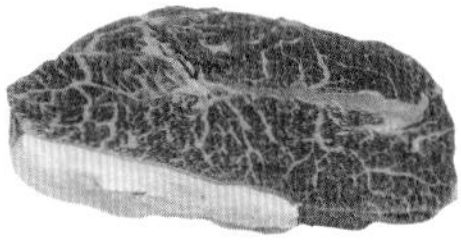

糖質

0.4g

たんぱく質

21.2g

●脂質：26.8g ●塩分：0.1g ●カロリー：310kcal

和牛かた(赤身)

110g

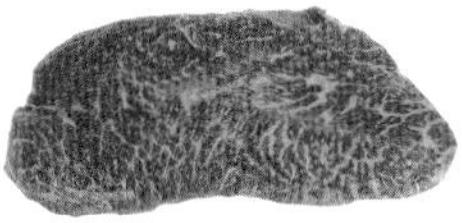

糖質

0.3g

たんぱく質

22.2g

●脂質：13.4g ●塩分：0.1g ●カロリー：201kcal

和牛かたロース

120g

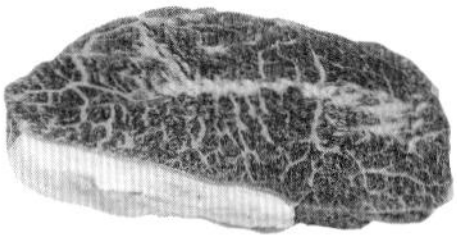

糖質

0.2g

たんぱく質

14.2g

●脂質：44.9g ●塩分：0.1g ●カロリー：456kcal

和牛かたロース(赤身)

110g

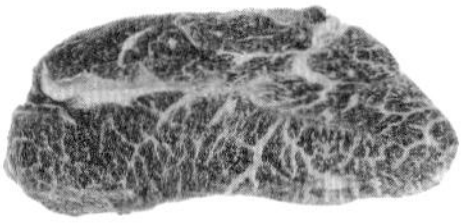

糖質

0.2g

たんぱく質

15.3g

●脂質：28.7g ●塩分：0.1g ●カロリー：322kcal

和牛リブロース

210g

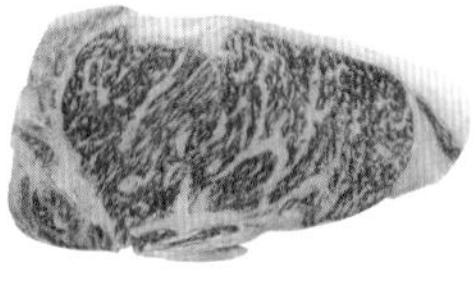

糖質

0.2g

たんぱく質

17.6g

●脂質：118.7g ●塩分：0.2g ●カロリー：1079kcal

和牛リブロース(赤身)

150g

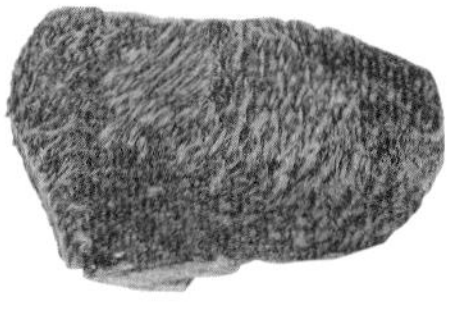

糖質

0.3g

たんぱく質

18.1g

●脂質：60g ●塩分：0.1g ●カロリー：593kcal

和牛サーロイン

200g

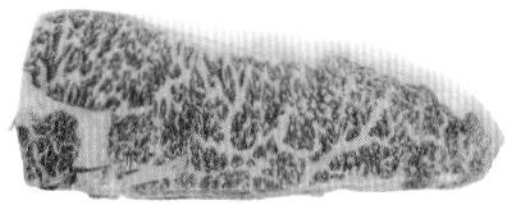

糖質

0.6g

たんぱく質

20.4g

●脂質：95g ●塩分：0.2g ●カロリー：920kcal

和牛サーローイン（赤身）

190g

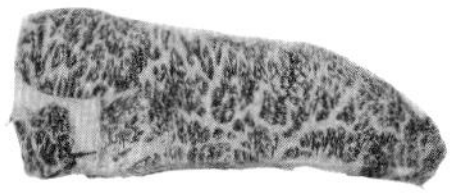

糖質

0.8g

たんぱく質

27.6g

● 脂質：49g　● 塩分：0.2g　● カロリー：559㎉

和牛ばら

15g

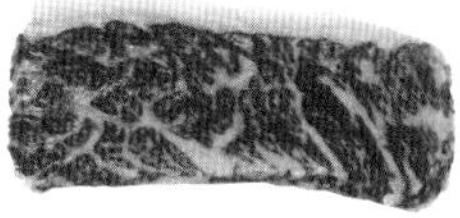

糖質

0g

たんぱく質

1.4g

● 脂質：7.5g　● 塩分：0g　● カロリー：71㎉

和牛もも

120g

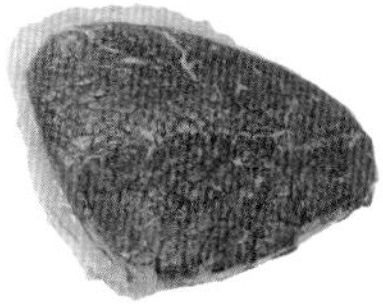

糖質

0.6g

たんぱく質

19.4g

● 脂質：22.4g　● 塩分：0.1g　● カロリー：282㎉

和牛もも（赤身）

100g

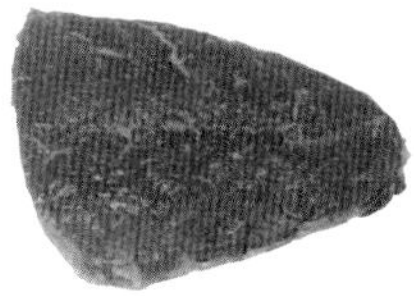

糖質

0.6g

たんぱく質

17.9g

● 脂質：10.7g　● 塩分：0.1g　● カロリー：176㎉

和牛そともも

320g

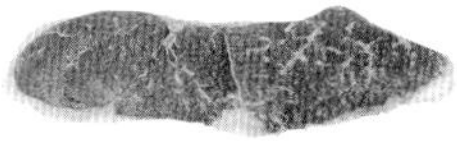

糖質

1.6g

たんぱく質

49.6g

● 脂質：64g　● 塩分：0.3g　● カロリー：781㎉

和牛そともも（赤身）

170g

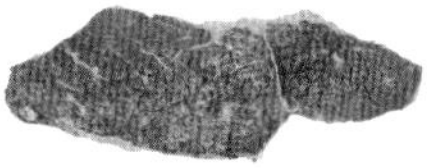

糖質

1g

たんぱく質

30.4g

● 脂質：14.8g　● 塩分：0.2g　● カロリー：270㎉

和牛ランプ

190g

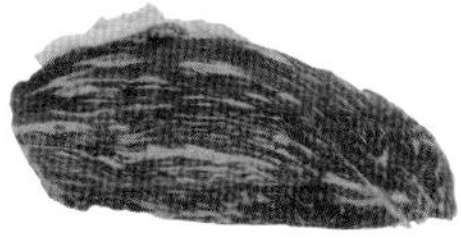

糖質

0.8g

たんぱく質

25.1g

● 脂質：56.8g　● 塩分：0.2g　● カロリー：606㎉

和牛ランプ（赤身）

190g

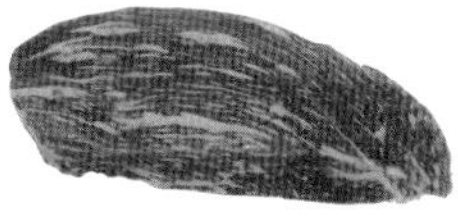

糖質

0.9g

たんぱく質

31.5g

● 脂質：25.8g　● 塩分：0.2g　● カロリー：372㎉

国産牛ばら

95g

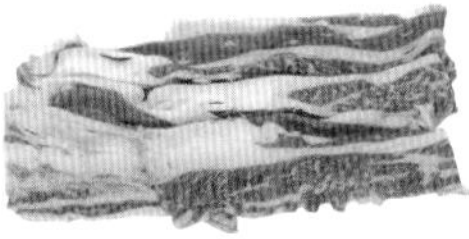

糖質

0.3g

たんぱく質

10.5g

●脂質：37.4g　●塩分：0.1g　●カロリー：362kcal

国産牛もも

190g

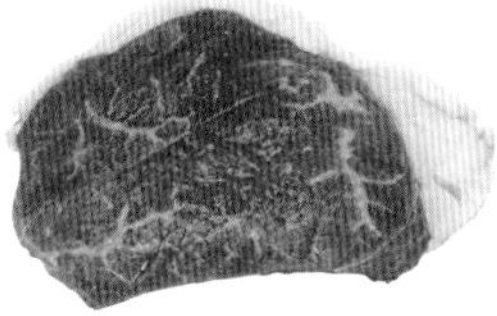

糖質

0.8g

たんぱく質

30.4g

●脂質：25.3g　●塩分：0.2g　●カロリー：372kcal

輸入牛かたロース

170g

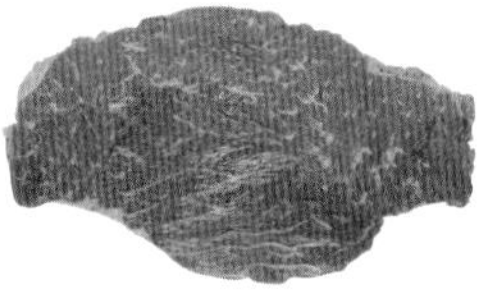

糖質

0.2g

たんぱく質

28.2g

●脂質：16.1g　●塩分：0.2g　●カロリー：272kcal

輸入牛リブロース

210g

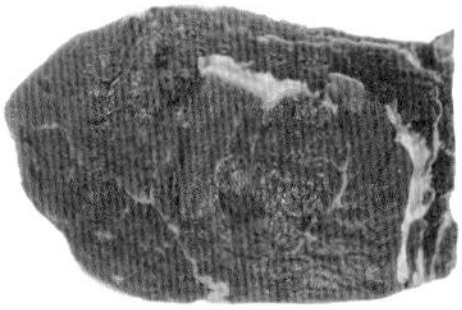

糖質

0.8g

たんぱく質

38.4g

●脂質：19.1g　●塩分：0.2g　●カロリー：342kcal

輸入牛サーロイン

150g

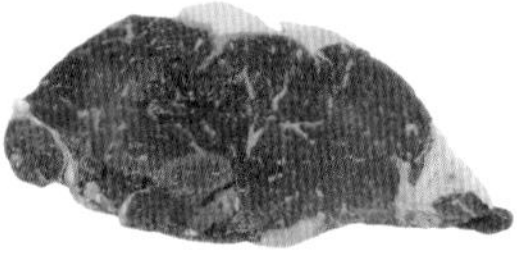

糖質

0.6g

たんぱく質

22.1g

●脂質：35.5g　●塩分：0.1g　●カロリー：410kcal

輸入牛ばら

20g

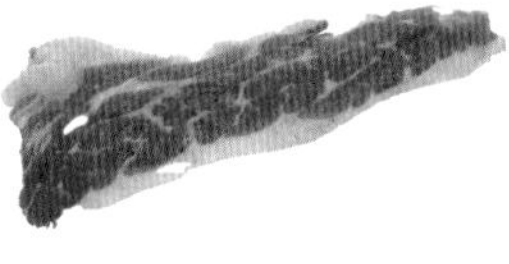

糖質

0g

たんぱく質

2.9g

●脂質：6.6g　●塩分：0g　●カロリー：68kcal

輸入牛もも

200g

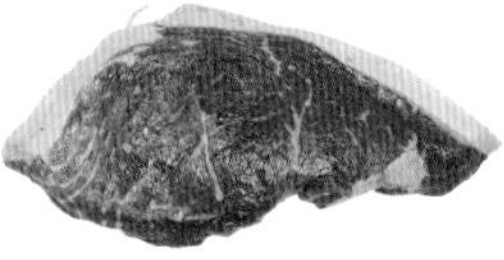

糖質

0.8g

たんぱく質

33g

●脂質：17.2g　●塩分：0.2g　●カロリー：296kcal

輸入牛ランプ

110g

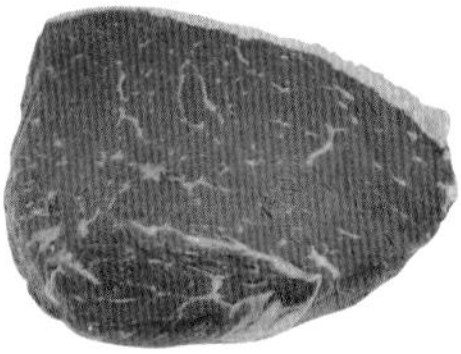

糖質

0.4g

たんぱく質

17.2g

●脂質：18g　●塩分：0.1g　●カロリー：235kcal

輸入牛ランプ(赤身)

110g

糖質

0.6g

たんぱく質

20g

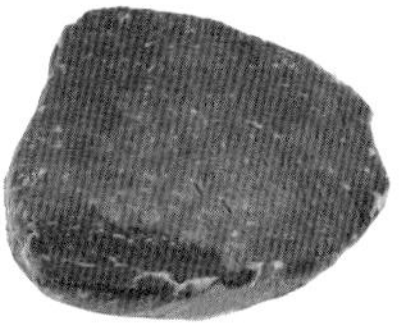

●脂質：3.3g ●塩分：0.1g ●カロリー：123㎉

輸入牛ヒレ(赤身)

85g

糖質

0.3g

たんぱく質

15.7g

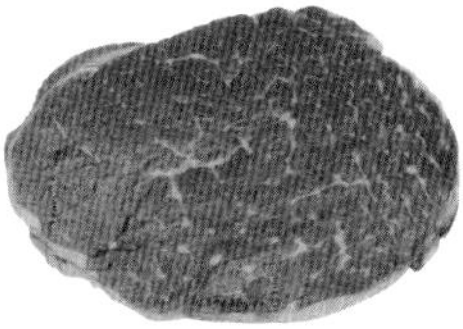

●脂質：4.1g ●塩分：0.1g ●カロリー：105㎉

国産牛ロース

105g

糖質

0.2g

たんぱく質

13.1g

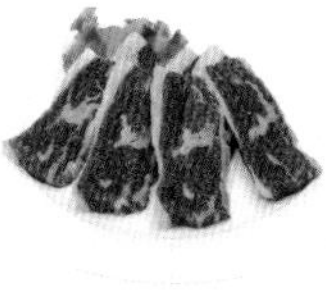

●脂質：39g ●塩分：0.1g ●カロリー：399㎉

牛タン

15g

糖質

0g

たんぱく質

1.8g

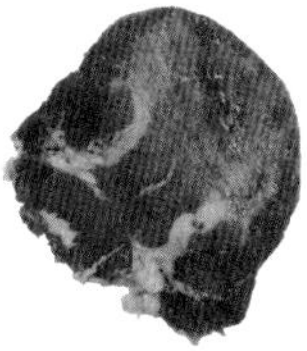

●脂質：4.8g ●塩分：0g ●カロリー：48㎉

牛カルビ

90g

糖質

0.3g

たんぱく質

10g

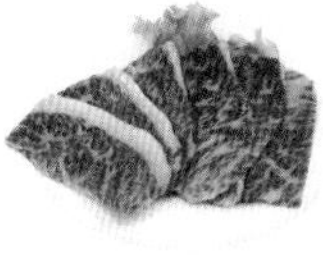

●脂質：35.5g ●塩分：0.1g ●カロリー：343㎉

牛ハラミ

150g

糖質

0.5g

たんぱく質

19.6g

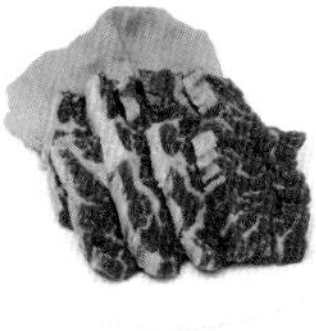

●脂質：41g ●塩分：0.1g ●カロリー：432㎉

牛テール(尾)

260g(可食部156g)

糖質

Tr

たんぱく質

18.1g

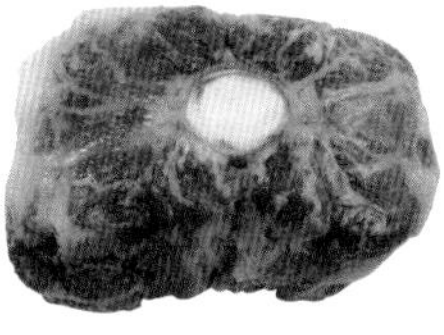

●脂質：73.5g ●塩分：0.2g ●カロリー：686㎉

牛ハツ(心臓)

100g

糖質

0.1g

たんぱく質

13.7g

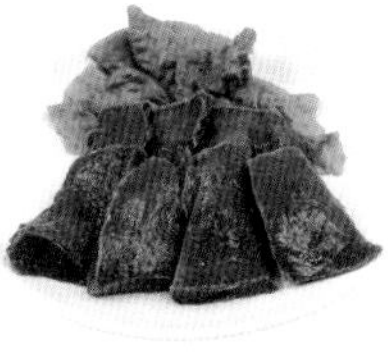

●脂質：7.6g ●塩分：0.2g ●カロリー：128㎉

牛レバー（肝臓）

30g

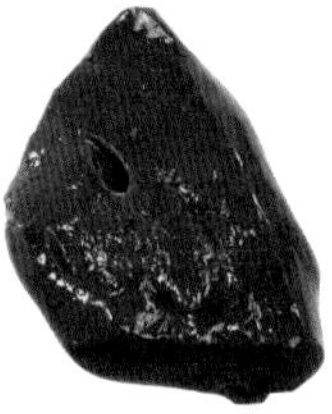

糖質

1.1g

たんぱく質

5.2g

●脂質：1.1g　●塩分：0g　●カロリー：36kcal

ミノ（第一胃）

100g

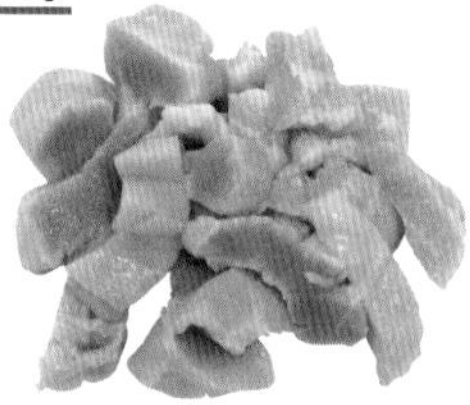

糖質

0g

たんぱく質

19.2g

●脂質：8.4g　●塩分：0.1g　●カロリー：166kcal

マルチョウ（小腸）

100g

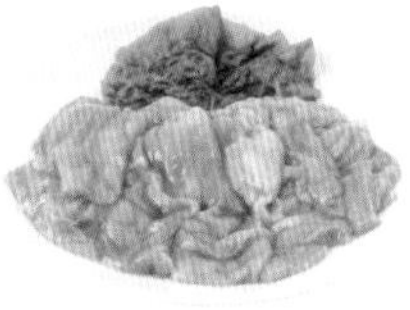

糖質

0g

たんぱく質

7.8g

●脂質：26.1g　●塩分：0.2g　●カロリー：268kcal

牛ひき肉

50g

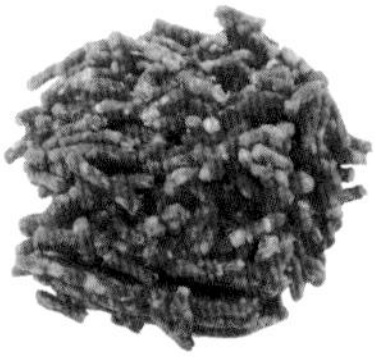

糖質

0.1g

たんぱく質

7.2g

●脂質：10.6g　●塩分：0.1g　●カロリー：126kcal

ビーフジャーキー

6g

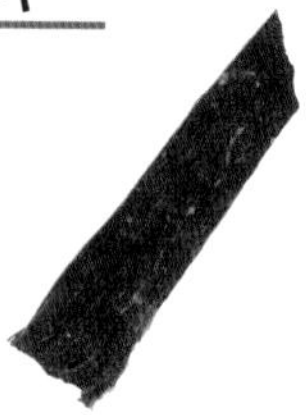

糖質

0.4g

たんぱく質

2.9g

●脂質：0.5g　●塩分：0.3g　●カロリー：18kcal

牛タンスモーク

5g

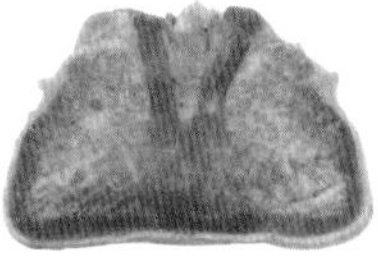

糖質

0g

たんぱく質

0.8g

●脂質：1.1g　●塩分：0.1g　●カロリー：14kcal

コンビーフ

100g

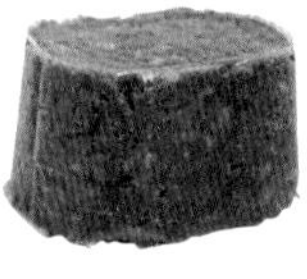

糖質

1.7g

たんぱく質

18.1g

●脂質：13g　●塩分：1.8g　●カロリー：191kcal

サーロインステーキ

牛サーロイン130g、フライドポテト40g、にんじん30g、スイートコーン20g

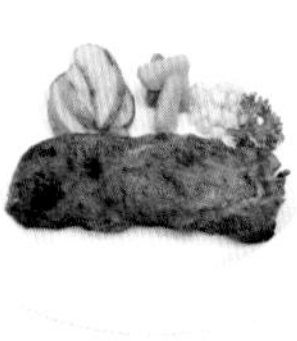

糖質

18.1g

たんぱく質

19.8g

●脂質：45.2g　●塩分：2.1g　●カロリー：569kcal

サイコロステーキ

牛サーロイン80g、大根30g

糖質
2.2g

たんぱく質
11.4g

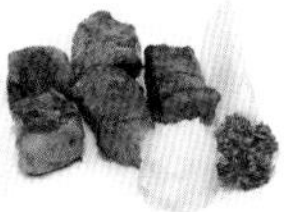

●脂質：23.9g　●塩分：0.8g　●カロリー：274㎉

ローストビーフ

ローストビーフ150g

糖質
3.7g

たんぱく質
28.7g

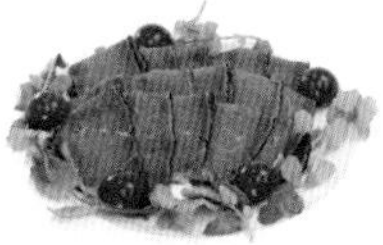

●脂質：17.6g　●塩分：1.2g　●カロリー：298㎉

肉じゃが

牛かた50g、じゃがいも80g、しらたき30g

糖質
23g

たんぱく質
11g

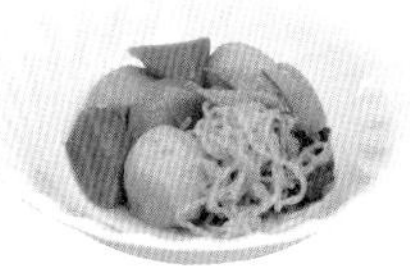

●脂質：14g　●塩分：2g　●カロリー：273㎉

ビーフシチュー

牛かた60g、じゃがいも60g、にんじん25g

糖質
13.5g

たんぱく質
12.7g

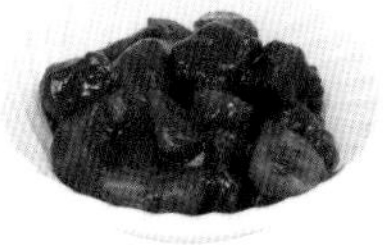

●脂質：14.2g　●塩分：1.2g　●カロリー：251㎉

チンジャオロース

牛かた60g、ピーマン30g、たけのこ25g

糖質
10.6g

たんぱく質
12.3g

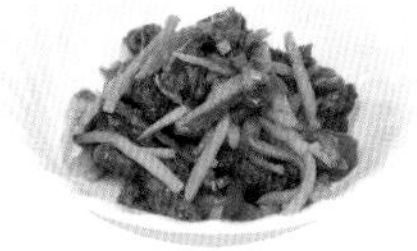

●脂質：23.1g　●塩分：1.7g　●カロリー：301㎉

レバニラ

牛レバー60g、ニラ20g

糖質
6.4g

たんぱく質
11.7g

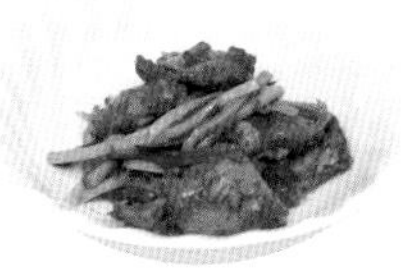

●脂質：6g　●塩分：1.7g　●カロリー：134㎉

豚ロース

20g

糖質
0g

たんぱく質
3.4g

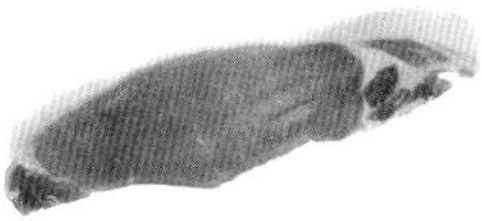

●脂質：3.8g　●塩分：0g　●カロリー：50㎉

豚ロース（赤身）

15g

糖質
0g

たんぱく質
3g

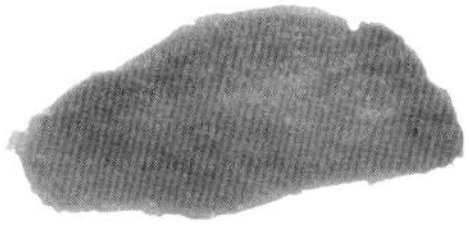

●脂質：0.8g　●塩分：0g　●カロリー：21㎉

豚ばら

50g

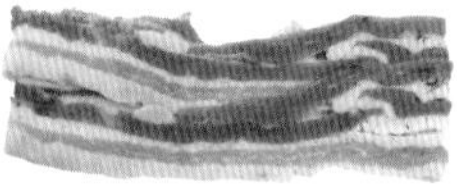

糖質

0.1g

たんぱく質

6.4g

●脂質：17.7g　●塩分：0.1g　●カロリー：183kcal

豚もも

100g

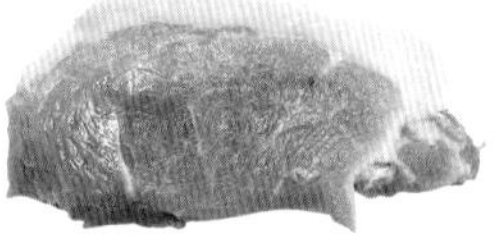

糖質

0.2g

たんぱく質

16.9g

●脂質：10.2g　●塩分：0.1g　●カロリー：171kcal

豚もも（赤身）

125g

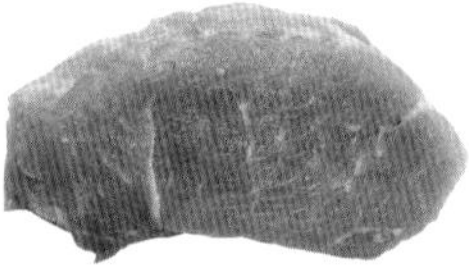

糖質

0.3g

たんぱく質

22.5g

●脂質：4.5g　●塩分：0.1g　●カロリー：149kcal

豚そともも

145g

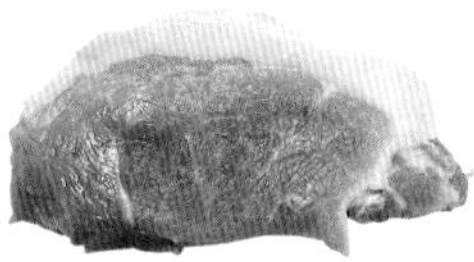

糖質

0.3g

たんぱく質

22.6g

●脂質：23.9g　●塩分：0.1g　●カロリー：320kcal

豚そともも（赤身）

120g

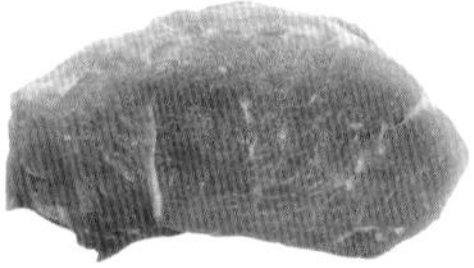

糖質

0.2g

たんぱく質

21g

●脂質：6.6g　●塩分：0.1g　●カロリー：160kcal

豚かた

120g

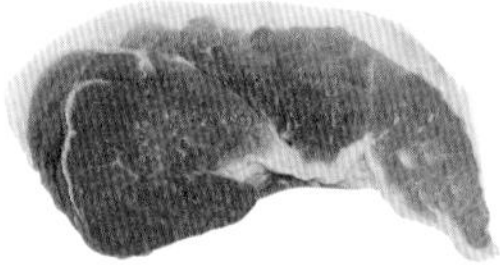

糖質

0.2g

たんぱく質

22.2g

●脂質：17.5g　●塩分：0.1g　●カロリー：241kcal

豚かた（赤身）

60g

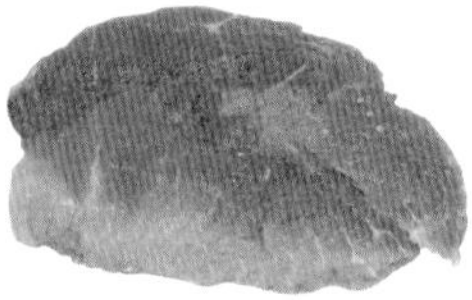

糖質

0.1g

たんぱく質

12.5g

●脂質：2.3g　●塩分：0.1g　●カロリー：68kcal

豚かたロース

110g

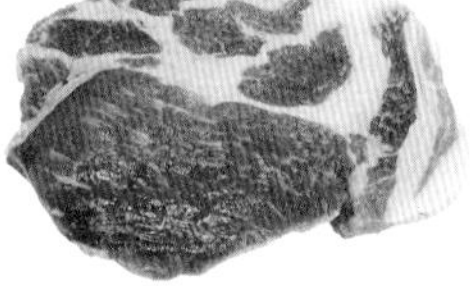

糖質

0.1g

たんぱく質

16.2g

●脂質：21.1g　●塩分：0.1g　●カロリー：261kcal

豚かたロース(赤身)

45g

糖質

0g

たんぱく質

7.5g

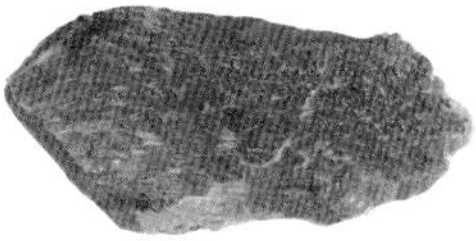

● 脂質:3.5g ● 塩分:0.1g ● カロリー:66kcal

豚ヒレ(赤身)

150g

糖質

0.5g

たんぱく質

27.8g

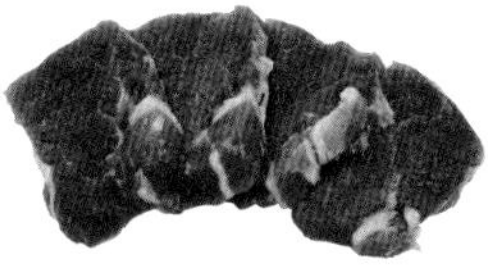

● 脂質:5.5g ● 塩分:0.1g ● カロリー:177kcal

豚ひき肉

50g

糖質

0.1g

たんぱく質

8g

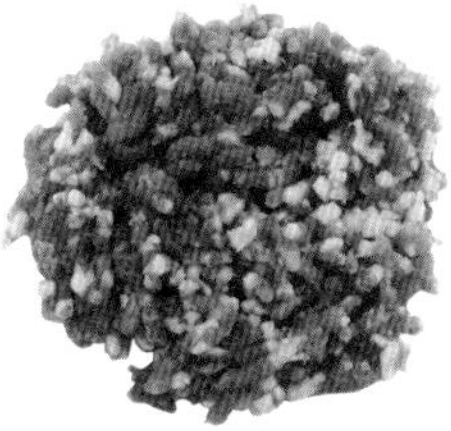

● 脂質:8.6g ● 塩分:0.1g ● カロリー:105kcal

豚レバー(肝臓)

20g

糖質

0.5g

たんぱく質

3.5g

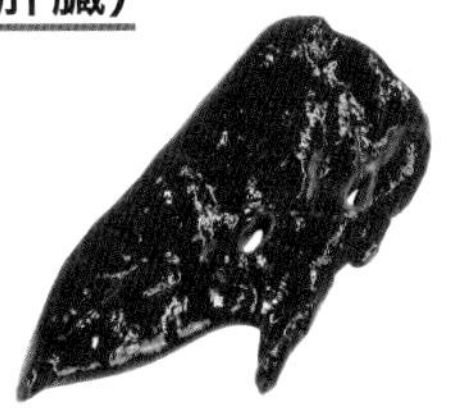

● 脂質:0.7g ● 塩分:0g ● カロリー:23kcal

豚足(ゆで)

350g(可食部210g)

糖質

Tr

たんぱく質

42.2g

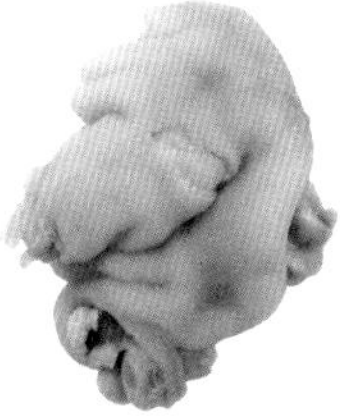

● 脂質:35.3g ● 塩分:0.6g ● カロリー:477kcal

ロースハム

20g

糖質

0.4g

たんぱく質

3.2g

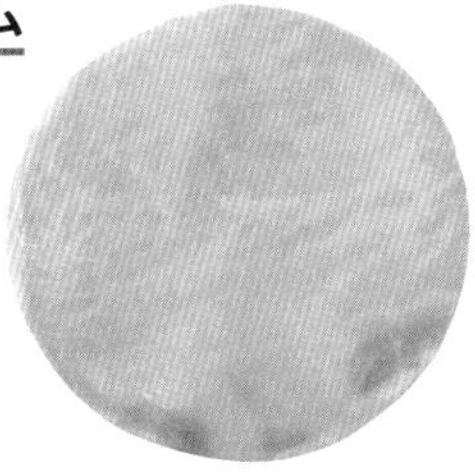

● 脂質:2.9g ● 塩分:0.5g ● カロリー:42kcal

ボンレスハム

10g

糖質

0.2g

たんぱく質

1.6g

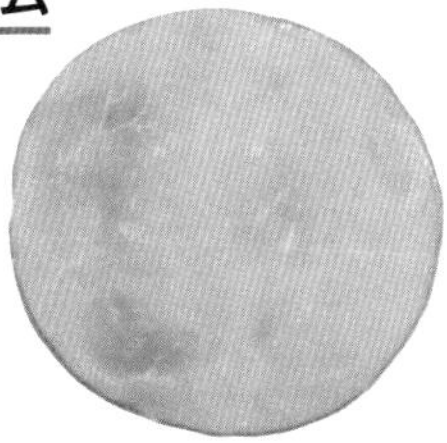

● 脂質:0.4g ● 塩分:0.3g ● カロリー:12kcal

生ハム

7g

糖質

0g

たんぱく質

1.4g

● 脂質:1.2g ● 塩分:0.2g ● カロリー:17kcal

チョップドハム

15g

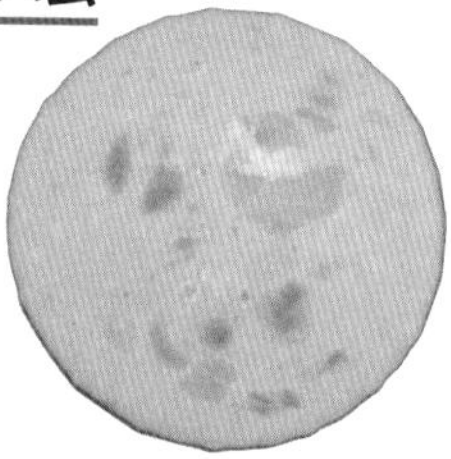

糖質

1.9g

たんぱく質

1.5g

● 脂質：0.6g ● 塩分：0.4g ● カロリー：20kcal

ベーコン

20g

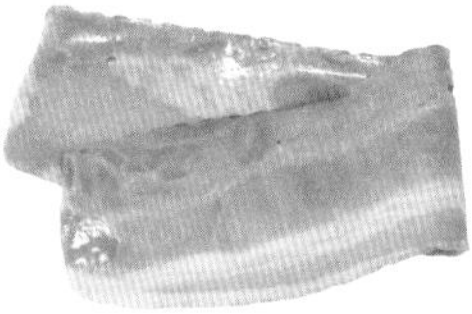

糖質

0.1g

たんぱく質

2.2g

● 脂質：7.8g ● 塩分：0.4g ● カロリー：80kcal

ショルダーベーコン

10g

糖質

0.3g

たんぱく質

1.6g

● 脂質：1.2g ● 塩分：0.2g ● カロリー：18kcal

ウインナー

12g

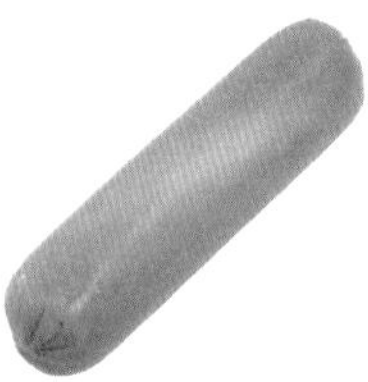

糖質

0.4g

たんぱく質

1.3g

● 脂質：3.7g ● 塩分：0.2g ● カロリー：38kcal

フランクフルトソーセージ

50g

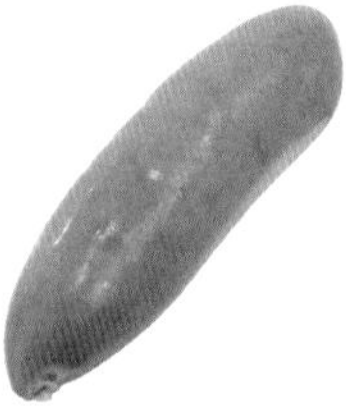

糖質

3.1g

たんぱく質

5.5g

● 脂質：12.4g ● 塩分：0.9g ● カロリー：148kcal

ボロニアソーセージ

5g

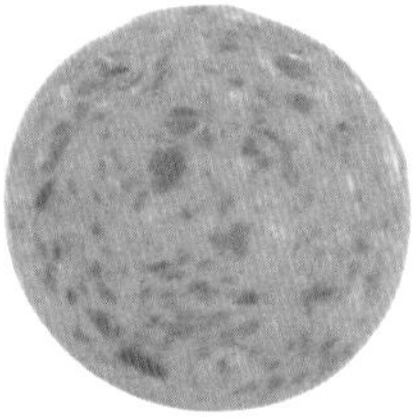

糖質

0.1g

たんぱく質

0.6g

● 脂質：1.1g ● 塩分：0.1g ● カロリー：12kcal

生ソーセージ

25g

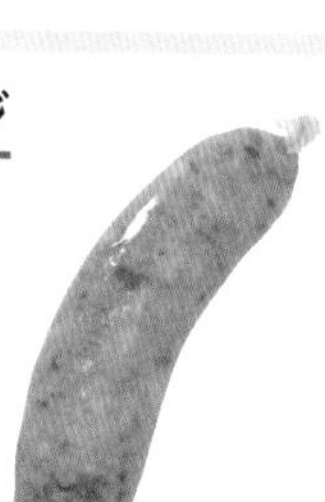

糖質

0.2g

たんぱく質

3g

● 脂質：6.1g ● 塩分：0.4g ● カロリー：67kcal

焼き豚

10g

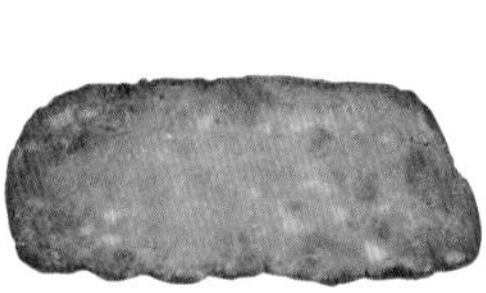

糖質

0.5g

たんぱく質

1.6g

● 脂質：0.8g ● 塩分：0.2g ● カロリー：17kcal

スパム
70g

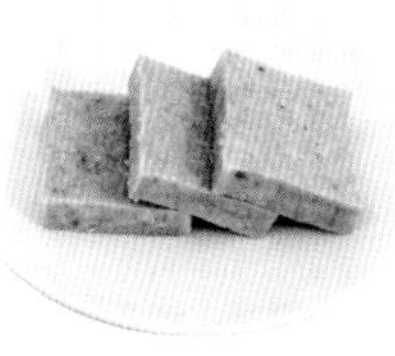

糖質
1.5g

たんぱく質
7.8g

●脂質：19.3g ●塩分：1.4g ●カロリー：204kcal

ポークステーキ
豚ロース100g

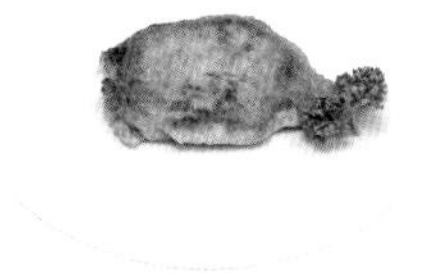

糖質
0.3g

たんぱく質
17.2g

●脂質：21.2g ●塩分：1.1g ●カロリー：266kcal

とんかつ
豚ロース100g

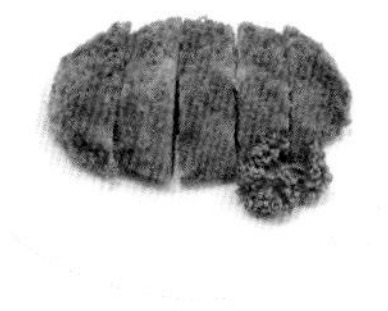

糖質
11.3g

たんぱく質
20.2g

●脂質：34.1g ●塩分：0.8g ●カロリー：440kcal

しょうが焼き
豚ロース90g

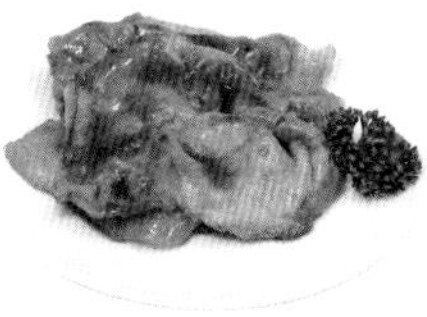

糖質
3.9g

たんぱく質
16.1g

●脂質：19.1g ●塩分：1.5g ●カロリー：262kcal

豚の角煮
豚ばら100g

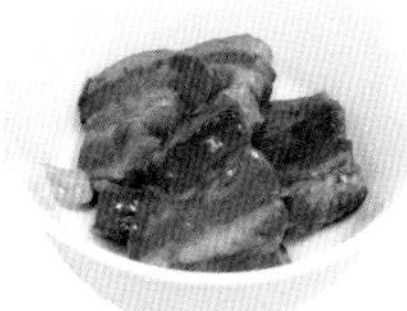

糖質
8.6g

たんぱく質
13.4g

●脂質：35.5g ●塩分：1.4g ●カロリー：415kcal

酢豚
豚もも65g、玉ねぎ40g、にんじん20g

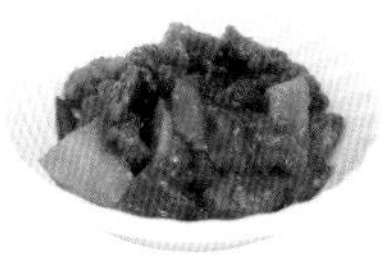

糖質
38g

たんぱく質
13.4g

●脂質：14g ●塩分：3.3g ●カロリー：348kcal

ホイコーロー
豚かたロース50g、キャベツ50g、ピーマン40g

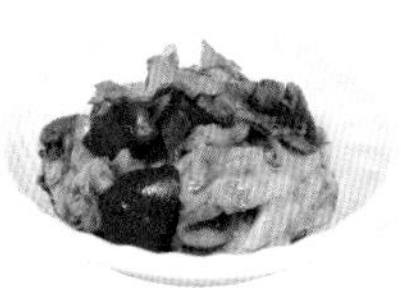

糖質
9.4g

たんぱく質
9.6g

●脂質：20.4g ●塩分：3.4g ●カロリー：270kcal

餃子
豚ひき肉20g、餃子の皮30g

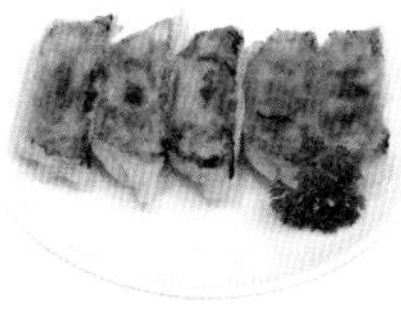

糖質
19.4g

たんぱく質
5.9g

●脂質：9.9g ●塩分：1g ●カロリー：195kcal

水餃子
豚ひき肉20g、餃子の皮30g

糖質
19.3g

たんぱく質
5.9g

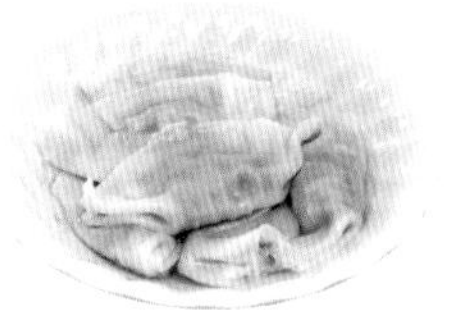

● 脂質：5.7g　● 塩分：1g　● カロリー：158kcal

しゅうまい
豚ひき肉25g、しゅうまいの皮6g

糖質
6.8g

たんぱく質
4.3g

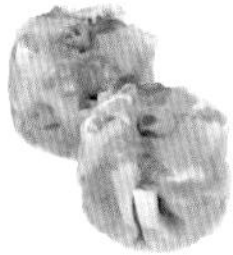

● 脂質：5g　● 塩分：0.5g　● カロリー：88kcal

ハンバーグ
合いびき肉100g

糖質
15.3g

たんぱく質
18g

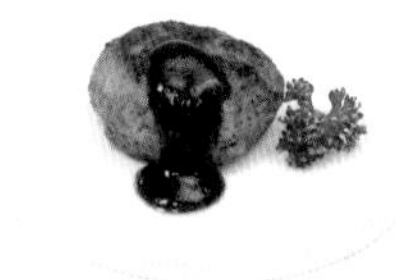

● 脂質：31.7g　● 塩分：2.7g　● カロリー：418kcal

和風ハンバーグ
合いびき肉100g、大根40g

糖質
10.3g

たんぱく質
18.3g

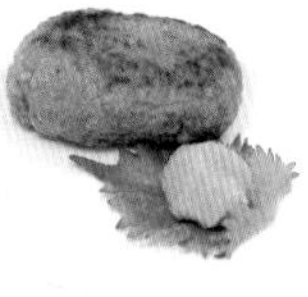

● 脂質：31.7g　● 塩分：1.9g　● カロリー：401kcal

メンチカツ
合いびき肉60g

糖質
7.9g

たんぱく質
11.8g

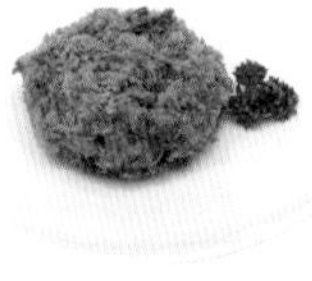

● 脂質：23g　● 塩分：0.8g　● カロリー：286kcal

若鶏手羽
50g（可食部32.5g）

糖質
0g

たんぱく質
5.4g

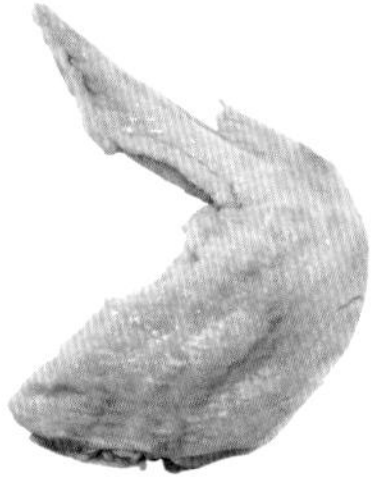

● 脂質：4.6g　● 塩分：0.1g　● カロリー：61kcal

鶏むね
160g

糖質
0.2g

たんぱく質
27.7g

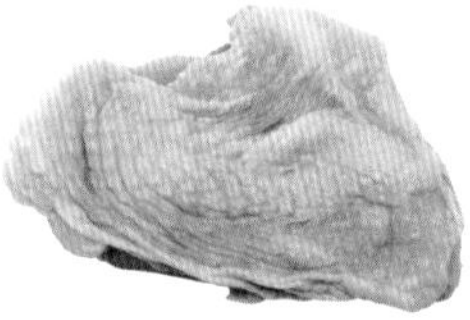

● 脂質：9.4g　● 塩分：0.2g　● カロリー：213kcal

鶏むね（皮なし）
130g

糖質
0.1g

たんぱく質
25g

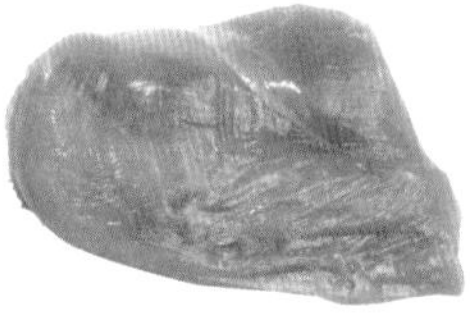

● 脂質：2.5g　● 塩分：0.1g　● カロリー：137kcal

鶏もも

75g

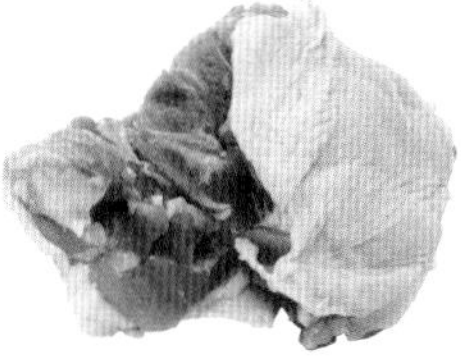

糖質

0g

たんぱく質

12.8g

● 脂質：10.7g ● 塩分：0.1g ● カロリー：143kcal

鶏もも（皮なし）

60g

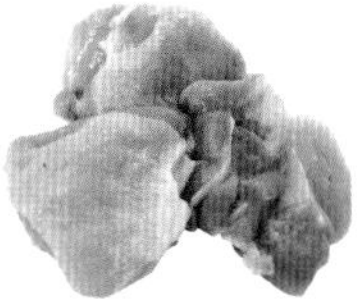

糖質

0g

たんぱく質

9.8g

● 脂質：3g ● 塩分：0.1g ● カロリー：68kcal

鶏ささみ

50g

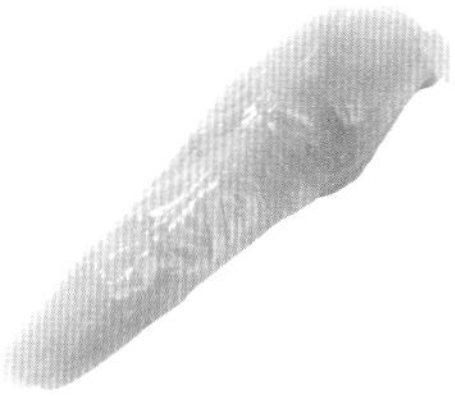

糖質

0.1g

たんぱく質

9.8g

● 脂質：0.4g ● 塩分：0.1g ● カロリー：49kcal

鶏ひき肉

50g

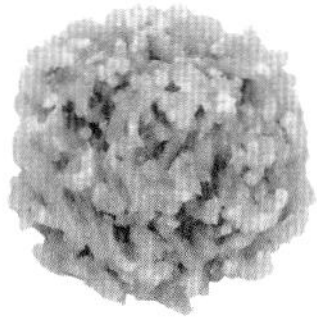

糖質

0g

たんぱく質

7.3g

● 脂質：6g ● 塩分：0.1g ● カロリー：86kcal

鶏レバー（肝臓）

45g

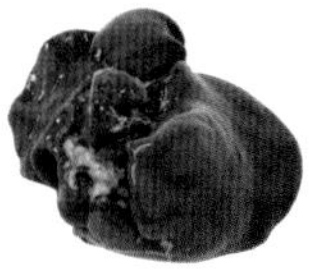

糖質

0.3g

たんぱく質

7.2g

● 脂質：1.4g ● 塩分：0.1g ● カロリー：45kcal

鶏なんこつ

5g

糖質

0g

たんぱく質

0.6g

● 脂質：0g ● 塩分：0.1g ● カロリー：3kcal

砂肝（筋胃）

35g

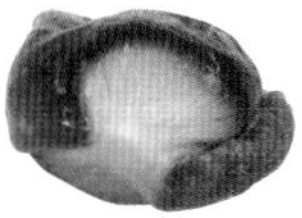

糖質

Tr

たんぱく質

5.4g

● 脂質：0.6g ● 塩分：0g ● カロリー：30kcal

チキンソテー

鶏もも80g

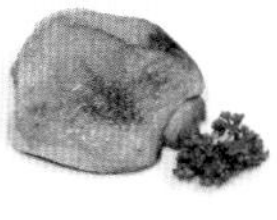

糖質

0g

たんぱく質

13.6g

● 脂質：13g ● 塩分：1g ● カロリー：166kcal

鶏の照り焼き

鶏もも80g

糖質

3.1g

たんぱく質

14g

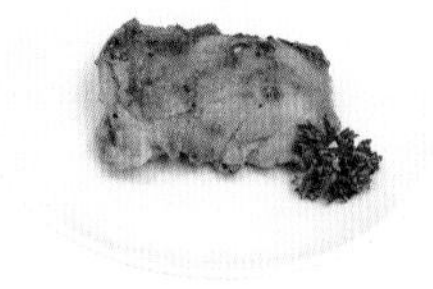

● 脂質：13.2g　● 塩分：0.9g　● カロリー：186kcal

鶏唐揚げ

鶏もも30g

糖質

1.3g

たんぱく質

5.2g

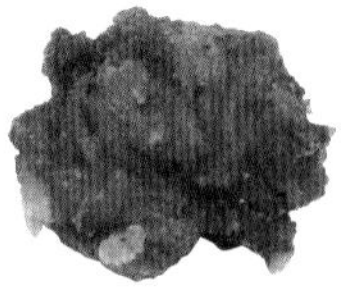

● 脂質：5g　● 塩分：0.2g　● カロリー：70kcal

チキンカツ

鶏もも100g

糖質

11.1g

たんぱく質

20g

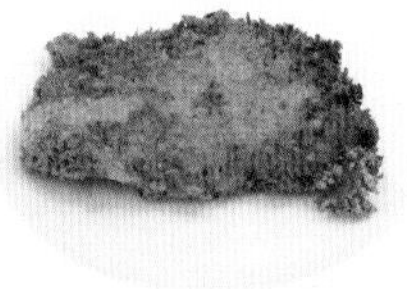

● 脂質：29.1g　● 塩分：0.9g　● カロリー：382kcal

チキン南蛮

鶏もも80g、タルタルソース15g

糖質

7.4g

たんぱく質

15.4g

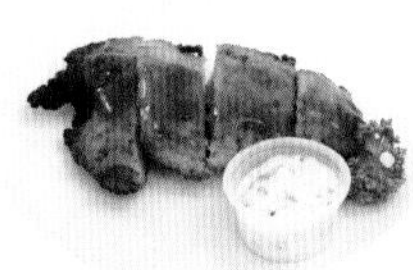

● 脂質：28.2g　● 塩分：1.8g　● カロリー：353kcal

チキンナゲット

鶏ひき肉100g

糖質

5.5g

たんぱく質

16.7g

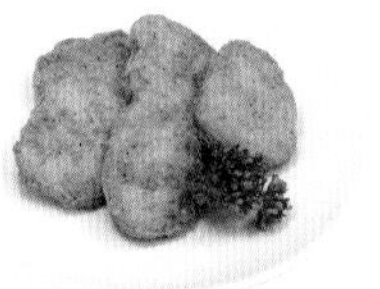

● 脂質：14.7g　● 塩分：0.7g　● カロリー：227kcal

フライドチキン

鶏手羽50g

糖質

2.2g

たんぱく質

8.3g

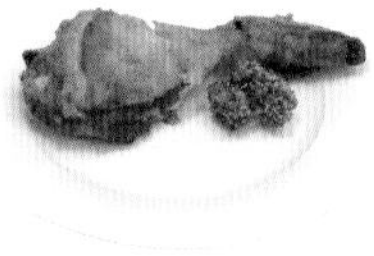

● 脂質：12.2g　● 塩分：0.3g　● カロリー：149kcal

ささみのチーズフライ

鶏ささみ40g、チーズ10g

糖質

4.6g

たんぱく質

11.2g

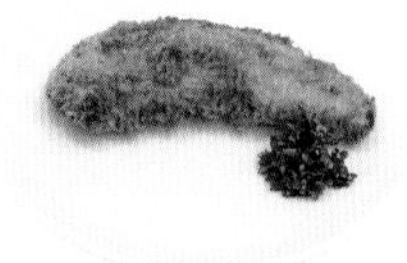

● 脂質：8.9g　● 塩分：0.6g　● カロリー：147kcal

棒々鶏

鶏むね50g、きゅうり25g、レタス20g

糖質

3.7g

たんぱく質

10.1g

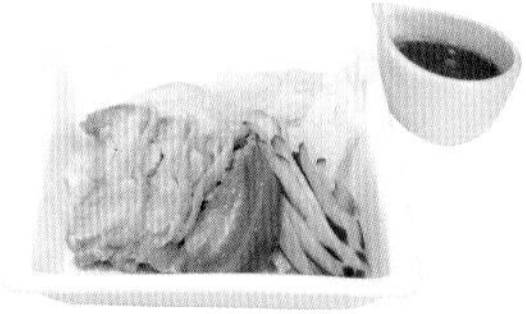

● 脂質：4.6g　● 塩分：1.1g　● カロリー：108kcal

クリームシチュー

鶏もも40g、じゃがいも50g、牛乳60g

糖質

18.5g

たんぱく質

13.3g

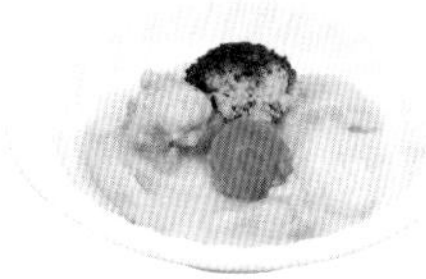

●脂質：15g　●塩分：0.9g　●カロリー：267kcal

あいがも肉

10g

糖質

0g

たんぱく質

1.2g

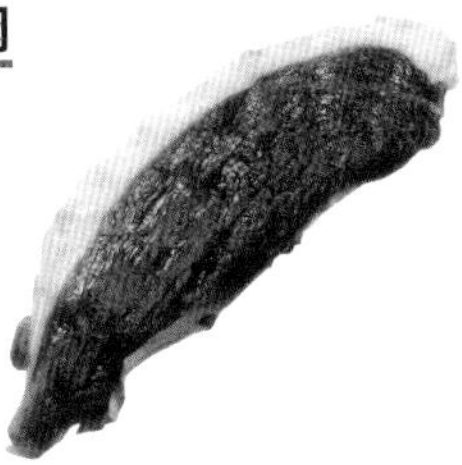

●脂質：2.9g　●塩分：0g　●カロリー：30kcal

まがも肉（皮なし）

7g

糖質

0g

たんぱく質

1.4g

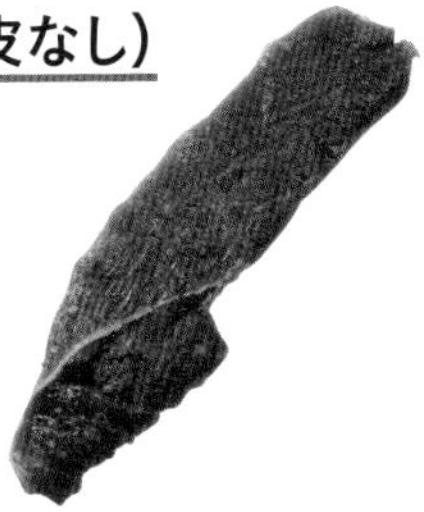

●脂質：0.2g　●塩分：0g　●カロリー：8kcal

ラムもも

70g

糖質

0.2g

たんぱく質

12.3g

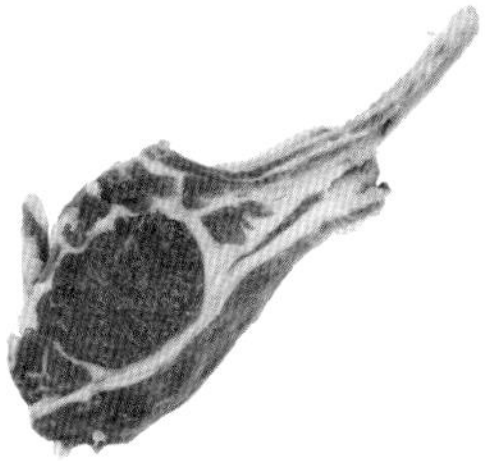

●脂質：8.4g　●塩分：0.1g　●カロリー：115kcal

くじら赤肉

100g

糖質

0.2g

たんぱく質

19.9g

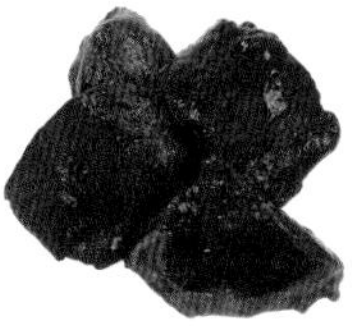

●脂質：0.4g　●塩分：0.2g　●カロリー：100kcal

くじら本皮

30g

糖質

0.1g

たんぱく質

2.9g

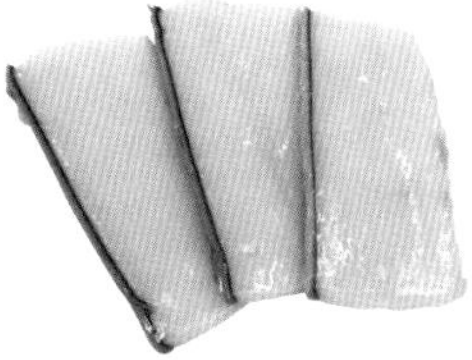

●脂質：20.6g　●塩分：0g　●カロリー：173kcal

さらしくじら

20g

糖質

0g

たんぱく質

1.1g

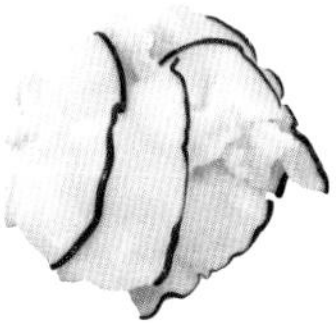

●脂質：0.2g　●塩分：0g　●カロリー：6kcal

よく使われる代表的な 調味料① DATA

【マヨネーズ 12g】

糖質 0.4g　たんぱく質 0.2g

脂質	塩分	カロリー
9.1g	0.2g	80kcal

【マヨネーズ（カロリーハーフ） 12g】

糖質 0.3g　たんぱく質 0.3g

脂質	塩分	カロリー
3.4g	0.5g	31kcal

【ケチャップ 18g】

糖質 4.7g　たんぱく質 0.2g

脂質	塩分	カロリー
0g	0.6g	19kcal

【ウスターソース 18g】

糖質 4.8g　たんぱく質 0.1g

脂質	塩分	カロリー
0g	1.5g	21kcal

【中濃ソース 18g】

糖質 5.4g　たんぱく質 0.1g

脂質	塩分	カロリー
0g	1g	23kcal

【とんかつソース 18g】

糖質 5.4g　たんぱく質 0.2g

脂質	塩分	カロリー
0g	1g	23kcal

【ポン酢 18g】

糖質 1.3g　たんぱく質 0.5g

脂質	塩分	カロリー
0g	1g	9kcal

【穀物酢 15g】

糖質 0.4g　たんぱく質 0g

脂質	塩分	カロリー
0g	0g	4kcal

【オリーブオイル 12g】

糖質 0g　たんぱく質 0g

脂質	塩分	カロリー
12g	0g	107kcal

【ごま油 12g】

糖質 0g　たんぱく質 0g

脂質	塩分	カロリー
12g	0g	107kcal

【ラー油 5g】

糖質 Tr　たんぱく質 0g

脂質	塩分	カロリー
5g	0g	44kcal

魚介類・魚介料理

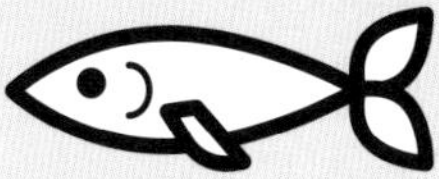

まあじ

1尾120g（可食部54g）

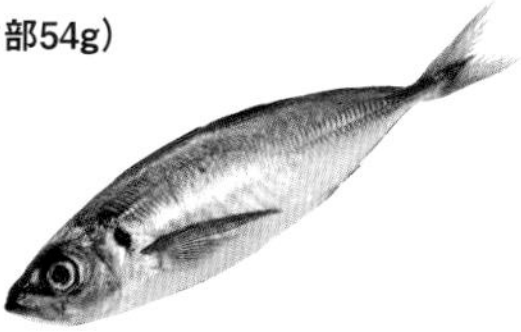

糖質
0.1g

たんぱく質
9.1g

●脂質：2.4g　●塩分：0.2g　●カロリー：60kcal

あなご

1尾90g（可食部58.5g）

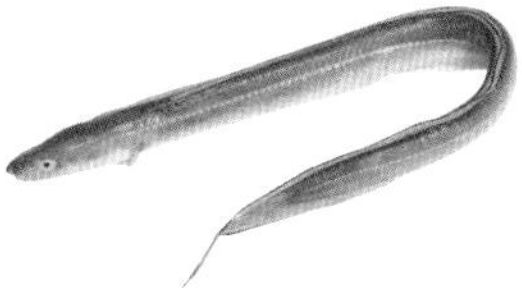

糖質
Tr

たんぱく質
8.4g

●脂質：5.4g　●塩分：0.2g　●カロリー：85kcal

あゆ（天然）

1尾95g（可食部52.3g）

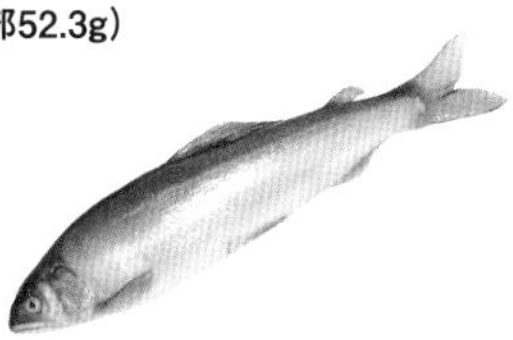

糖質
0.1g

たんぱく質
7.8g

●脂質：1.3g　●塩分：0.1g　●カロリー：49kcal

いさき

1尾160g（可食部88g）

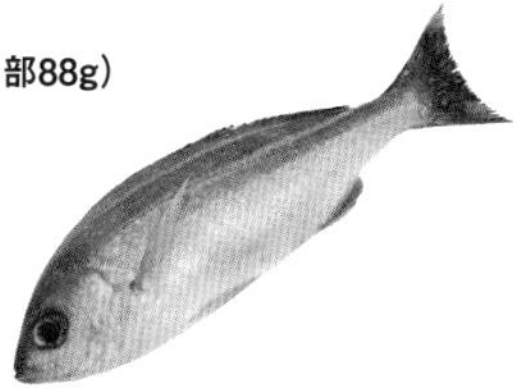

糖質
0.1g

たんぱく質
12.6g

●脂質：5g　●塩分：0.4g　●カロリー：102kcal

まいわし

1尾150g（可食部60g）

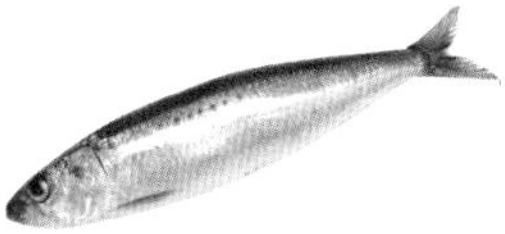

糖質
0.1g

たんぱく質
9.8g

●脂質：5.5g　●塩分：0.1g　●カロリー：94kcal

かます（アカカマス）

1尾150g（可食部90g）

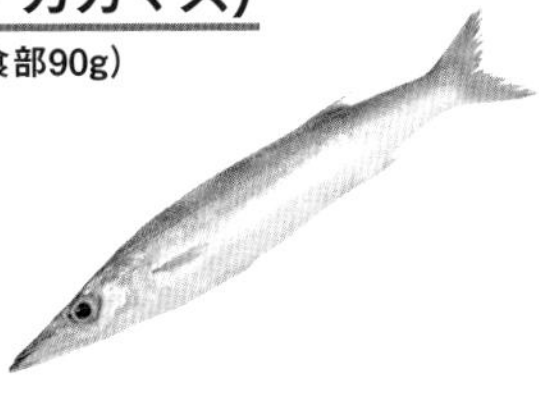

糖質
0.1g

たんぱく質
13.9g

●脂質：6.5g　●塩分：0.3g　●カロリー：123kcal

かれい

1尾540g（可食部270g）

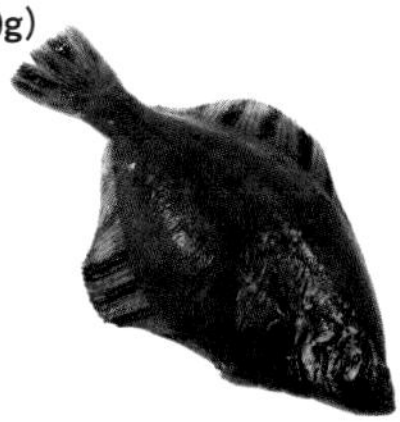

糖質
0.3g

たんぱく質
48.1g

●脂質：3.5g　●塩分：0.8g　●カロリー：240kcal

きす

1尾110g（可食部49.5g）

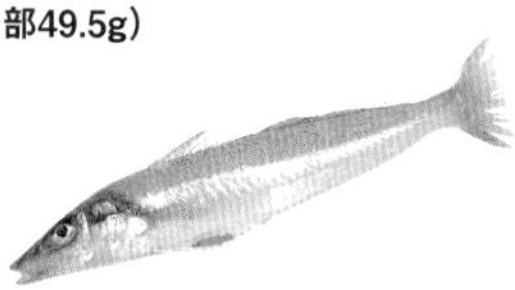

糖質

0g

たんぱく質

8g

● 脂質：0.1g　● 塩分：0.1g　● カロリー：36kcal

きんめだい

80g

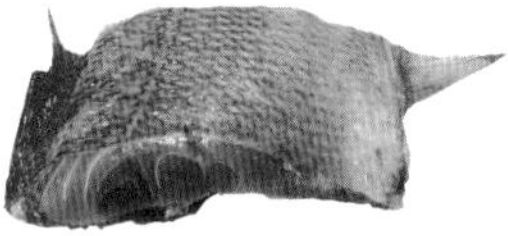

糖質

0.1g

たんぱく質

11.7g

● 脂質：7.2g　● 塩分：0.1g　● カロリー：118kcal

ぎんざけ（養殖）

55g

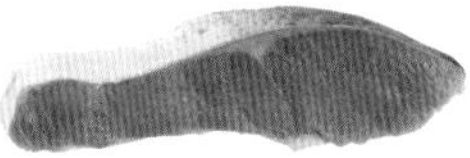

糖質

0.2g

たんぱく質

9.2g

● 脂質：7g　● 塩分：0.1g　● カロリー：103kcal

べにざけ

65g

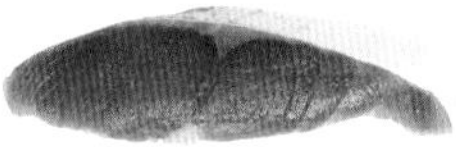

糖質

0.1g

たんぱく質

12.1g

● 脂質：2.9g　● 塩分：0.1g　● カロリー：83kcal

まさば

100g

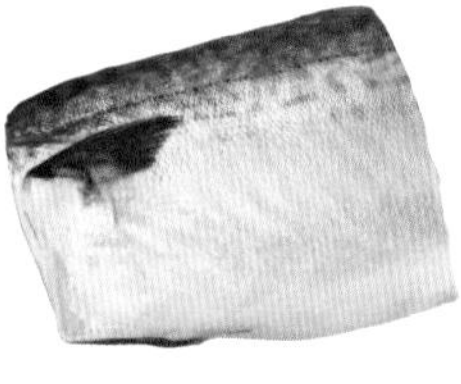

糖質

0.3g

たんぱく質

17.8g

● 脂質：16.8g　● 塩分：0.3g　● カロリー：211kcal

さより

1尾30g（可食部18g）

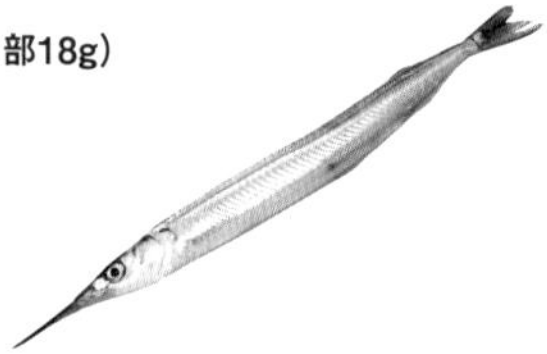

糖質

Tr

たんぱく質

2.9g

● 脂質：0.2g　● 塩分：0.1g　● カロリー：16kcal

さわら

90g

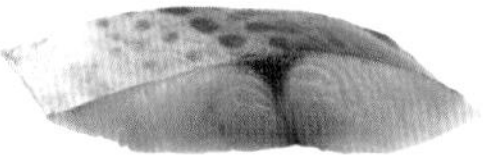

糖質

0.1g

たんぱく質

16.2g

● 脂質：8.7g　● 塩分：0.2g　● カロリー：145kcal

さんま

1尾150g（可食部97.5g）

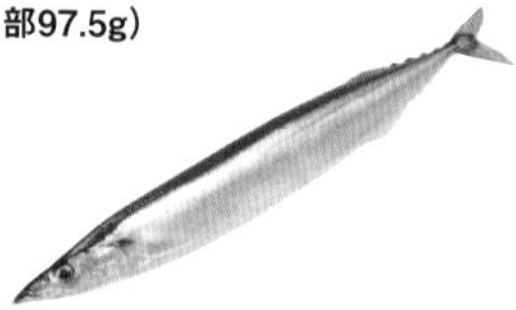

糖質

0.1g

たんぱく質

15.9g

● 脂質：25g　● 塩分：0.4g　● カロリー：280kcal

すずき

100g

糖質

Tr

たんぱく質

16.4g

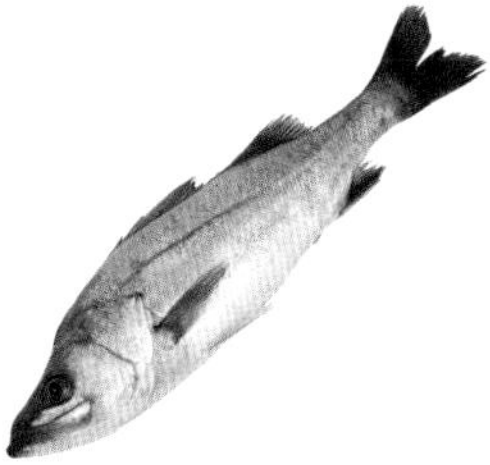

● 脂質：4.2g ● 塩分：0.2g ● カロリー：113kcal

まだい（養殖）

100g

糖質

0.1g

たんぱく質

18.1g

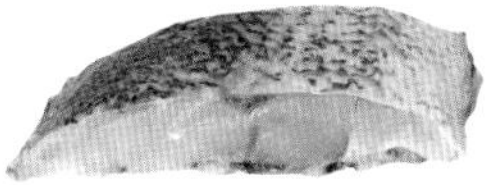

● 脂質：9.4g ● 塩分：0.1g ● カロリー：160kcal

たちうお

80g

糖質

Tr

たんぱく質

11.7g

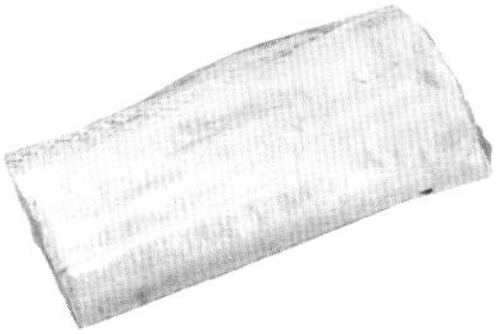

● 脂質：16.7g ● 塩分：0.2g ● カロリー：190kcal

まだら

100g

糖質

0.1g

たんぱく質

14.2g

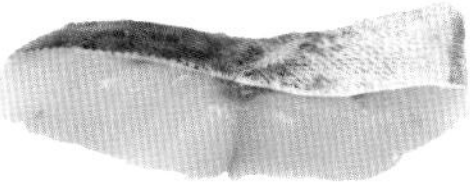

● 脂質：0.2g ● 塩分：0.3g ● カロリー：72kcal

ひらめ（天然）

1尾150g（可食部90g）

糖質

Tr

たんぱく質

15.8g

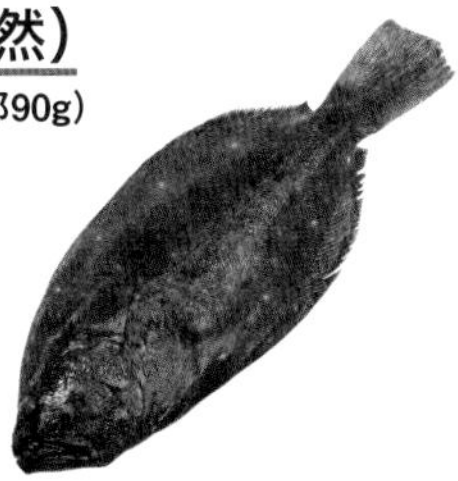

● 脂質：1.8g ● 塩分：0.1g ● カロリー：86kcal

ぶり

100g

糖質

0.3g

たんぱく質

18.6g

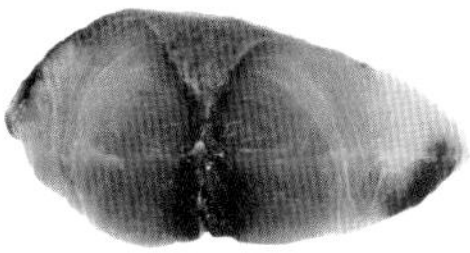

● 脂質：17.6g ● 塩分：0.1g ● カロリー：222kcal

くろまぐろ（天然）

30g

糖質

0g

たんぱく質

5g

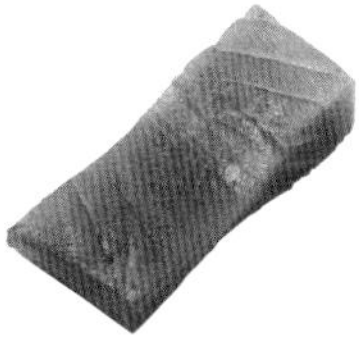

● 脂質：8.3g ● 塩分：0.1g ● カロリー：92kcal

まながつお

150g（可食部90g）

糖質

Tr

たんぱく質

12.5g

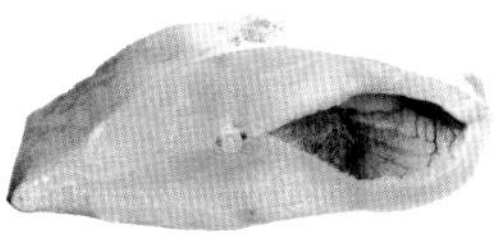

● 脂質：9.8g ● 塩分：0.4g ● カロリー：145kcal

むつ

1尾160g（可食部80g）

糖質

Tr

たんぱく質

11.6g

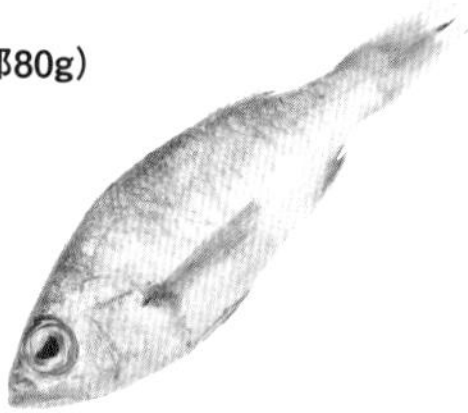

● 脂質：10.1g　● 塩分：0.2g　● カロリー：140kcal

めばる

1尾95g（可食部42.8g）

糖質

Tr

たんぱく質

6.7g

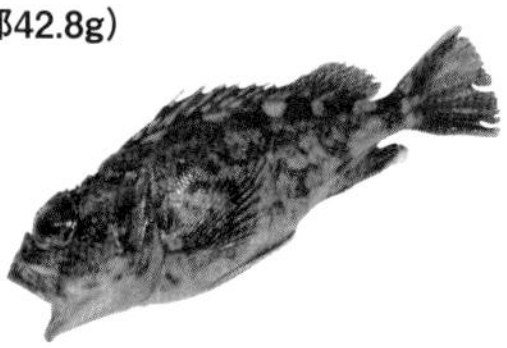

● 脂質：1.5g　● 塩分：0.1g　● カロリー：43kcal

甘えび

3尾30g（可食部10.5g）

糖質

0g

たんぱく質

1.6g

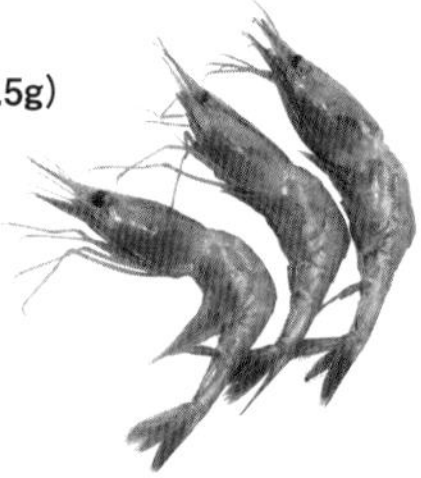

● 脂質：0.2g　● 塩分：0.1g　● カロリー：9kcal

くるまえび（養殖）

1尾25g（可食部11.3g）

糖質

Tr

たんぱく質

2g

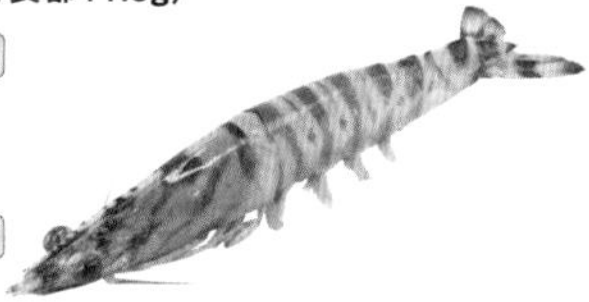

● 脂質：0.1g　● 塩分：0g　● カロリー：10kcal

大正えび

1尾10g（可食部4.5g）

糖質

0g

たんぱく質

0.8g

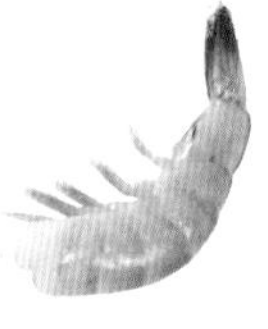

● 脂質：0g　● 塩分：0g　● カロリー：4kcal

ブラックタイガー（養殖）

1尾20g（可食部17g）

糖質

0.1g

たんぱく質

2.6g

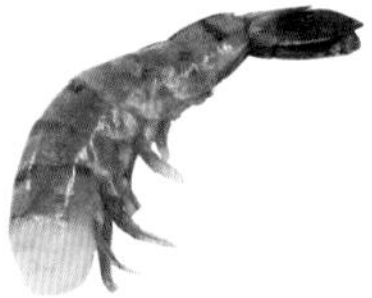

● 脂質：0.1g　● 塩分：0.1g　● カロリー：13kcal

毛がに（ゆで）

100g

糖質

0.2g

たんぱく質

13.8g

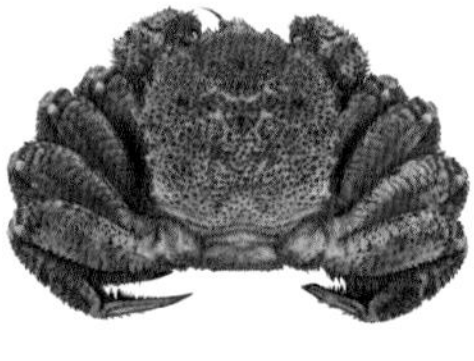

● 脂質：0.5g　● 塩分：0.6g　● カロリー：78kcal

ずわいがに（ゆで）

100g

糖質

0.1g

たんぱく質

11.2g

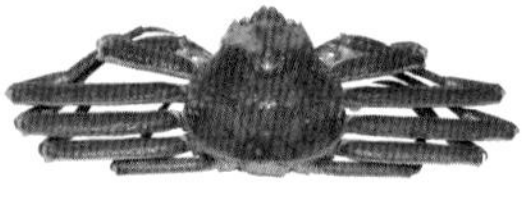

● 脂質：0.6g　● 塩分：0.6g　● カロリー：65kcal

たらばがに（ゆで）
100g

糖質
0.3g

たんぱく質
14.3g

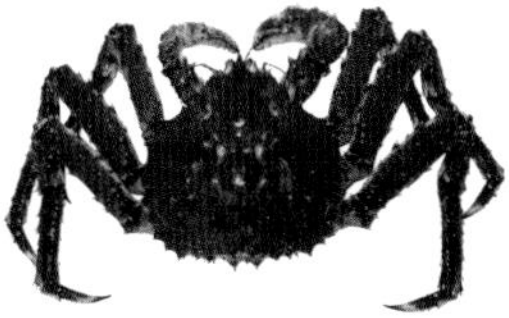

●脂質：1.5g　●塩分：0.8g　●カロリー：77kcal

あかいか
50g

糖質
Tr

たんぱく質
6.7g

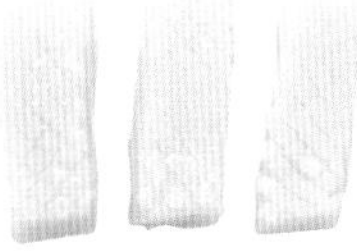

●脂質：0.8g　●塩分：0.3g　●カロリー：41kcal

けんさきいか
1杯140g（可食部112g）

糖質
0.1g

たんぱく質
14.2g

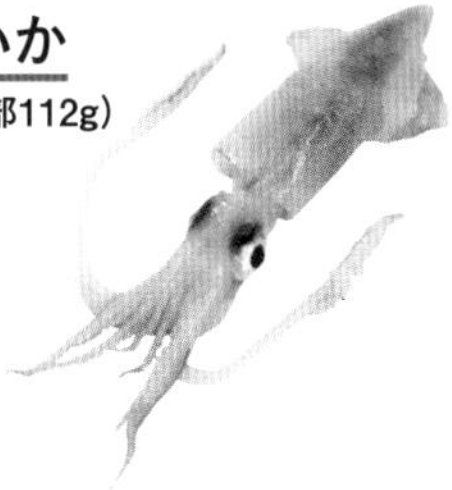

●脂質：1.1g　●塩分：0.6g　●カロリー：86kcal

こういか
1杯250g（可食部162.5g）

糖質
0.2g

たんぱく質
17.2g

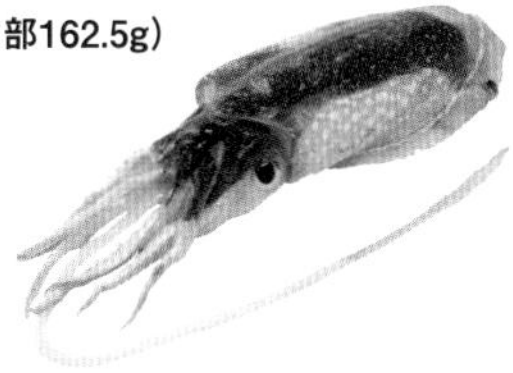

●脂質：2.1g　●塩分：1.1g　●カロリー：104kcal

するめいか
1杯190g（可食部133g）

糖質
0.1g

たんぱく質
17.8g

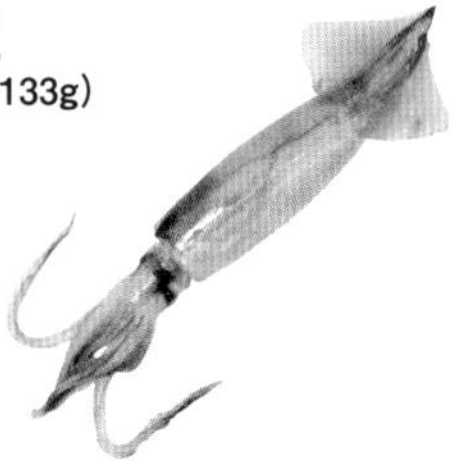

●脂質：1.1g　●塩分：0.7g　●カロリー：101kcal

ほたるいか（ゆで）
4g

糖質
0g

たんぱく質
0.5g

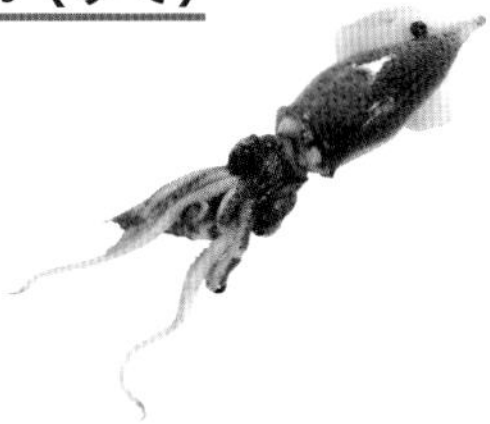

●脂質：0.1g　●塩分：0g　●カロリー：4kcal

やりいか
1杯145g（可食部108.8g）

糖質
0.4g

たんぱく質
14.2g

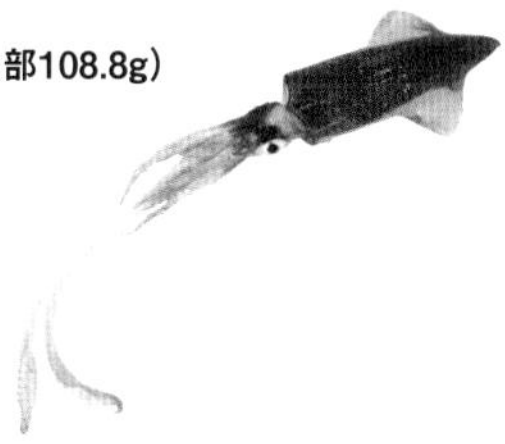

●脂質：1.1g　●塩分：0.4g　●カロリー：86kcal

いいだこ
50g

糖質
0.1g

たんぱく質
5.3g

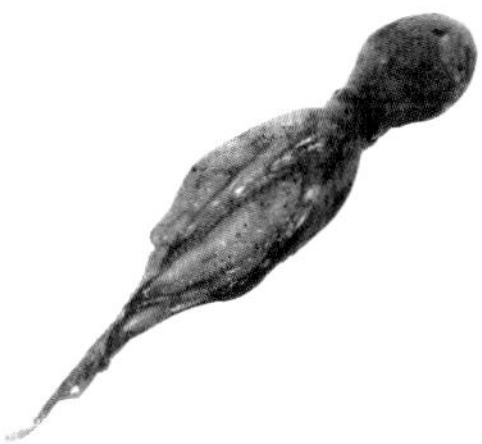

●脂質：0.4g　●塩分：0.3g　●カロリー：32kcal

まだこ
80g

糖質
0.1g

たんぱく質
9.4g

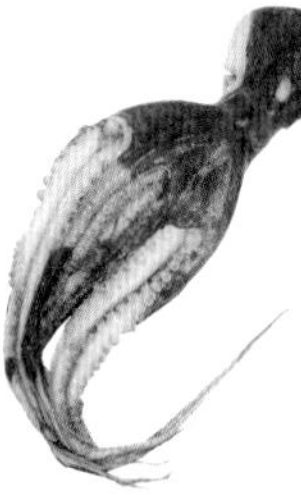

● 脂質：0.6g ● 塩分：0.6g ● カロリー：56kcal

あさり
1個8g（可食部3.2g）

糖質
0g

たんぱく質
0.1g

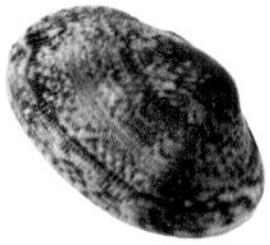

● 脂質：0g ● 塩分：0.1g ● カロリー：1kcal

しじみ
20g（可食部5g）

糖質
0.2g

たんぱく質
0.3g

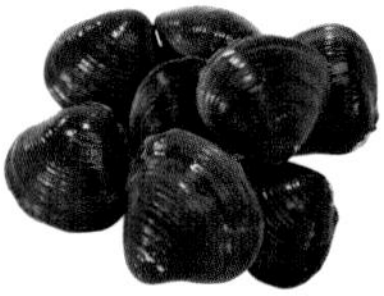

● 脂質：0.1g ● 塩分：0g ● カロリー：3kcal

はまぐり
100g（可食部40g）

糖質
0.7g

たんぱく質
1.8g

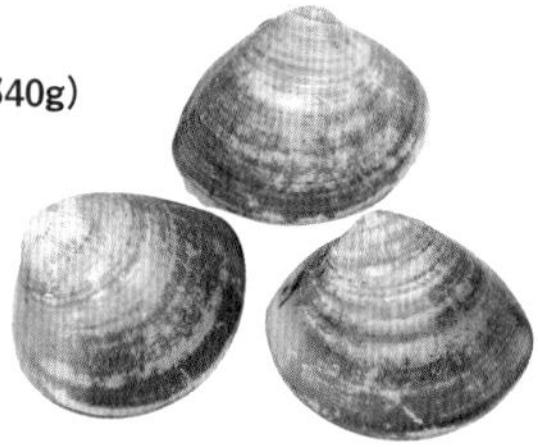

● 脂質：0.2g ● 塩分：0.8g ● カロリー：14kcal

生かき
20g

糖質
1g

たんぱく質
1g

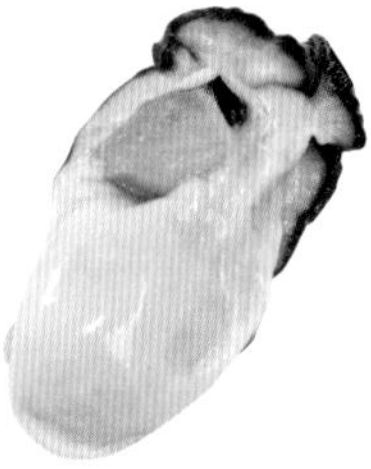

● 脂質：0.4g ● 塩分：0.2g ● カロリー：12kcal

かき水煮（養殖）
15g

糖質
1.1g

たんぱく質
1.1g

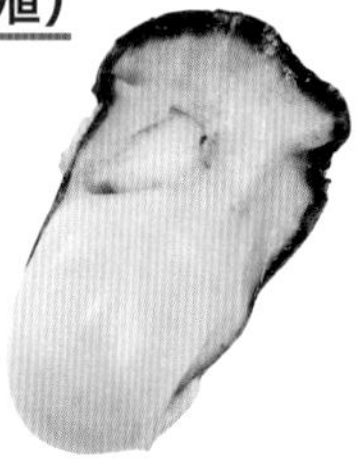

● 脂質：0.5g ● 塩分：0.1g ● カロリー：14kcal

ほたてがい
220g（可食部110g）

糖質
1.6g

たんぱく質
11g

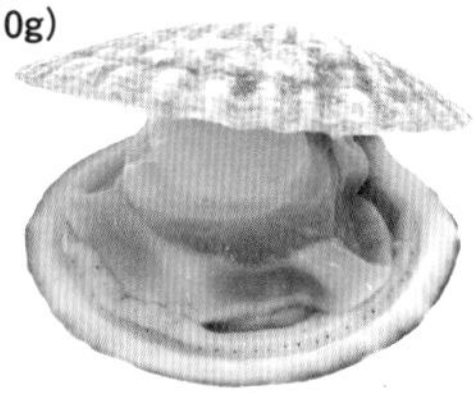

● 脂質：1g ● 塩分：0.9g ● カロリー：73kcal

まぐろの刺身
まぐろ40g、大根20g

糖質
0.6g

たんぱく質
9g

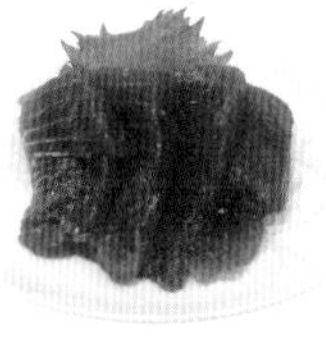

● 脂質：0.6g ● 塩分：0g ● カロリー：49kcal

サーモンの刺身

サーモン40g、大根20g

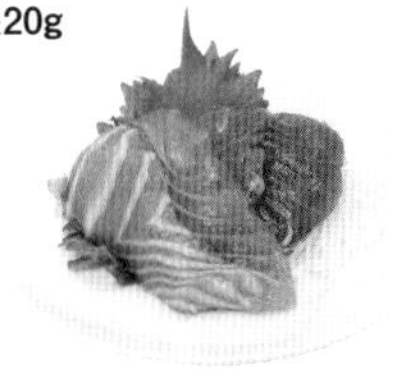

糖質
0.6g

たんぱく質
7g

● 脂質：6.6g ● 塩分：0g ● カロリー：90kcal

たいの刺身

50g

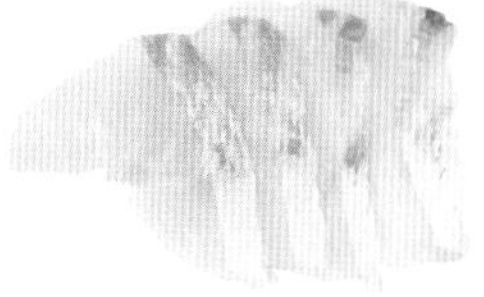

糖質
0.1g

たんぱく質
8.9g

● 脂質：2.8g ● 塩分：0g ● カロリー：63kcal

しめさば

30g

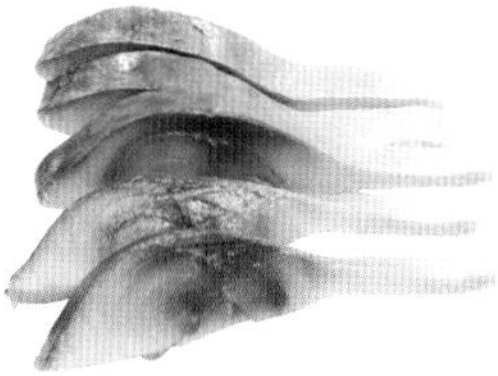

糖質
0.5g

たんぱく質
5.3g

● 脂質：8.1g ● 塩分：0.5g ● カロリー：88kcal

いくら

30g

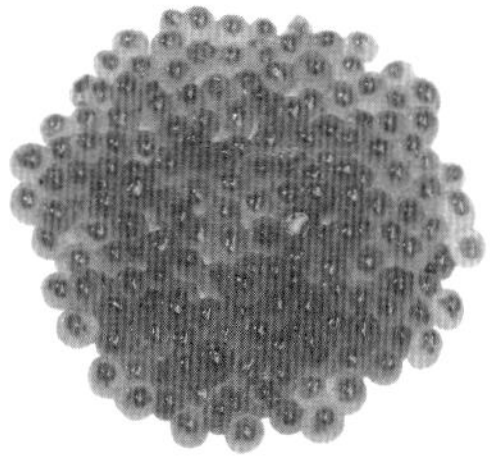

糖質
0.1g

たんぱく質
8.6g

● 脂質：4.7g ● 塩分：0.7g ● カロリー：76kcal

うに

20g

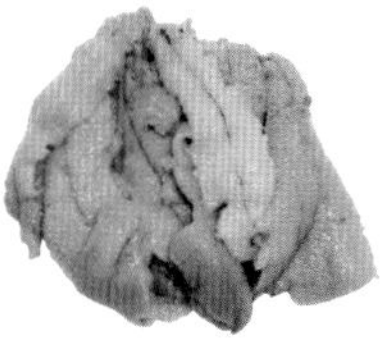

糖質
0.7g

たんぱく質
2.3g

● 脂質：1g ● 塩分：0.1g ● カロリー：22kcal

さんまの開き干し

84g

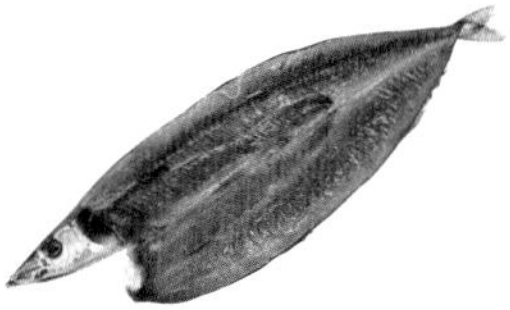

糖質
0.1g

たんぱく質
14.7g

● 脂質：16g ● 塩分：1.1g ● カロリー：195kcal

さんまのみりん干し

68g

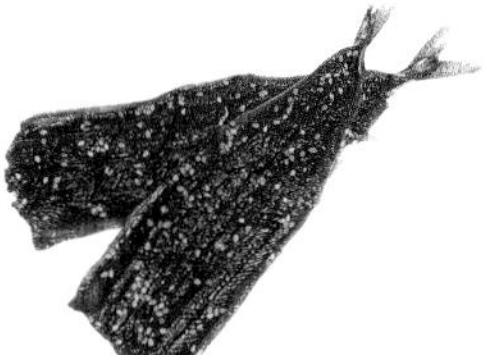

糖質
13.9g

たんぱく質
14.7g

● 脂質：17.5g ● 塩分：2.4g ● カロリー：260kcal

さんまの塩焼き

さんま50g

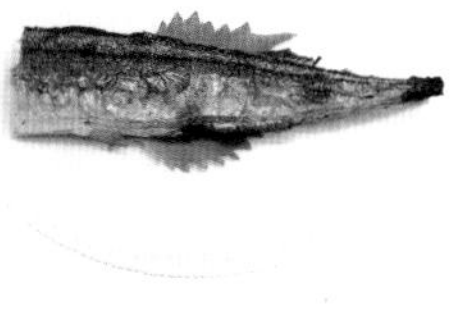

糖質
0g

たんぱく質
8.2g

● 脂質：12.8g ● 塩分：0.9g ● カロリー：144kcal

さけの塩焼き

さけ60g

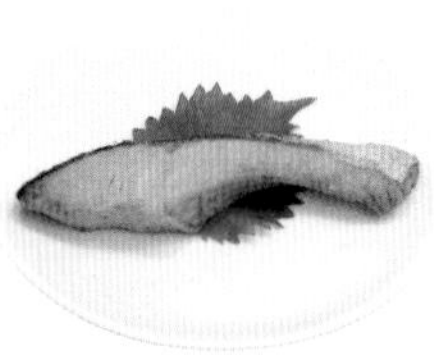

糖質
0g

たんぱく質
11.4g

● 脂質：2.5g　● 塩分：1.1g　● カロリー：75kcal

ほっけの開き干し

1枚310g（可食部201.5g）

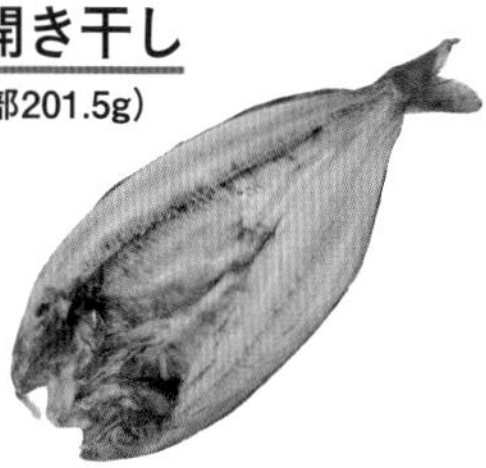

糖質
0.2g

たんぱく質
36.3g

● 脂質：18.9g　● 塩分：3.6g　● カロリー：324kcal

ほっけの塩焼き

ほっけ150g、大根30g

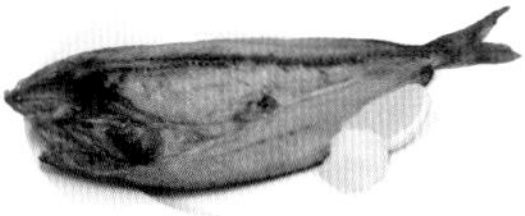

糖質
2g

たんぱく質
27.2g

● 脂質：14.2g　● 塩分：2.7g　● カロリー：252kcal

まあじの開き干し

1枚90g（可食部58.5g）

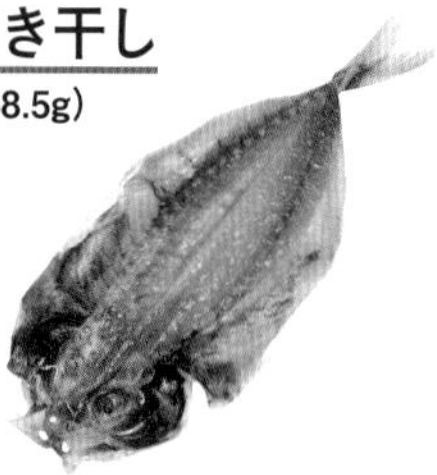

糖質
0.1g

たんぱく質
10.1g

● 脂質：5.1g　● 塩分：1g　● カロリー：88kcal

あじの開き

あじ60g、大根30g

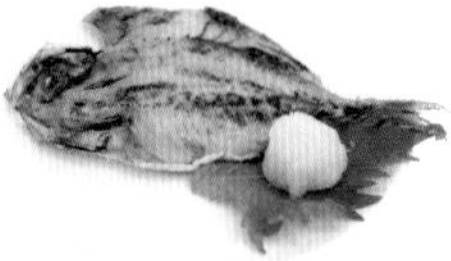

糖質
0.9g

たんぱく質
10.4g

● 脂質：5.3g　● 塩分：1g　● カロリー：95kcal

きんめだいの干物

111.2g

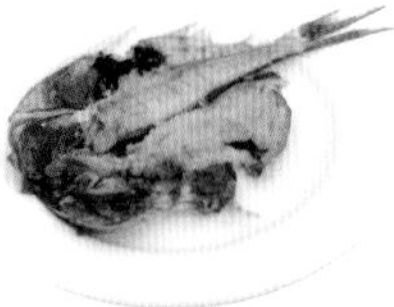

糖質
0.1g

たんぱく質
16.1g

● 脂質：9.9g　● 塩分：1.3g　● カロリー：162kcal

さばの干物

250g

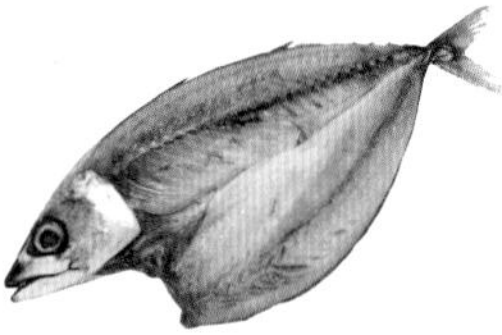

糖質
0.5g

たんぱく質
41g

● 脂質：71.3g　● 塩分：4.3g　● カロリー：758kcal

焼きさば

さば80g、大根30g

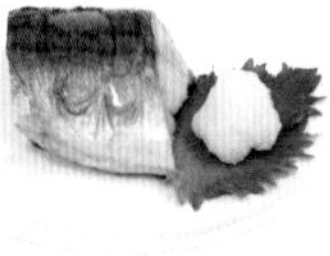

糖質
1g

たんぱく質
14.4g

● 脂質：13.5g　● 塩分：1g　● カロリー：174kcal

うるめいわしの丸干し

1尾35g（可食部29.8g）

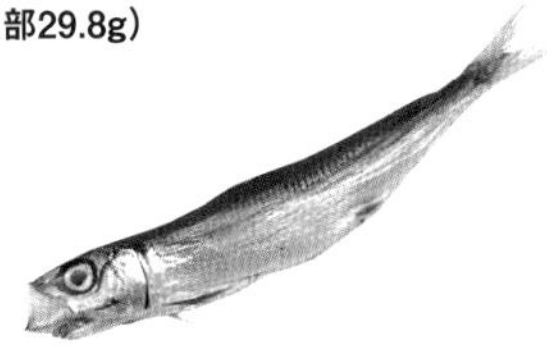

糖質

0.1 g

たんぱく質

11.5 g

● 脂質：1.5g ● 塩分：1.7g ● カロリー：65kcal

かたくちいわしのみりん干し

35g

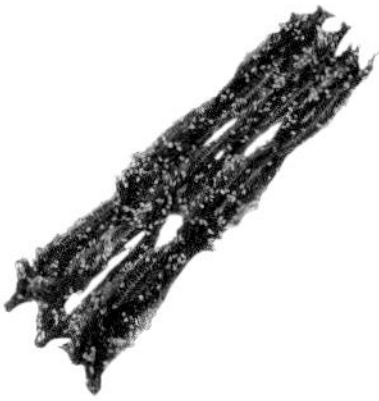

糖質

8.8 g

たんぱく質

13 g

● 脂質：2.5g ● 塩分：1g ● カロリー：116kcal

からふとししゃも（生干し）

35g

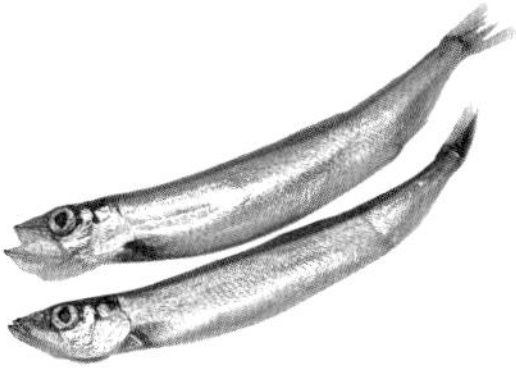

糖質

0.2 g

たんぱく質

4.4 g

● 脂質：4.1g ● 塩分：0.5g ● カロリー：56kcal

はたはた（生干し）

2尾45g（可食部22.5g）

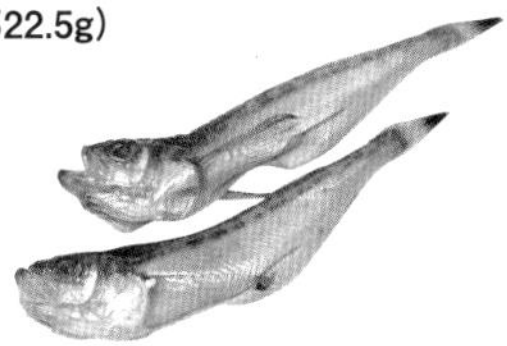

糖質

Tr

たんぱく質

3.3 g

● 脂質：2.3g ● 塩分：0.3g ● カロリー：35kcal

干しかれい

1枚200g（可食部120g）

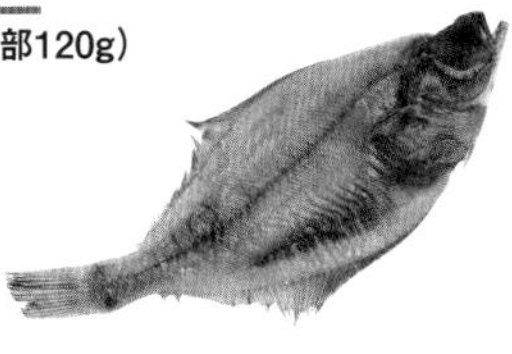

糖質

Tr

たんぱく質

24.2 g

● 脂質：4.1g ● 塩分：1.3g ● カロリー：125kcal

うなぎのかば焼き

190g

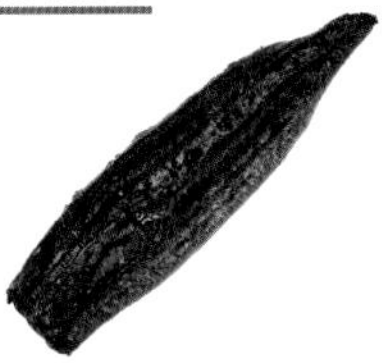

糖質

5.9 g

たんぱく質

36.7 g

● 脂質：39.9g ● 塩分：2.5g ● カロリー：542kcal

うなぎの白焼き

330g

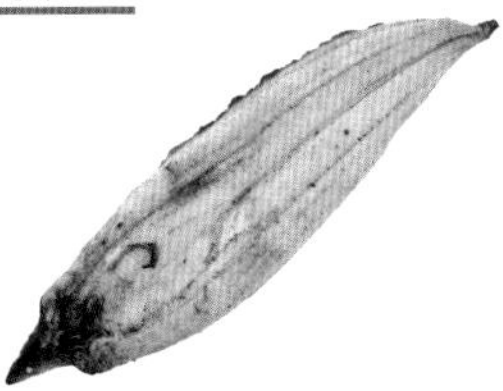

糖質

0.3 g

たんぱく質

57.4 g

● 脂質：85.1g ● 塩分：1g ● カロリー：990kcal

ぶりの照り焼き

ぶり70g

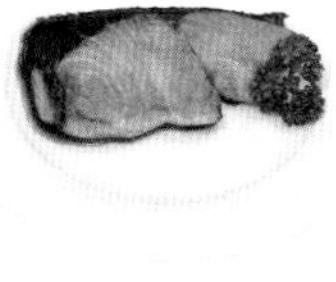

糖質

3.9 g

たんぱく質

13.5 g

● 脂質：14.4g ● 塩分：1.3g ● カロリー：194kcal

かつおのたたき

かつお80g

糖質
1.3g

たんぱく質
16.5g

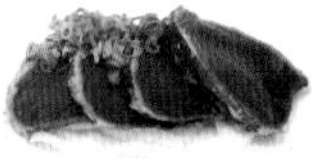

● 脂質：5g　● 塩分：0.1g　● カロリー：126kcal

たいのカルパッチョ

たい60g、クレソン20g

糖質
0.3g

たんぱく質
11.4g

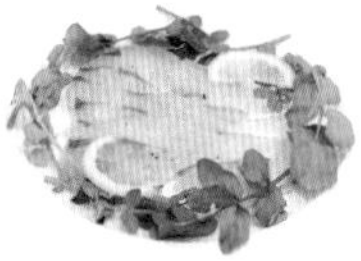

● 脂質：6.2g　● 塩分：0.2g　● カロリー：105kcal

さばのみそ煮

さば80g

糖質
6.8g

たんぱく質
15g

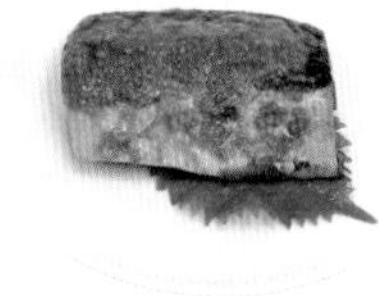

● 脂質：13.8g　● 塩分：1g　● カロリー：213kcal

あじの南蛮漬け

あじ60g、玉ねぎ20g、にんじん10g

糖質
6.9g

たんぱく質
10.7g

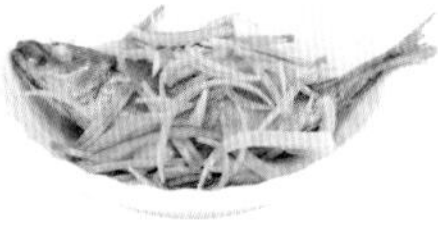

● 脂質：6.3g　● 塩分：1.3g　● カロリー：141kcal

あさりの酒蒸し

あさり100g

糖質
0.9g

たんぱく質
4.7g

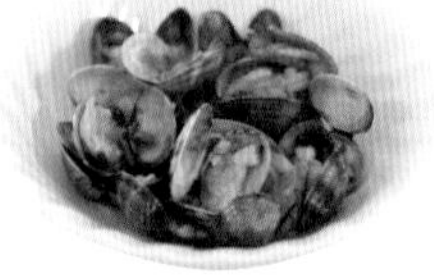

● 脂質：0.3g　● 塩分：2.3g　● カロリー：36kcal

あじフライ

あじ70g

糖質
5.2g

たんぱく質
13.2g

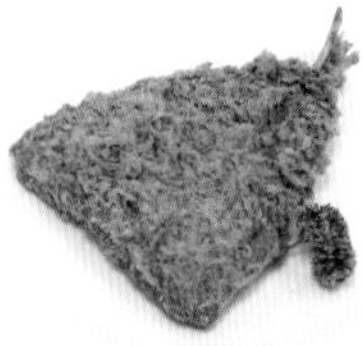

● 脂質：19.5g　● 塩分：0.7g　● カロリー：251kcal

白身魚のフライ

たら60g

糖質
5.2g

たんぱく質
10.4g

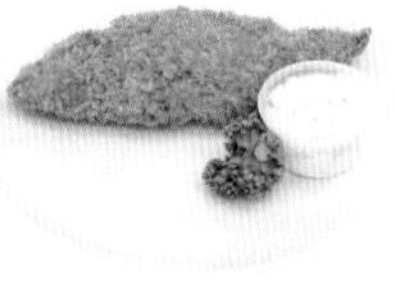

● 脂質：14.3g　● 塩分：0.8g　● カロリー：198kcal

えびフライ

えび60g

糖質
4.9g

たんぱく質
10.4g

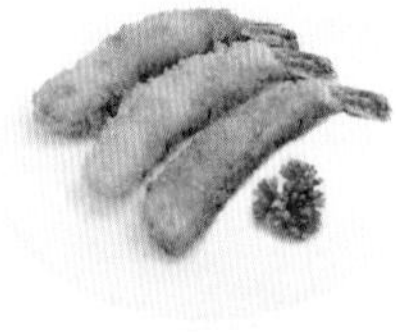

● 脂質：8.8g　● 塩分：0.6g　● カロリー：149kcal

かきフライ

かき85g

糖質
12.6g

たんぱく質
6.8g

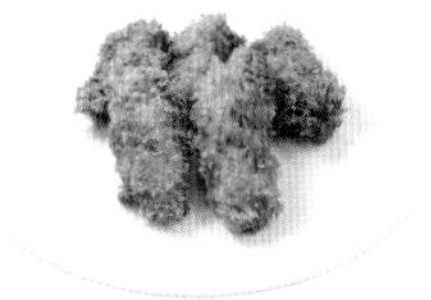

●脂質：31.7g ●塩分：2.5g ●カロリー：361kcal

かにクリームコロッケ

かに40g

糖質
24.2g

たんぱく質
12g

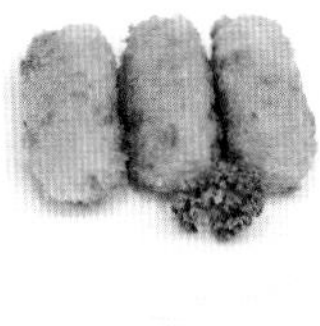

●脂質：31.4g ●塩分：2.1g ●カロリー：427kcal

えびチリ

えび120g

糖質
6.1g

たんぱく質
18.9g

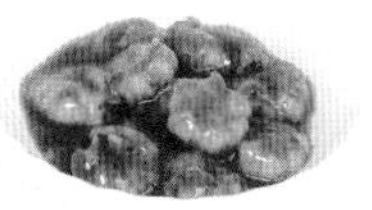

●脂質：6.4g ●塩分：2.4g ●カロリー：180kcal

えびマヨ

えび60g

糖質
2.3g

たんぱく質
9.8g

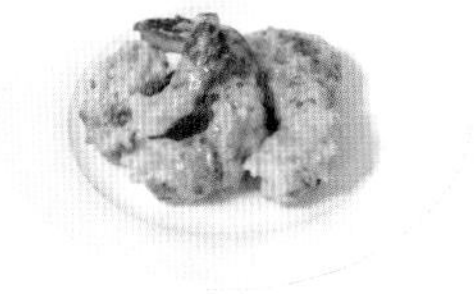

●脂質：22.6g ●塩分：1g ●カロリー：255kcal

ぶり大根

ぶり60g、大根80g

糖質
9.8g

たんぱく質
12.2g

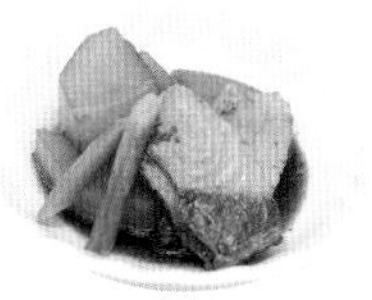

●脂質：10.6g ●塩分：1.7g ●カロリー：186kcal

ブイヤベース

たら60g、えび40g、はまぐり20g

糖質
5.8g

たんぱく質
16.3g

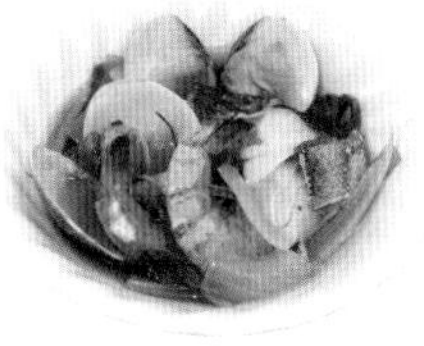

●脂質：4g ●塩分：1.3g ●カロリー：157kcal

しらす

15g

糖質
0.1g

たんぱく質
5g

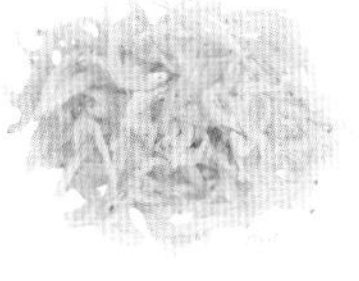

●脂質：0.5g ●塩分：1g ●カロリー：28kcal

さくらえび素干し

5g

糖質
0g

たんぱく質
2.3g

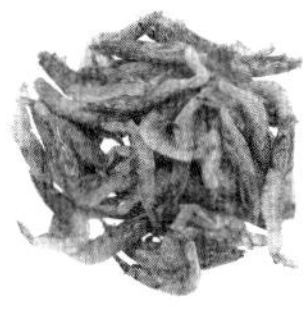

●脂質：0.2g ●塩分：0.1g ●カロリー：14kcal

辛子明太子

35g

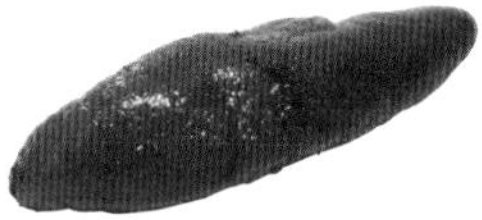

糖質

1.1g

たんぱく質

6.4g

●脂質：1.2g　●塩分：2g　●カロリー：42kcal

あさりの佃煮

10g

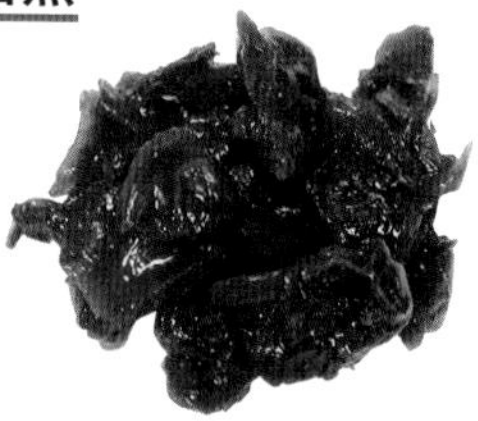

糖質

3g

たんぱく質

1.6g

●脂質：0.2g　●塩分：0.7g　●カロリー：22kcal

魚肉ソーセージ

75g

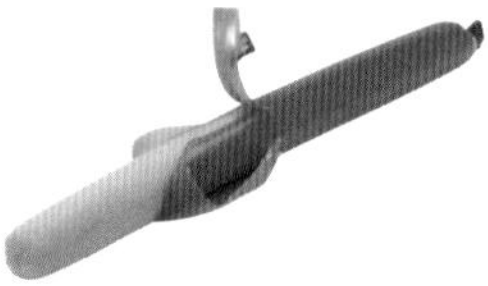

糖質

9.4g

たんぱく質

7.7g

●脂質：5.4g　●塩分：1.6g　●カロリー：119kcal

じゃこ天

60g

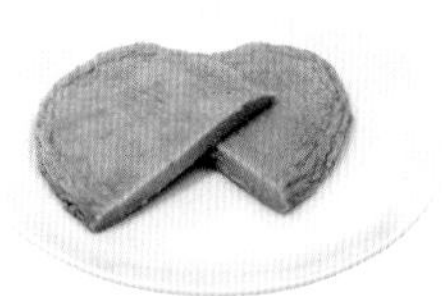

糖質

6.3g

たんぱく質

10.6g

●脂質：2.2g　●塩分：1.8g　●カロリー：89kcal

笹かまぼこ

60g

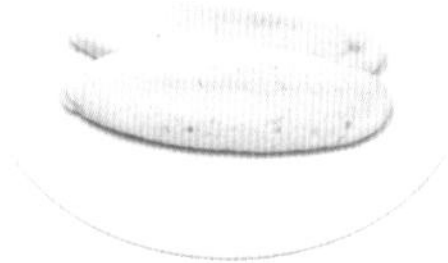

糖質

5.8g

たんぱく質

6.7g

●脂質：0.5g　●塩分：1.5g　●カロリー：56kcal

主菜

たまご・たまご料理

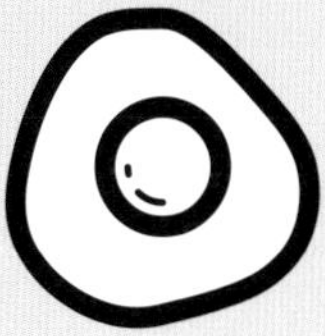

たまご

50g

糖質 **0.2**g

たんぱく質 **5.7**g

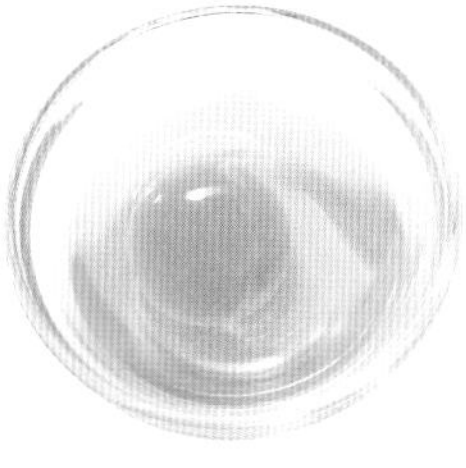

● 脂質：5.1g　● 塩分：0.2g　● カロリー：71kcal

ゆでたまご

50g

糖質 **0.1**g

たんぱく質 **5.6**g

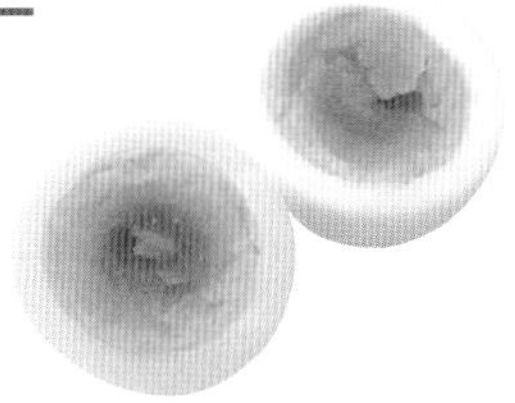

● 脂質：5.2g　● 塩分：0.1g　● カロリー：67kcal

目玉焼き

たまご50g、塩0.3g

糖質 **0.2**g

たんぱく質 **5.7**g

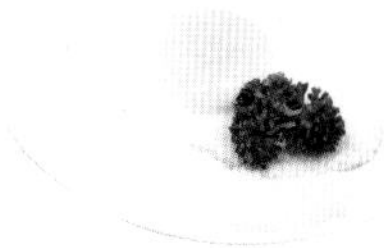

● 脂質：7.1g　● 塩分：0.5g　● カロリー：89kcal

ハムエッグ

たまご50g、ハム20g、塩0.3g

糖質 **0.6**g

たんぱく質 **8.9**g

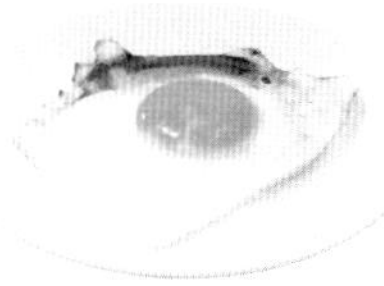

● 脂質：10g　● 塩分：1g　● カロリー：131kcal

温泉たまご

たまご50g

糖質 **0.2**g

たんぱく質 **5.7**g

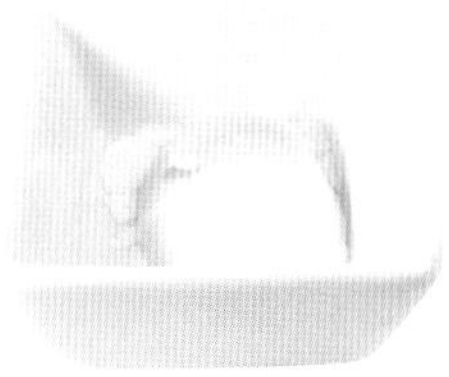

● 脂質：5.1g　● 塩分：0.2g　● カロリー：71kcal

スクランブルエッグ

たまご50g、ケチャップ8g

糖質 **2.7**g

たんぱく質 **6**g

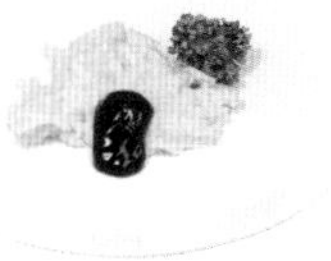

● 脂質：9.4g　● 塩分：0.7g　● カロリー：120kcal

オムレツ

たまご50g、ケチャップ8g

糖質 **2.7**g

たんぱく質 **6**g

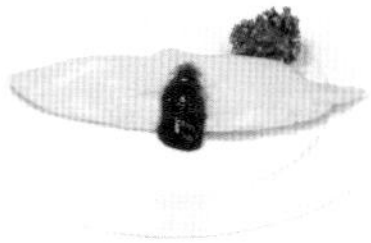

● 脂質：6.9g　● 塩分：0.8g　● カロリー：97kcal

だし巻きたまご

たまご50g

糖質

7.2g

たんぱく質

5.9g

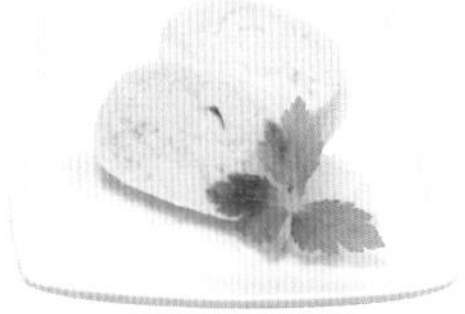

●脂質：7.1g　●塩分：1.1g　●カロリー：119kcal

厚焼きたまご

60g

糖質

3.9g

たんぱく質

5.6g

●脂質：5.5g　●塩分：0.7g　●カロリー：88kcal

たまご豆腐

120g

糖質

1.3g

たんぱく質

7.1g

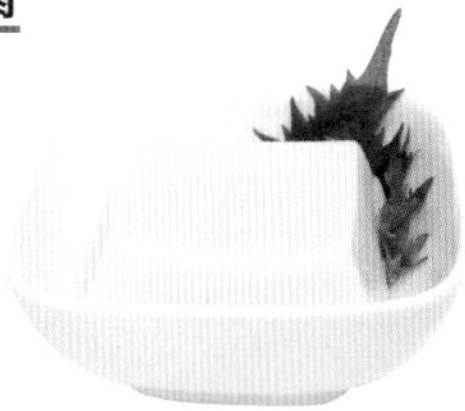

●脂質：6.4g　●塩分：1.7g　●カロリー：93kcal

茶碗蒸し

たまご30g、鶏むね15g、えび10g

糖質

2.4g

たんぱく質

8.4g

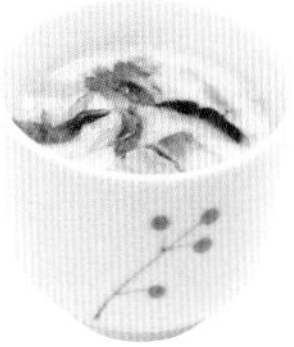

●脂質：4.1g　●塩分：0.8g　●カロリー：85kcal

たまごとニラの炒め物

たまご35g、ニラ25g

糖質

0.7g

たんぱく質

4.5g

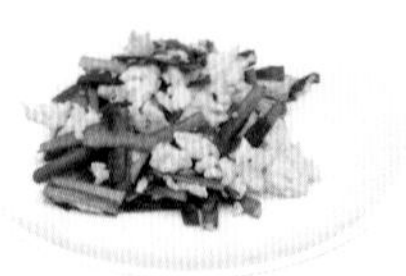

●脂質：8.4g　●塩分：0.9g　●カロリー：99kcal

うずらのたまご

1個11g（可食部9g）

糖質

0g

たんぱく質

1g

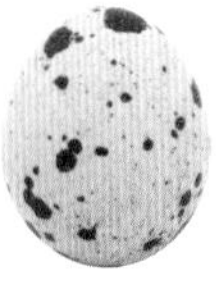

●脂質：1.2g　●塩分：0g　●カロリー：14kcal

主菜

大豆製品・大豆料理

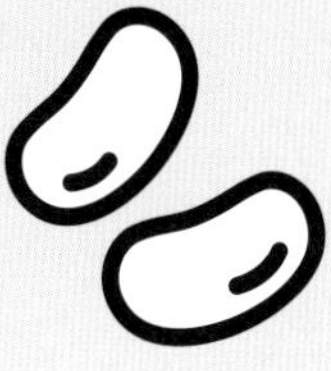

大豆（水煮）

20g

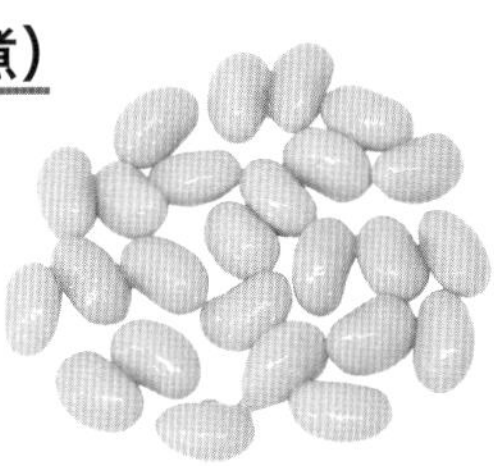

糖質

0.1g

たんぱく質

2.5g

●脂質：1.3g　●塩分：0.1g　●カロリー：25kcal

木綿豆腐

400g

糖質

1.6g

たんぱく質

26.8g

●脂質：19.6g　●塩分：0g　●カロリー：292kcal

絹ごし豆腐

400g

糖質

4.4g

たんぱく質

21.2g

●脂質：14g　●塩分：0g　●カロリー：224kcal

高野豆腐

18g

糖質

0.3g

たんぱく質

8.9g

●脂質：6.1g　●塩分：0.2g　●カロリー：89kcal

厚揚げ

20g

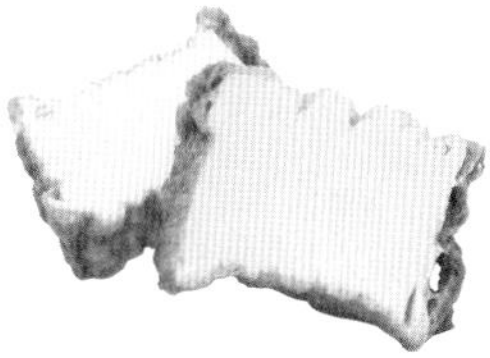

糖質

0.1g

たんぱく質

2.1g

●脂質：2.3g　●塩分：0g　●カロリー：29kcal

油揚げ

70g

糖質

0g

たんぱく質

16.1g

●脂質：24.1g　●塩分：0g　●カロリー：264kcal

納豆

50g

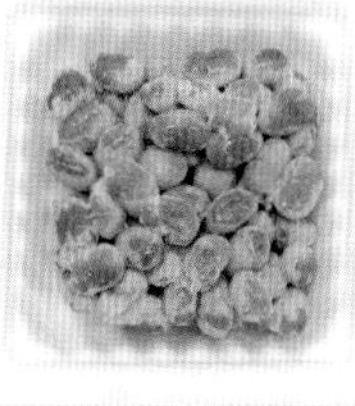

糖質

2.6g

たんぱく質

7.3g

●脂質：5g　●塩分：0g　●カロリー：95kcal

がんもどき

100g

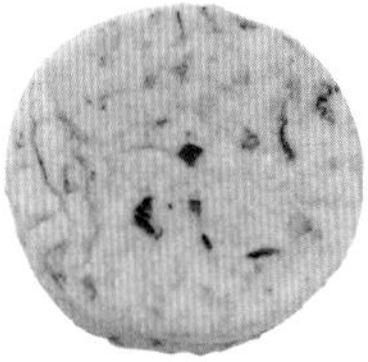

糖質

0.2g

たんぱく質

15.2g

●脂質：17.8g ●塩分：0.5g ●カロリー：223kcal

がんもの含め煮

がんもどき75g、にんじん20g

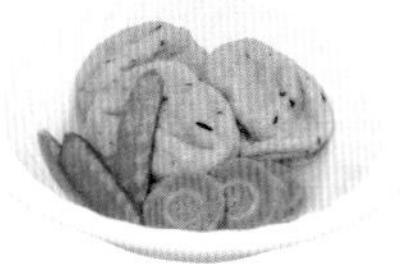

糖質

7.5g

たんぱく質

12.4g

●脂質：13.4g ●塩分：1.8g ●カロリー：211kcal

厚揚げ煮

厚揚げ60g

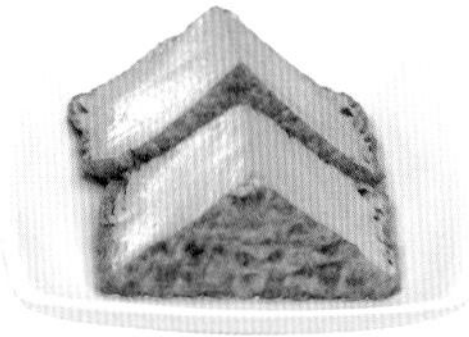

糖質

8.8g

たんぱく質

6.9g

●脂質：6.8g ●塩分：1.4g ●カロリー：137kcal

大豆五目煮

大豆45g、にんじん20g、ごぼう15g

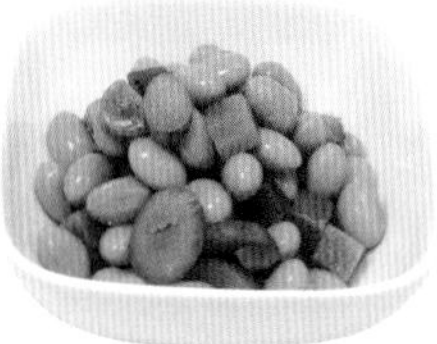

糖質

10.1g

たんぱく質

6.6g

●脂質：3.1g ●塩分：1.6g ●カロリー：104kcal

黒豆煮

30g

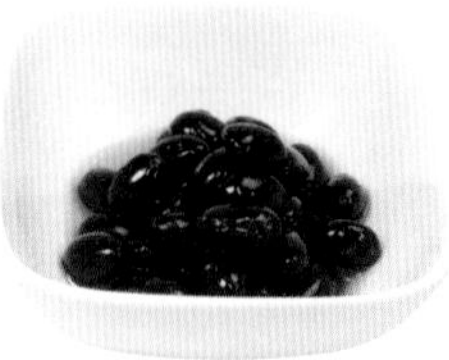

糖質

9.2g

たんぱく質

4g

●脂質：2.8g ●塩分：0.5g ●カロリー：80kcal

肉豆腐

木綿豆腐100g、牛かたロース50g

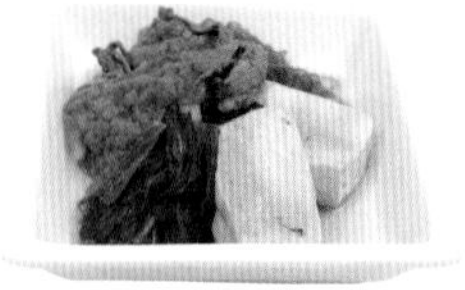

糖質

6.5g

たんぱく質

14.9g

●脂質：19.2g ●塩分：1.9g ●カロリー：270kcal

豆腐ハンバーグ

木綿豆腐50g、鶏ひき肉50g

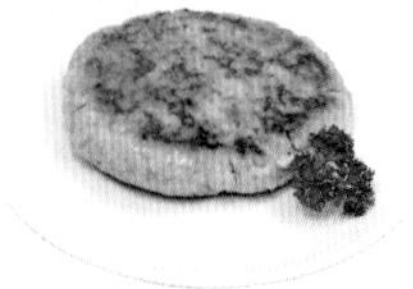

糖質

15.8g

たんぱく質

14.9g

●脂質：20.2g ●塩分：1.3g ●カロリー：314kcal

厚揚げのそぼろ煮

厚揚げ60g、鶏ひき肉20g

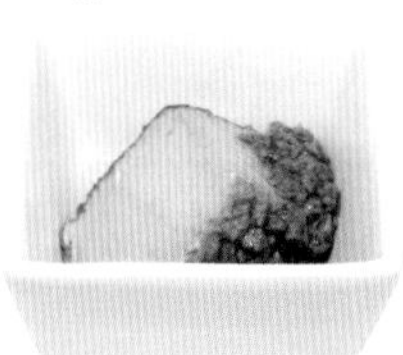

糖質

11g

たんぱく質

10g

●脂質：9.6g ●塩分：1.7g ●カロリー：187kcal

麻婆豆腐

木綿豆腐200g、豚ひき肉50g

糖質
7.6g

たんぱく質
23.4g

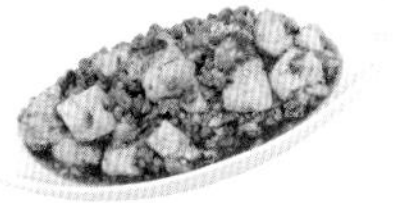

● 脂質：29.2g　● 塩分：3.4g　● カロリー：392kcal

無調整豆乳

200g

糖質
5.8g

たんぱく質
6.8g

● 脂質：4g　● 塩分：0g　● カロリー：88kcal

調整豆乳

200g

糖質
9g

たんぱく質
6.2g

● 脂質：7.2g　● 塩分：0.2g　● カロリー：126kcal

よく使われる代表的な 調味料② DATA

【 しょうゆ 18g 】

糖質 **1.4**g　たんぱく質 **1.1**g

脂質	塩分	カロリー
0g	2.6g	14kcal

【 薄口しょうゆ 18g 】

糖質 **1**g　たんぱく質 **0.9**g

脂質	塩分	カロリー
0g	2.9g	11kcal

【 刺身しょうゆ 18g 】

糖質 **2.9**g　たんぱく質 **1.7**g

脂質	塩分	カロリー
0g	2.3g	20kcal

【 めんつゆ 60g 】

糖質 **5.2**g　たんぱく質 **1.2**g

脂質	塩分	カロリー
0g	2g	26kcal

【 みそ 18g 】

糖質 **3**g　たんぱく質 **2**g

脂質	塩分	カロリー
1.1g	2.2g	33kcal

【 麦みそ 18g 】

糖質 **4.3**g　たんぱく質 **1.5**g

脂質	塩分	カロリー
0.8g	1.9g	33kcal

Column

食品の選び方が変わる！「アミノ酸スコア」を知っておこう

20種類からなるアミノ酸の中でも、人が体内で生成できない9種類のアミノ酸を必須アミノ酸といいます。そこで効率よく必須アミノ酸をとるために考え出されたのが、「アミノ酸スコア」という考え方。この数値が100に近い食品ほど理想的で、食事にとり入れる際の1つの指標になります。

必須アミノ酸を桶に見立てた「桶理論」

アミノ酸スコアをわかりやすく説明したのが「桶理論」。 9種類の必須アミノ酸を9枚の板に見立て、その食品のバランスを示しています。

バランスが崩れたイメージ

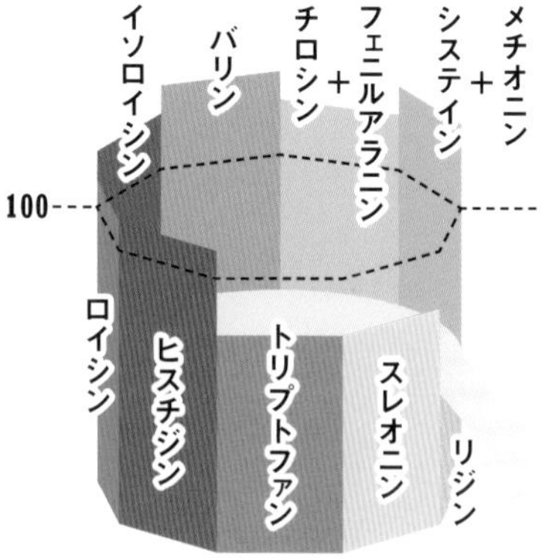

理想的なバランスのイメージ

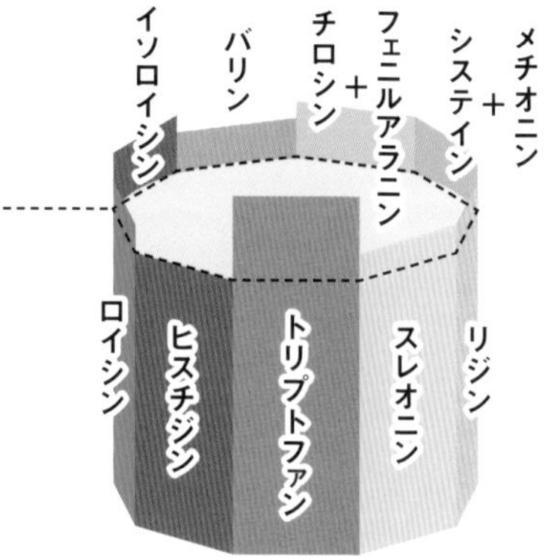

主な食べ物のアミノ酸スコア

下記はアミノ酸スコア値100の、必須アミノ酸が理想的にとれる食品とそれ以外の主な食品です。上手なたんぱく質のとり方の参考にしてみてください。

スコア100の主な食品

牛肉	鶏肉	豚肉	うなぎ	
真あじ	かつお	真いわし	ほたて	
牛乳	鶏卵	豆腐	納豆	など

PART 2

副菜

副菜

野菜・野菜料理

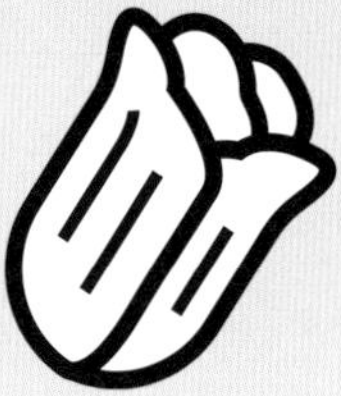

あさつき

28g

糖質

0.7g

たんぱく質

0.8g

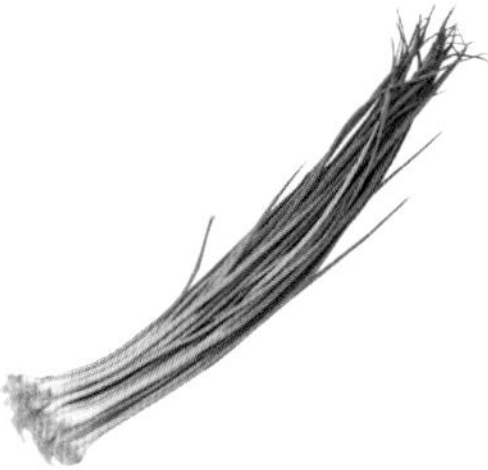

● 脂質：0.1g ● 塩分：0g ● カロリー：10kcal

アスパラガス

15g

糖質

0.3g

たんぱく質

0.3g

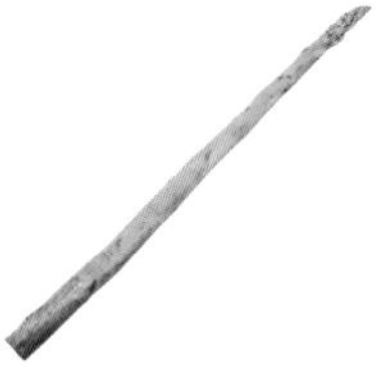

● 脂質：0g ● 塩分：0g ● カロリー：3kcal

小松菜

47g

糖質

0.2g

たんぱく質

0.6g

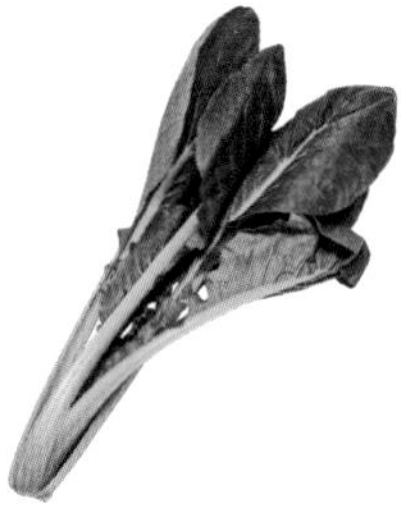

● 脂質：0.1g ● 塩分：0g ● カロリー：6kcal

春菊

35g

糖質

0.3g

たんぱく質

0.7g

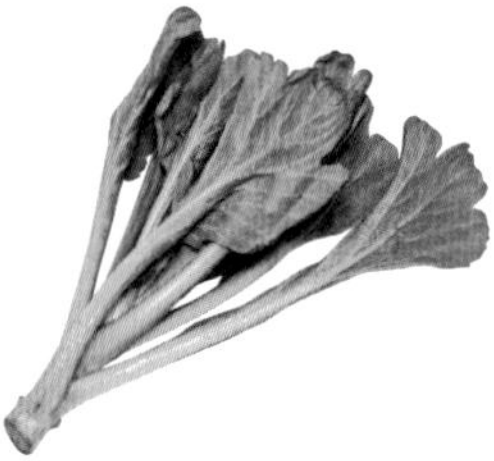

● 脂質：0.1g ● 塩分：0.1g ● カロリー：7kcal

ほうれん草

45g

糖質

0.1g

たんぱく質

0.8g

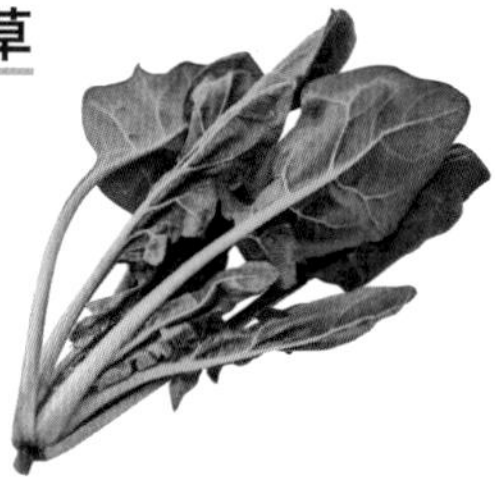

● 脂質：0.2g ● 塩分：0g ● カロリー：8kcal

チンゲン菜（ゆで）

104g

糖質

0.9g

たんぱく質

1g

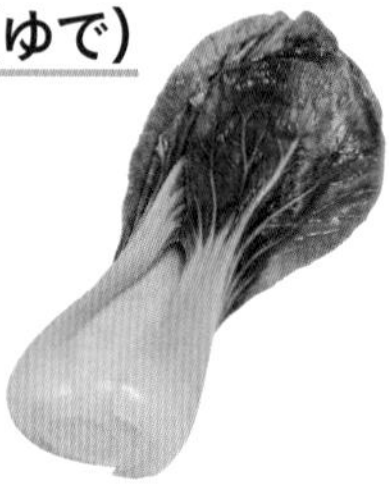

● 脂質：0.1g ● 塩分：0.1g ● カロリー：11kcal

青ねぎ

5g

糖質

0.1g

たんぱく質

0.1g

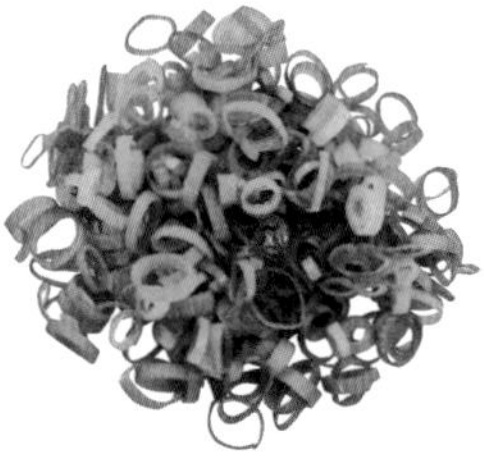

● 脂質：0g ● 塩分：0g ● カロリー：1kcal

ニラ

90g

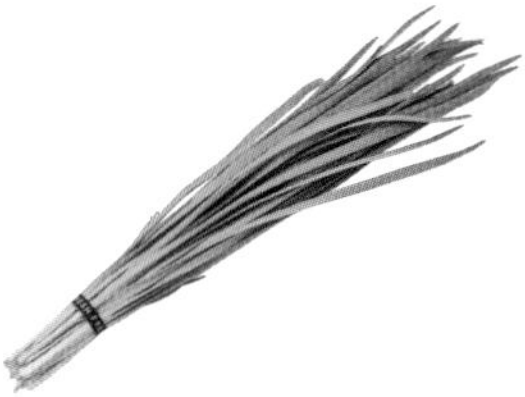

糖質

1.2g

たんぱく質

1.2g

● 脂質：0.3g　● 塩分：0g　● カロリー：16kcal

水菜

68g

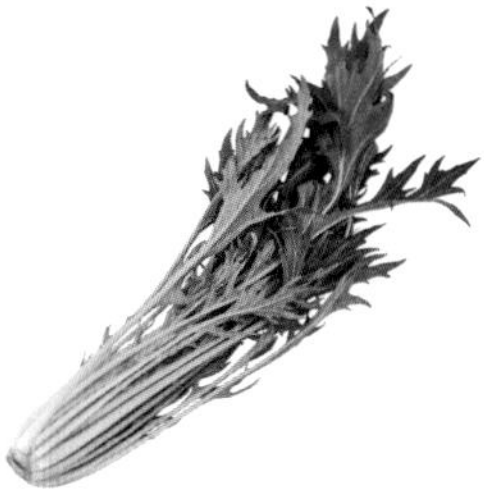

糖質

1.3g

たんぱく質

1.3g

● 脂質：0.1g　● 塩分：0.1g　● カロリー：16kcal

ブロッコリー

18g

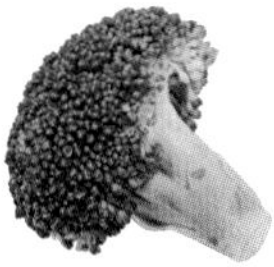

糖質

0.3g

たんぱく質

0.7g

● 脂質：0.1g　● 塩分：0g　● カロリー：7kcal

ルッコラ

10g

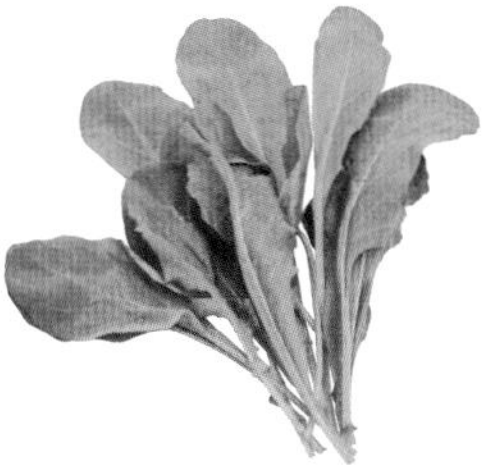

糖質

0g

たんぱく質

0.2g

● 脂質：0g　● 塩分：0g　● カロリー：2kcal

オクラ

10g

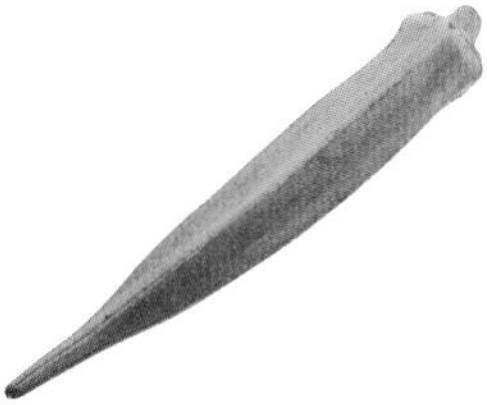

糖質

0.2g

たんぱく質

0.1g

● 脂質：0g　● 塩分：0g　● カロリー：3kcal

かぼちゃ

60g

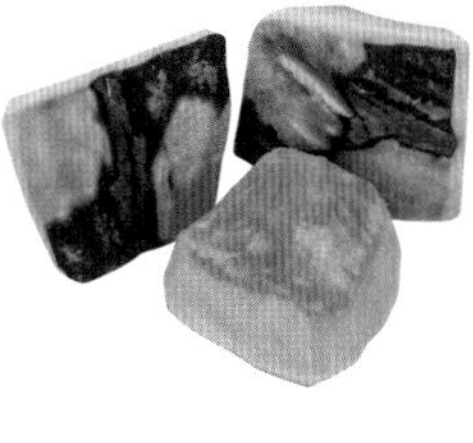

糖質

10.3g

たんぱく質

0.7g

● 脂質：0.2g　● 塩分：0g　● カロリー：47kcal

ししとう

6g

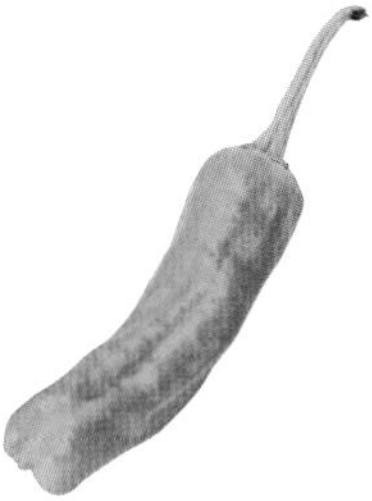

糖質

0.1g

たんぱく質

0.1g

● 脂質：0g　● 塩分：0g　● カロリー：1kcal

トマト

25g

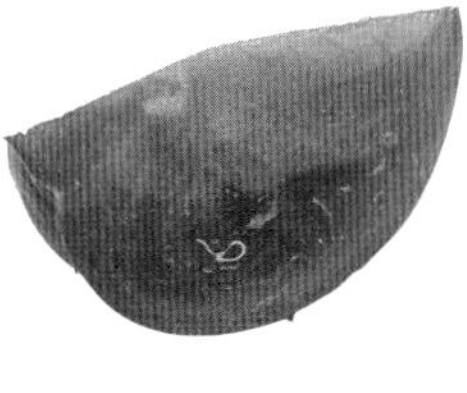

糖質

0.9g

たんぱく質

0.1g

● 脂質：0g　● 塩分：0g　● カロリー：5kcal

ミニトマト
17g

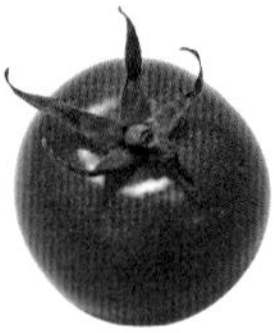

糖質
1g

たんぱく質
0.1g

● 脂質：0g　● 塩分：0g　● カロリー：5kcal

ピーマン
26g

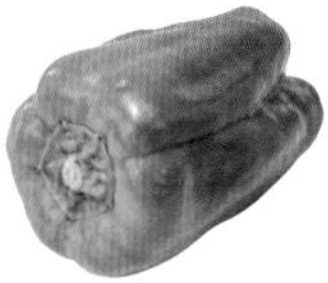

糖質
0.7g

たんぱく質
0.2g

● 脂質：0.1g　● 塩分：0g　● カロリー：5kcal

パプリカ
108g

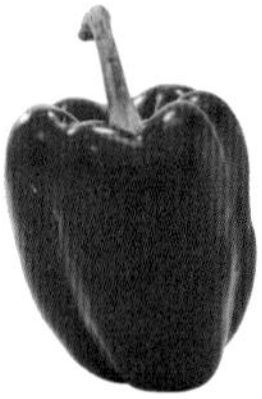

糖質
6.1g

たんぱく質
0.9g

● 脂質：0.2g　● 塩分：0g　● カロリー：30kcal

にんじん
30g

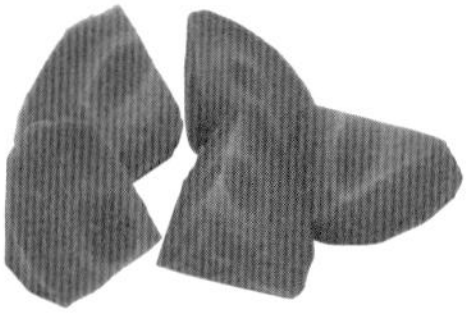

糖質
1.9g

たんぱく質
0.2g

● 脂質：0g　● 塩分：0g　● カロリー：9kcal

キャベツ
731g

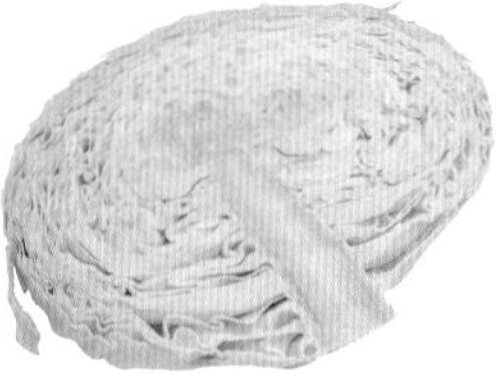

糖質
24.8g

たんぱく質
6.6g

● 脂質：1.5g　● 塩分：0g　● カロリー：154kcal

セロリ
78g

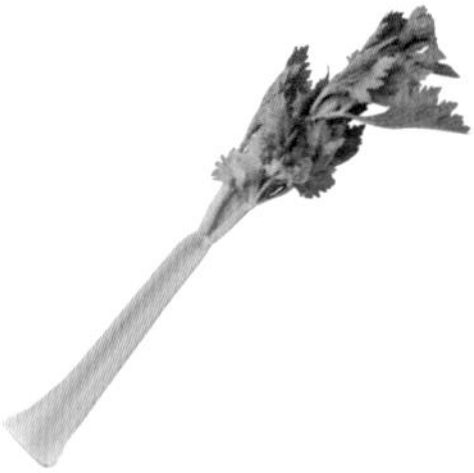

糖質
1.6g

たんぱく質
0.3g

● 脂質：0.1g　● 塩分：0.1g　● カロリー：9kcal

白菜
488.8g

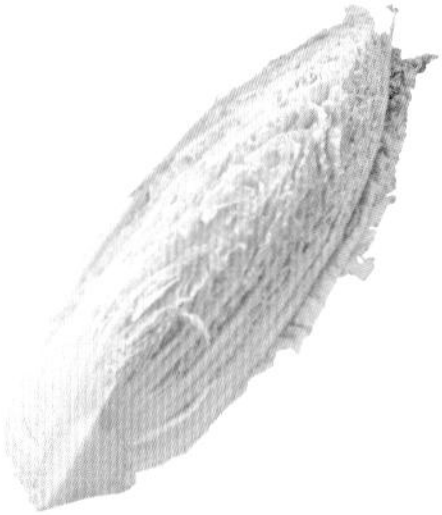

糖質
9.2g

たんぱく質
2.9g

● 脂質：0.5g　● 塩分：0g　● カロリー：64kcal

レタス
108g

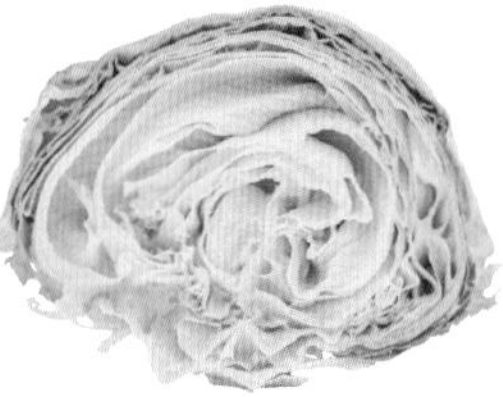

糖質
1.8g

たんぱく質
0.5g

● 脂質：0.1g　● 塩分：0g　● カロリー：12kcal

サラダ菜

135g

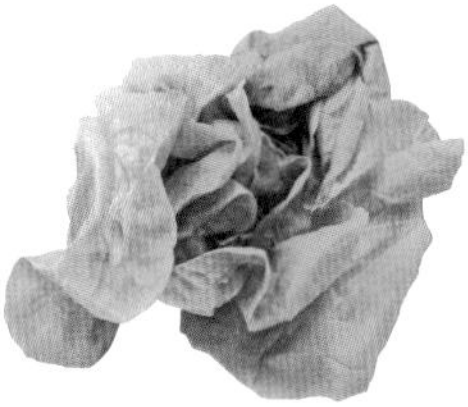

糖質

1.2g

たんぱく質

1.1g

● 脂質：0.3g ● 塩分：0g ● カロリー：14㎉

リーフレタス

244.4g

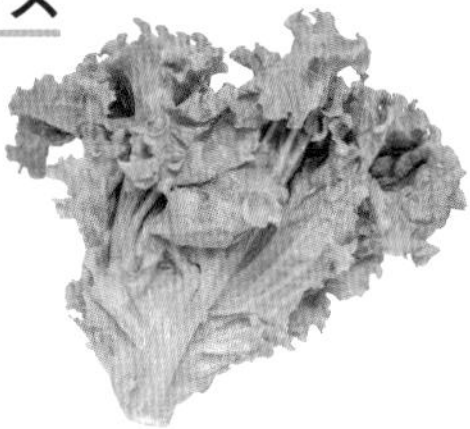

糖質

3.5g

たんぱく質

2.4g

● 脂質：0.2g ● 塩分：0g ● カロリー：39㎉

サニーレタス

155.1g

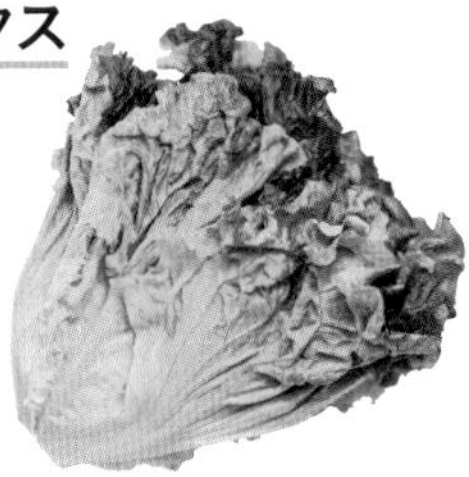

糖質

1.9g

たんぱく質

1.1g

● 脂質：0.3g ● 塩分：0g ● カロリー：23㎉

サンチュ

5g

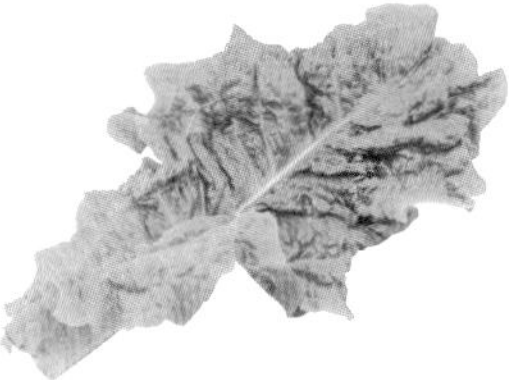

糖質

0g

たんぱく質

0.1g

● 脂質：0g ● 塩分：0g ● カロリー：1㎉

カリフラワー

20g

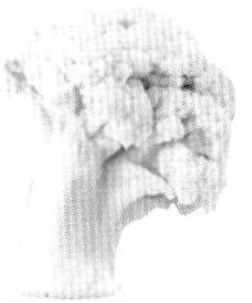

糖質

0.4g

たんぱく質

0.4g

● 脂質：0g ● 塩分：0g ● カロリー：6㎉

たけのこ

135g

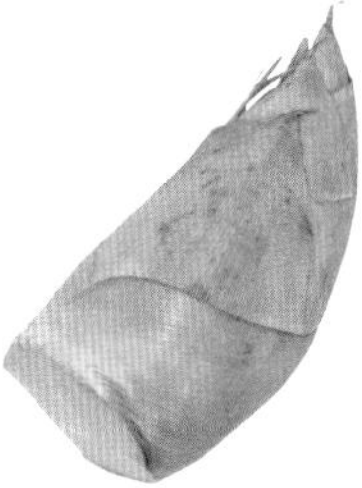

糖質

2g

たんぱく質

3.4g

● 脂質：0.3g ● 塩分：0g ● カロリー：36㎉

きゅうり

118g

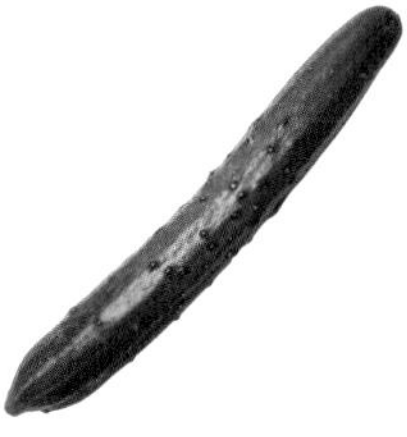

糖質

2.2g

たんぱく質

0.8g

● 脂質：0.1g ● 塩分：0g ● カロリー：15㎉

ズッキーニ

121.9g

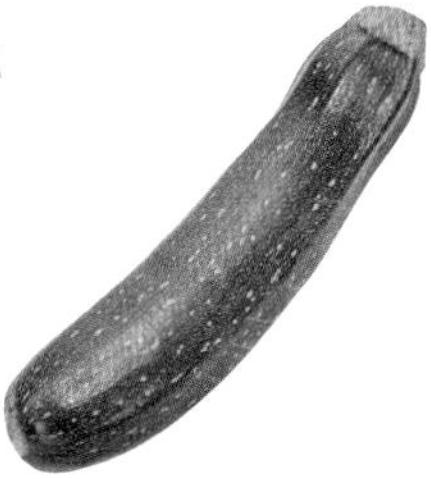

糖質

1.8g

たんぱく質

1.1g

● 脂質：0.1g ● 塩分：0g ● カロリー：20㎉

なす

144g

糖質
4.1 g

たんぱく質
1 g

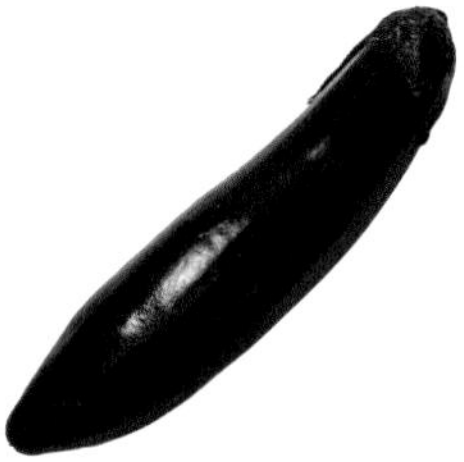

● 脂質：0.1g ● 塩分：0g ● カロリー：26㎉

ゴーヤ

20g

糖質
0.3 g

たんぱく質
0.1 g

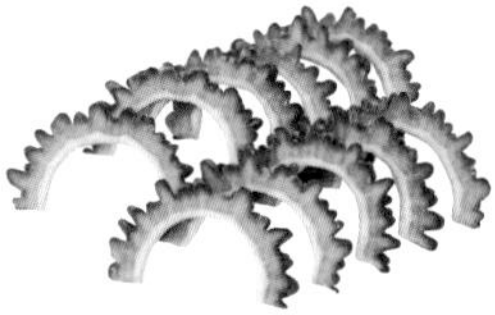

● 脂質：0g ● 塩分：0g ● カロリー：3㎉

とうもろこし

120g

糖質
16.6 g

たんぱく質
3.2 g

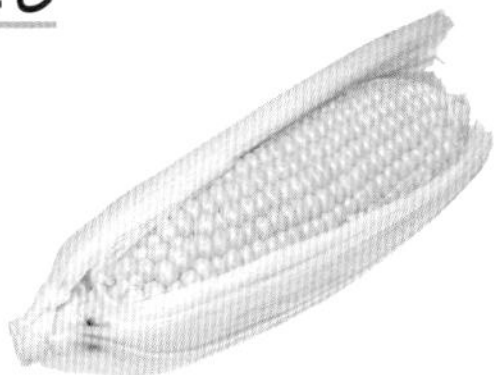

● 脂質：2g ● 塩分：0g ● カロリー：107㎉

かぶ

80g

糖質
2.7 g

たんぱく質
0.4 g

● 脂質：0.1g ● 塩分：0g ● カロリー：15㎉

ごぼう

193.5g

糖質
18.8 g

たんぱく質
2.1 g

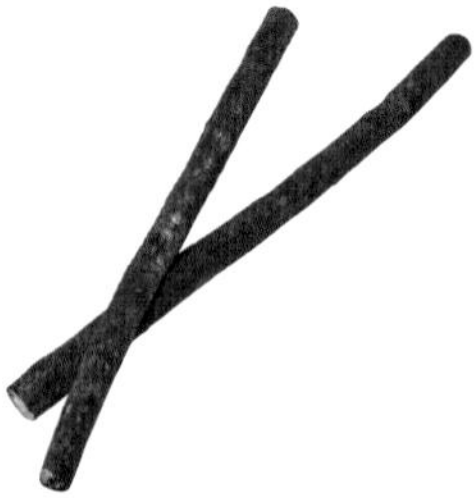

● 脂質：0.2g ● 塩分：0g ● カロリー：112㎉

大根

110g

糖質
3.1 g

たんぱく質
0.3 g

● 脂質：0.1g ● 塩分：0g ● カロリー：17㎉

玉ねぎ

188g

糖質
13 g

たんぱく質
1.3 g

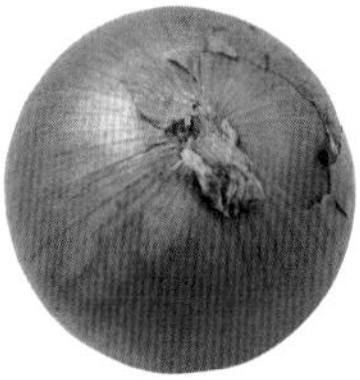

● 脂質：0.2g ● 塩分：0g ● カロリー：62㎉

ラディッシュ

9g

糖質
0.2 g

たんぱく質
0.1 g

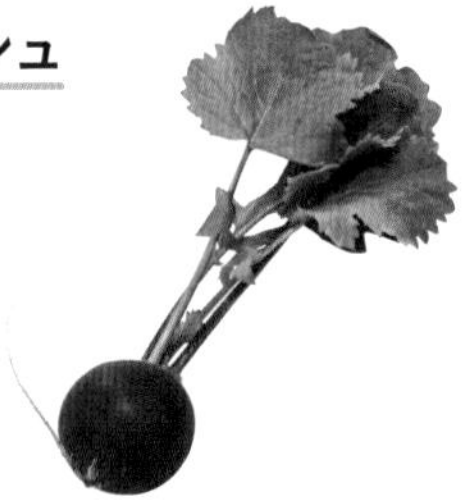

● 脂質：0g ● 塩分：0g ● カロリー：1㎉

もやし
49g

糖質
0.7g

たんぱく質
0.6g

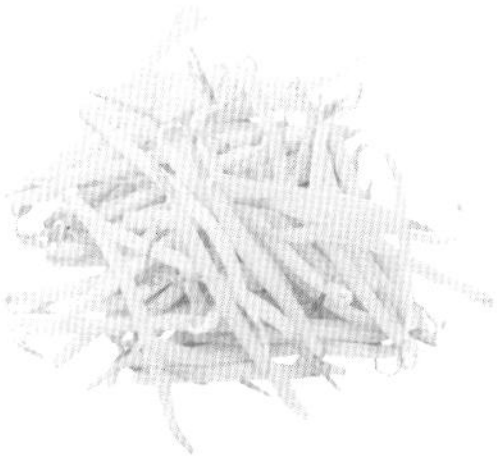

● 脂質：0g　● 塩分：0g　● カロリー：7kcal

れんこん
160g

糖質
21.6g

たんぱく質
2.1g

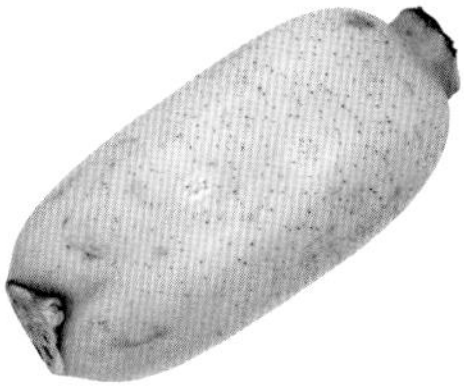

● 脂質：0.2g　● 塩分：0.2g　● カロリー：106kcal

いんげん
7g

糖質
0.2g

たんぱく質
0.1g

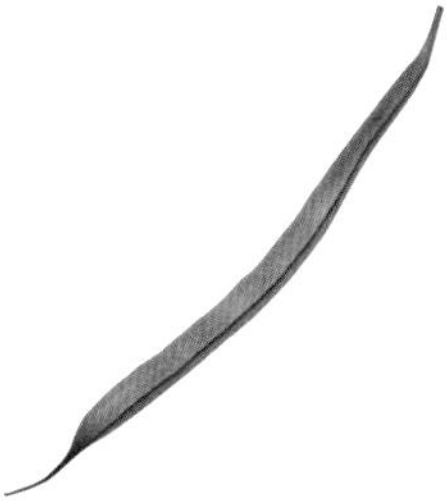

● 脂質：0g　● 塩分：0g　● カロリー：2kcal

えだ豆
10g

糖質
0.4g

たんぱく質
1g

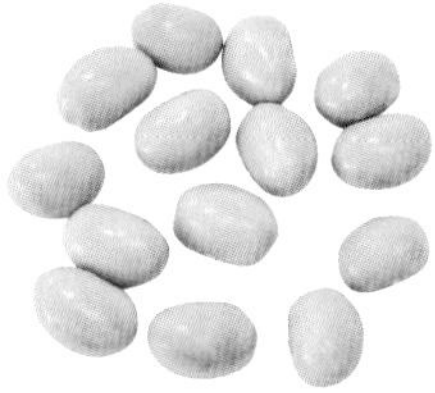

● 脂質：0.6g　● 塩分：0g　● カロリー：13kcal

絹さや
2g

糖質
0g

たんぱく質
0g

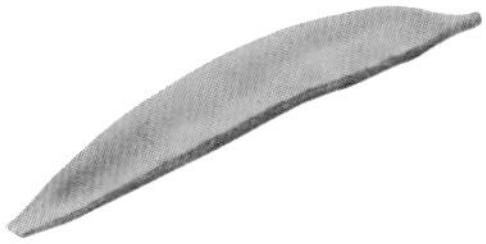

● 脂質：0g　● 塩分：0g　● カロリー：1kcal

グリンピース
5g

糖質
0.4g

たんぱく質
0.3g

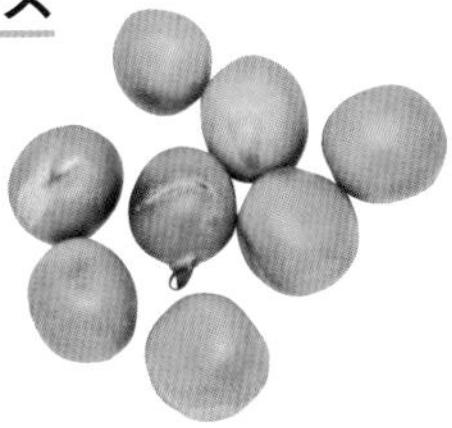

● 脂質：0g　● 塩分：0g　● カロリー：4kcal

スナップえんどう
8g

糖質
0.6g

たんぱく質
0.1g

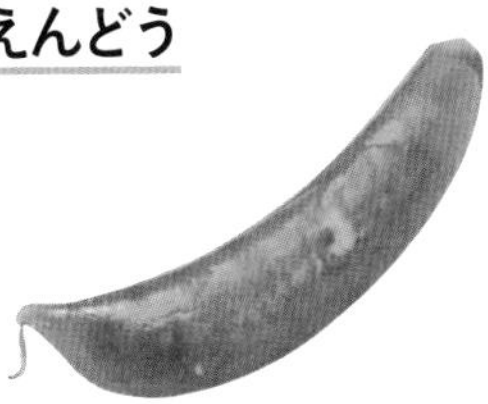

● 脂質：0g　● 塩分：0g　● カロリー：4kcal

そら豆（未熟豆）
4g

糖質
0.5g

たんぱく質
0.3g

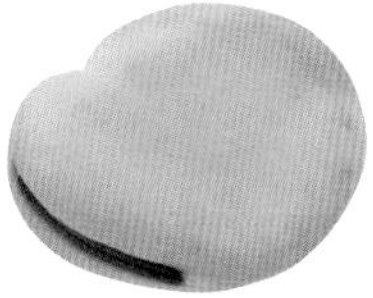

● 脂質：0g　● 塩分：0g　● カロリー：4kcal

ひよこ豆（ゆで）

12g

糖質

1.9g

たんぱく質

0.9g

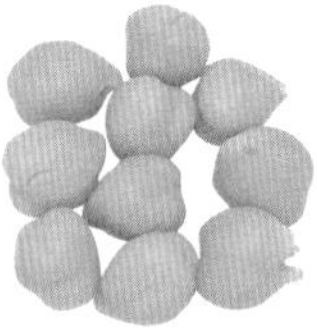

● 脂質：0.3g　● 塩分：0g　● カロリー：18kcal

レンズ豆（ゆで）

5g

糖質

1g

たんぱく質

0.5g

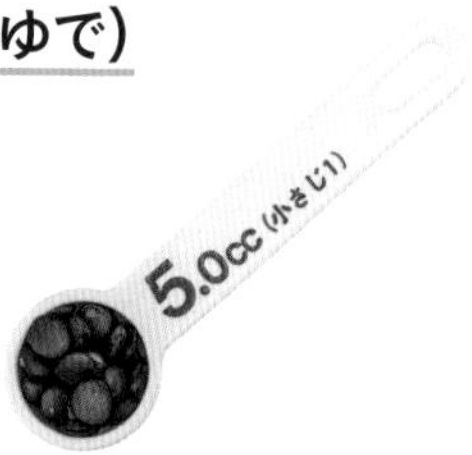

● 脂質：0g　● 塩分：0g　● カロリー：7kcal

かいわれ大根

10g

糖質

0.1g

たんぱく質

0.2g

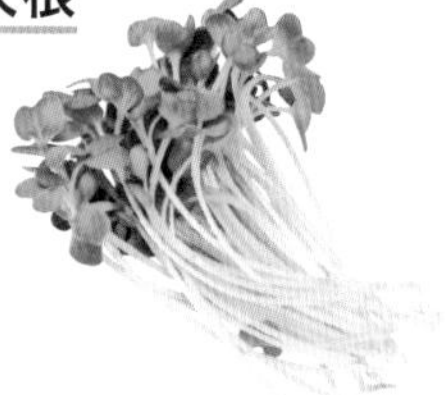

● 脂質：0.1g　● 塩分：0g　● カロリー：2kcal

くずきり（乾）

30g

糖質

26g

たんぱく質

0.1g

● 脂質：0.1g　● 塩分：0g　● カロリー：102kcal

緑豆春雨（乾）

10g

糖質

8.4g

たんぱく質

0g

● 脂質：0g　● 塩分：0g　● カロリー：34kcal

しそ

1g

糖質

0g

たんぱく質

0g

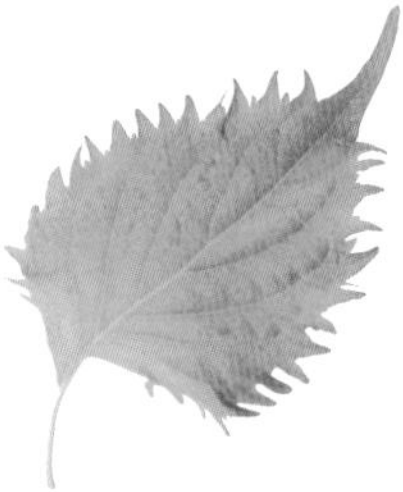

● 脂質：0g　● 塩分：0g　● カロリー：0kcal

しょうが

12g

糖質

0.5g

たんぱく質

0.1g

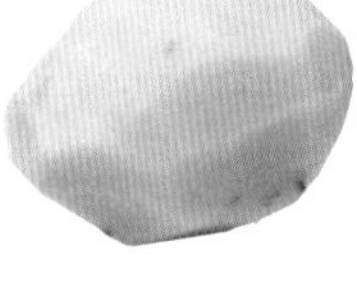

● 脂質：0g　● 塩分：0g　● カロリー：3kcal

にんにく

8g

糖質

1.7g

たんぱく質

0.3g

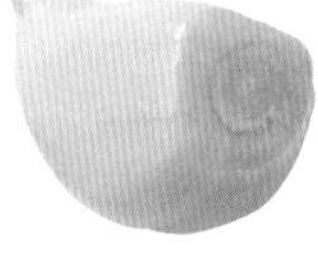

● 脂質：0.1g　● 塩分：0g　● カロリー：10kcal

さつまいも

130g

糖質

38.6g

たんぱく質

1.3g

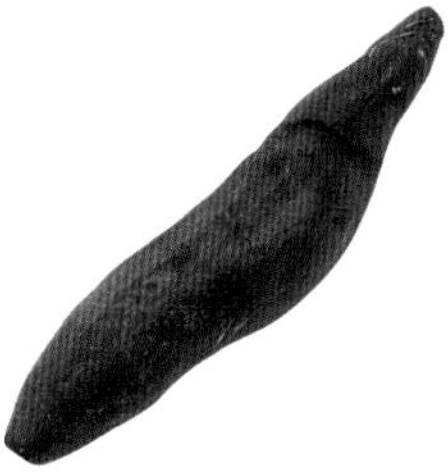

● 脂質：0.3g　● 塩分：0g　● カロリー：164kcal

じゃがいも

110g

糖質

9.2g

たんぱく質

1.4g

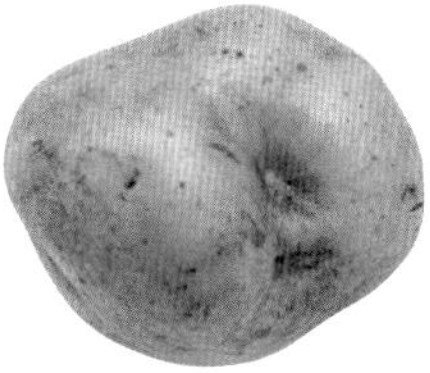

● 脂質：0.1g　● 塩分：0g　● カロリー：65kcal

長いも

190g

糖質

40.2g

たんぱく質

5.9g

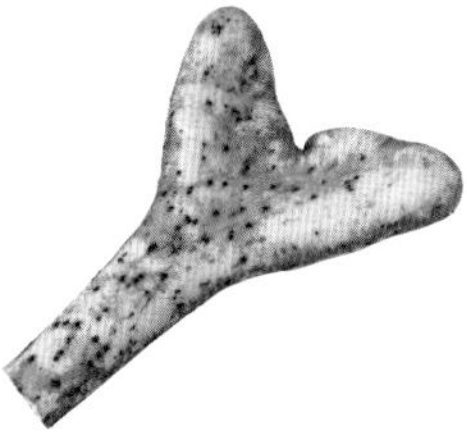

● 脂質：0.9g　● 塩分：0g　● カロリー：205kcal

山いも

108g

糖質

13.9g

たんぱく質

1.6g

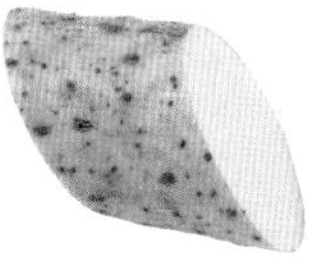

● 脂質：0.3g　● 塩分：0g　● カロリー：69kcal

山いもとろろ

50g

糖質

6.5g

たんぱく質

0.8g

● 脂質：0.1g　● 塩分：0g　● カロリー：32kcal

しらたき

45g

糖質

0.1g

たんぱく質

0.1g

● 脂質：Tr　● 塩分：0g　● カロリー：3kcal

えのき

50g

糖質

1.8g

たんぱく質

0.8g

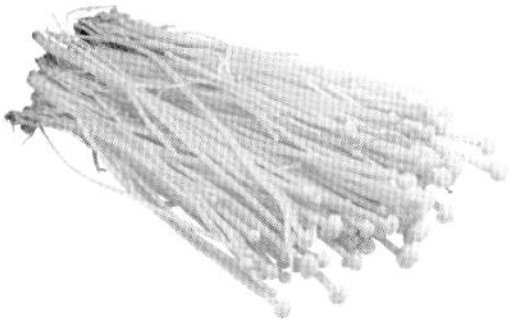

● 脂質：0.1g　● 塩分：0g　● カロリー：17kcal

エリンギ

30g

糖質

0.8g

たんぱく質

0.5g

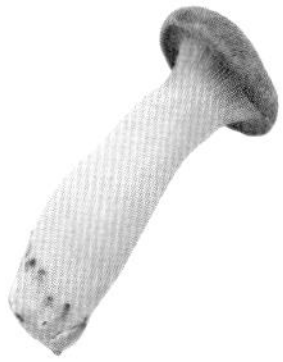

● 脂質：0.1g　● 塩分：0g　● カロリー：9kcal

きくらげ（ゆで）

7g

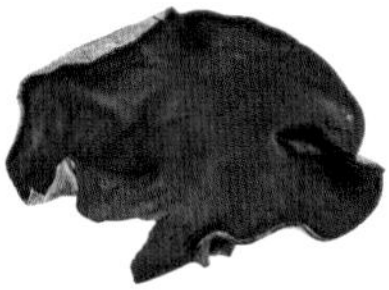

糖質

0g

たんぱく質

0g

● 脂質：0g　● 塩分：0g　● カロリー：1㎉

しいたけ

25g

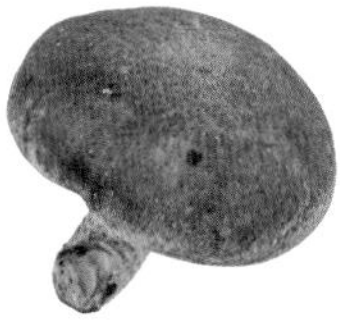

糖質

0.4g

たんぱく質

0.5g

● 脂質：0.1g　● 塩分：0g　● カロリー：6㎉

干ししいたけ

6g

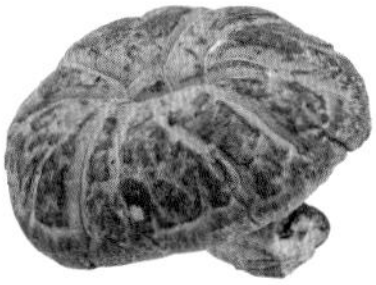

糖質

1g

たんぱく質

0.8g

● 脂質：0.2g　● 塩分：0g　● カロリー：15㎉

しめじ

15g

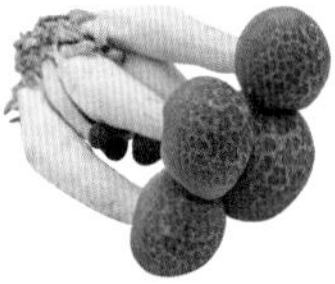

糖質

0.2g

たんぱく質

0.2g

● 脂質：0.1g　● 塩分：0g　● カロリー：4㎉

ほんしめじ

28g

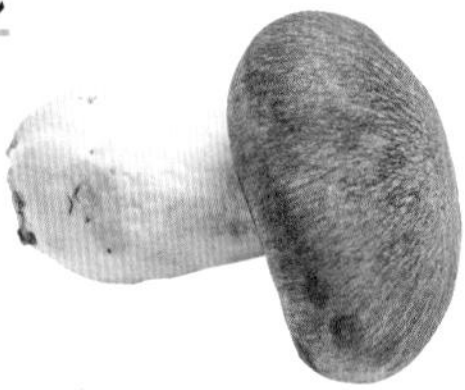

糖質

0.3g

たんぱく質

0.7g

● 脂質：0.1g　● 塩分：0g　● カロリー：6㎉

なめこ

20g

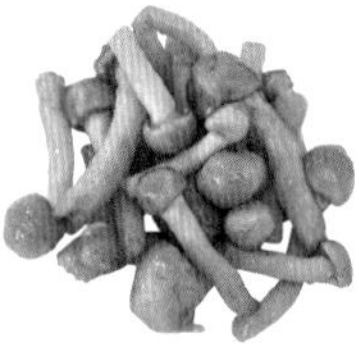

糖質

0.4g

たんぱく質

0.2g

● 脂質：0g　● 塩分：0g　● カロリー：4㎉

ひらたけ

30g

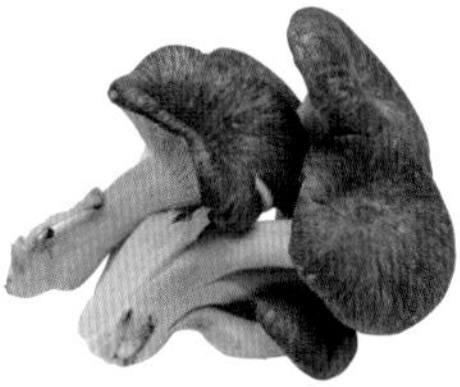

糖質

1.1g

たんぱく質

0.6g

● 脂質：0.1g　● 塩分：0g　● カロリー：10㎉

まいたけ

15g

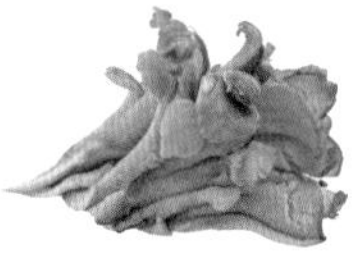

糖質

0.2g

たんぱく質

0.2g

● 脂質：0.1g　● 塩分：0g　● カロリー：3㎉

マッシュルーム

12g

糖質

0.1g

たんぱく質

0.2g

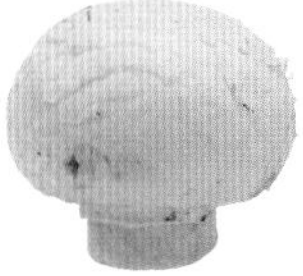

● 脂質：0g ● 塩分：0g ● カロリー：2kcal

まつたけ

40g

糖質

1.4g

たんぱく質

0.5g

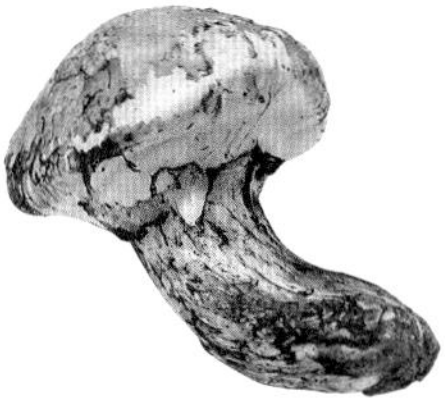

● 脂質：0.2g ● 塩分：0g ● カロリー：13kcal

なめたけ

17g

糖質

2.2g

たんぱく質

0.4g

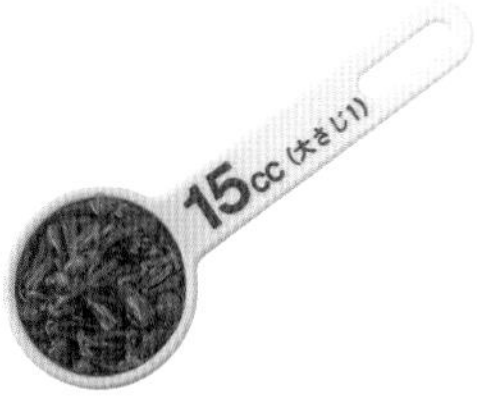

● 脂質：0.1g ● 塩分：0.7g ● カロリー：13kcal

大根サラダ

大根200g、きゅうり20g

糖質

6.6g

たんぱく質

1g

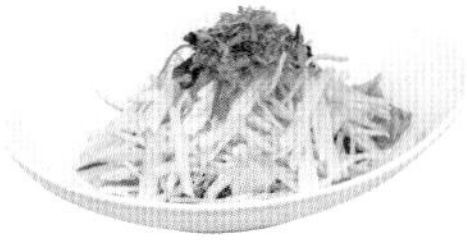

● 脂質：0.3g ● 塩分：1.7g ● カロリー：38kcal

ごぼうサラダ

ごぼう50g、にんじん10g

糖質

5.7g

たんぱく質

1g

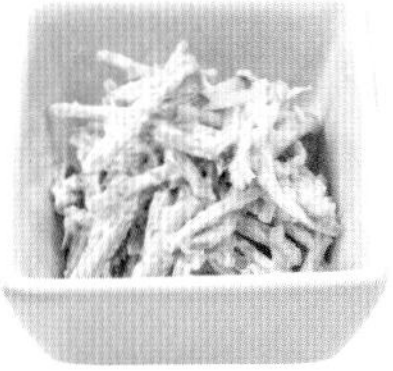

● 脂質：5.1g ● 塩分：0.4g ● カロリー：79kcal

シーザーサラダ

レタス15g、玉ねぎ10g、粉チーズ5g、ドレッシング15g

糖質

2.2g

たんぱく質

3.3g

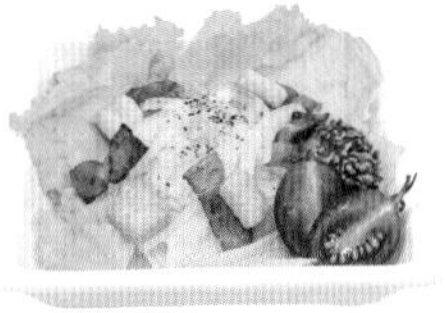

● 脂質：15g ● 塩分：0.5g ● カロリー：156kcal

コールスローサラダ

キャベツ40g、にんじん10g、きゅうり10g

糖質

2.2g

たんぱく質

0.6g

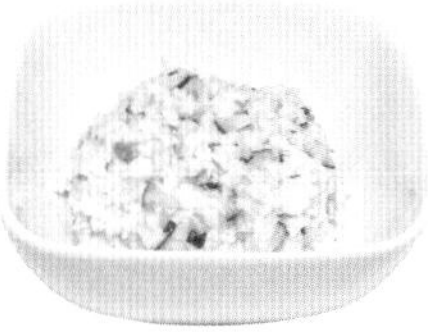

● 脂質：4.6g ● 塩分：0.6g ● カロリー：53kcal

春雨サラダ

春雨（乾）10g、きゅうり10g

糖質

14.8g

たんぱく質

1.3g

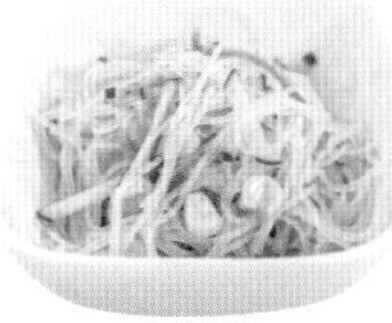

● 脂質：2.4g ● 塩分：0.8g ● カロリー：89kcal

ポテトサラダ

じゃがいも70g、ハム10g、きゅうり15g

糖質
7.2g

たんぱく質
3g

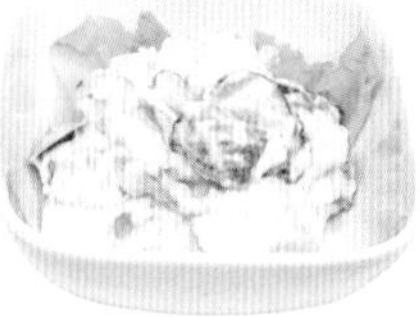

● 脂質：11g ● 塩分：0.9g ● カロリー：153kcal

マカロニサラダ

マカロニ40g、にんじん15g、きゅうり10g

糖質
13g

たんぱく質
2.6g

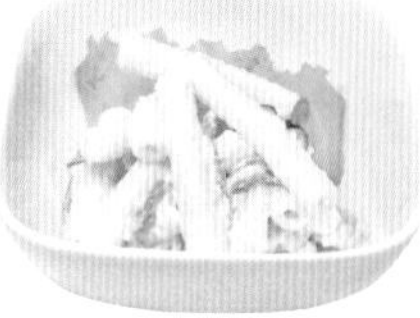

● 脂質：9.4g ● 塩分：1.4g ● カロリー：147kcal

ほうれん草のお浸し

ほうれん草70g

糖質
0.5g

たんぱく質
1.6g

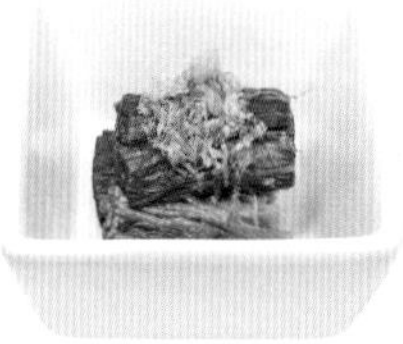

● 脂質：0.3g ● 塩分：0.8g ● カロリー：17kcal

春菊の白あえ

春菊40g、木綿豆腐40g

糖質
1.7g

たんぱく質
4.1g

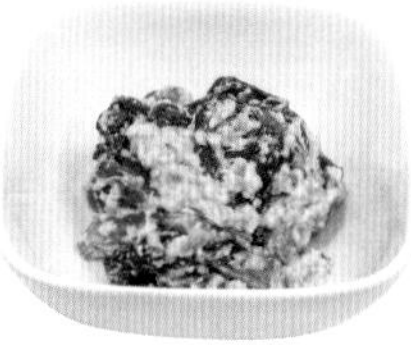

● 脂質：3.7g ● 塩分：0.7g ● カロリー：60kcal

オクラのあえ物

オクラ40g、ツナ20g

糖質
3.2g

たんぱく質
3.9g

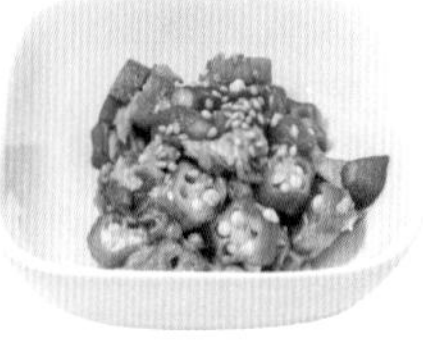

● 脂質：5.1g ● 塩分：0.7g ● カロリー：81kcal

かぼちゃの煮つけ

かぼちゃ100g

糖質
23.9g

たんぱく質
1.8g

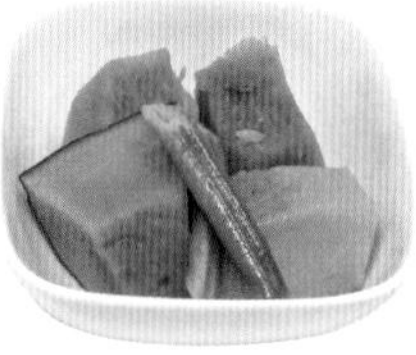

● 脂質：0.3g ● 塩分：0.8g ● カロリー：115kcal

筑前煮

鶏もも50g、たけのこ20g、しいたけ（生）30g

糖質
15.6g

たんぱく質
11.3g

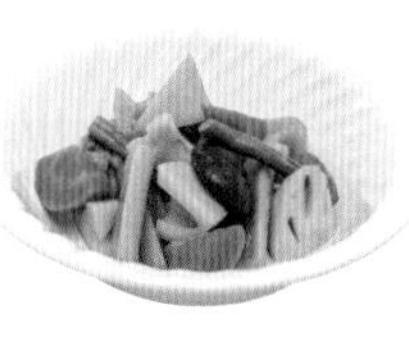

● 脂質：12.2g ● 塩分：2.6g ● カロリー：231kcal

切干大根の煮物

切干大根（乾）6g、にんじん10g

糖質
4.7g

たんぱく質
2g

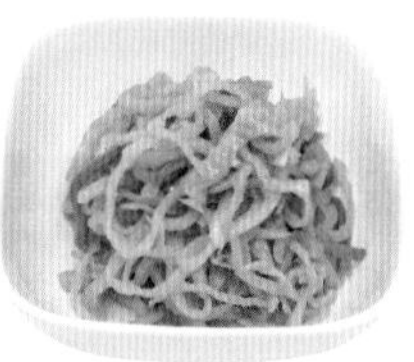

● 脂質：1.8g ● 塩分：0.7g ● カロリー：46kcal

里いもの煮物

里いも100g

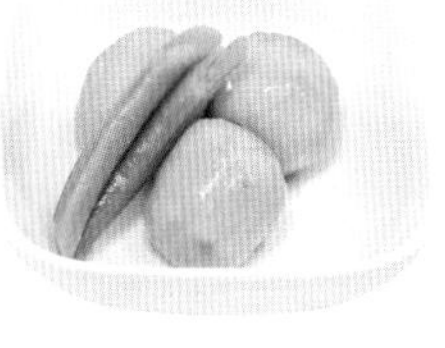

糖質 **17.5g**

たんぱく質 **1.5g**

- 脂質：0.1g ● 塩分：1.1g ● カロリー：81kcal

野菜炒め

キャベツ60g、玉ねぎ20g、もやし30g

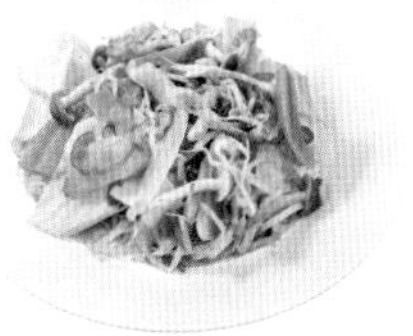

糖質 **6.1g**

たんぱく質 **2.1g**

- 脂質：9.2g ● 塩分：1.4g ● カロリー：121kcal

ほうれん草のたまごとじ

ほうれん草50g、たまご25g

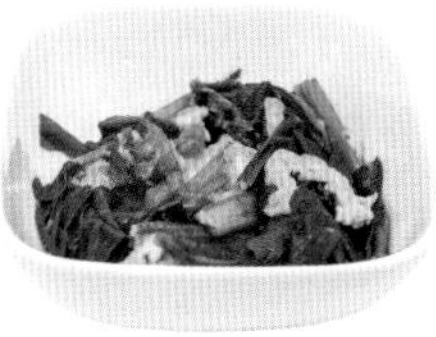

糖質 **3.8g**

たんぱく質 **4g**

- 脂質：2.8g ● 塩分：1.3g ● カロリー：63kcal

きんぴらごぼう

ごぼう50g、にんじん10g

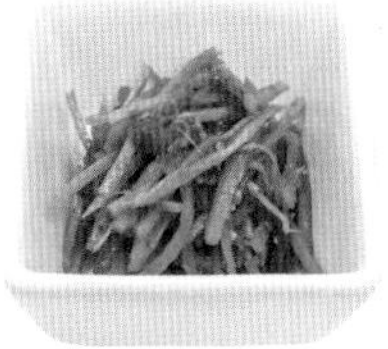

糖質 **7.7g**

たんぱく質 **1.2g**

- 脂質：2.4g ● 塩分：0.9g ● カロリー：70kcal

ゴーヤチャンプルー

ゴーヤ30g、豚もも20g、木綿豆腐100g

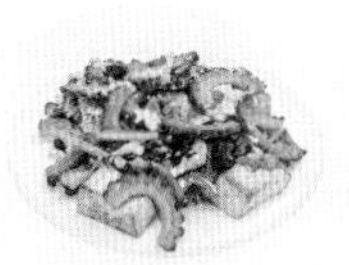

糖質 **2.1g**

たんぱく質 **13.8g**

- 脂質：21.1g ● 塩分：1.4g ● カロリー：259kcal

八宝菜

白菜40g、豚ばら30g、いか25g

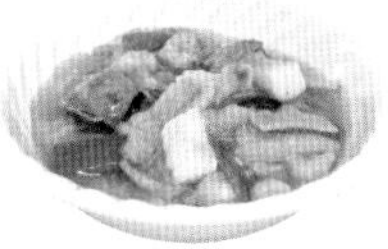

糖質 **13.5g**

たんぱく質 **12.7g**

- 脂質：21.9g ● 塩分：1.8g ● カロリー：314kcal

フライドポテト

80g

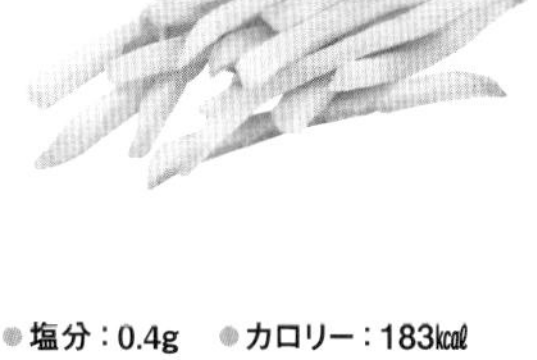

糖質 **23.4g**

たんぱく質 **1.8g**

- 脂質：8.5g ● 塩分：0.4g ● カロリー：183kcal

コロッケ

じゃがいも50g、合いびき肉25g

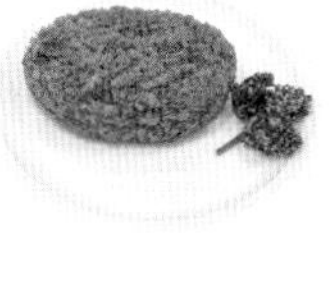

糖質 **8.8g**

たんぱく質 **5.8g**

- 脂質：15.3g ● 塩分：0.6g ● カロリー：204kcal

副菜

海藻・海藻料理

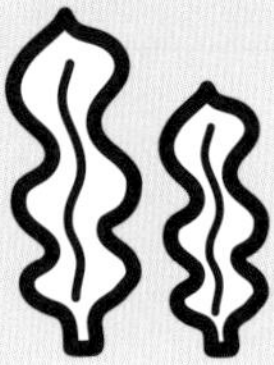

カットわかめ(乾)

5g

糖質
0.5g

たんぱく質
0.5g

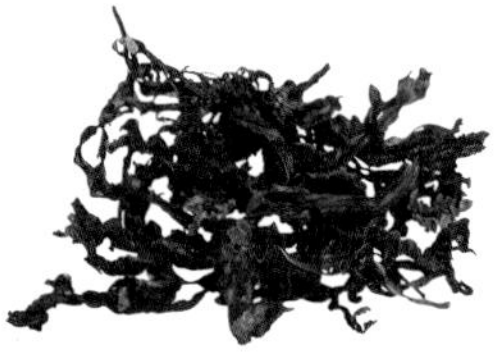

● 脂質：0.1g ● 塩分：0.8g ● カロリー：8kcal

ひじき(乾)

2g

糖質
0.2g

たんぱく質
0.1g

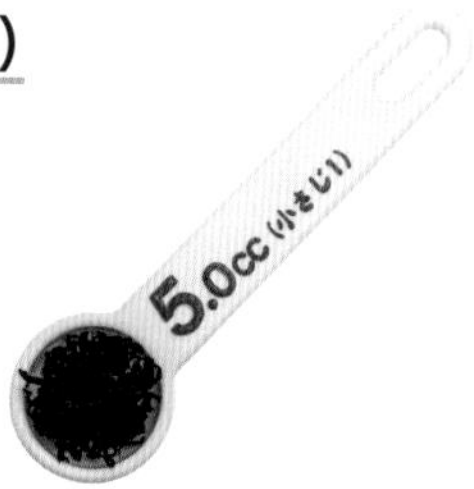

● 脂質：0.1g ● 塩分：0.1g ● カロリー：4kcal

ところてん(黒蜜がけ)

ところてん100g

糖質
8.1g

たんぱく質
0.2g

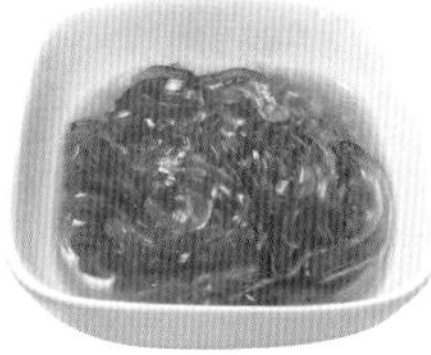

● 脂質：Tr ● 塩分：0g ● カロリー：34kcal

きゅうりとわかめの酢の物

きゅうり50g、カットわかめ0.5g

糖質
1.9g

たんぱく質
0.6g

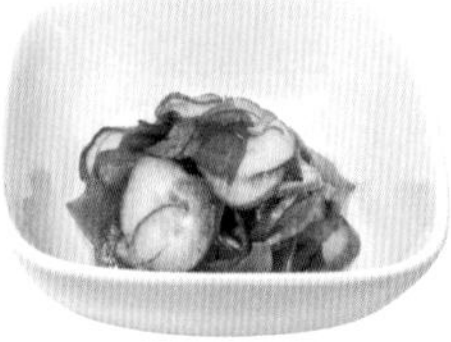

● 脂質：0.1g ● 塩分：1.1g ● カロリー：13kcal

ひじきの煮つけ

ひじき(乾)4g、にんじん10g、こんにゃく10g

糖質
3.2g

たんぱく質
0.7g

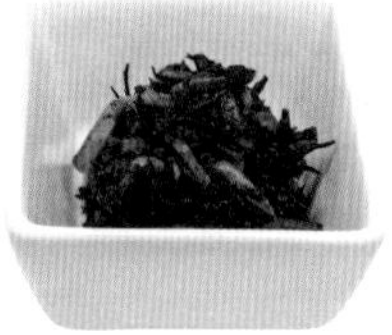

● 脂質：1.2g ● 塩分：1g ● カロリー：34kcal

海藻サラダ

カットわかめ1g、レタス20g、トマト20g

糖質
1.9g

たんぱく質
0.6g

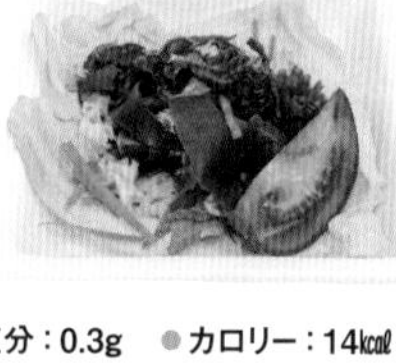

● 脂質：0.1g ● 塩分：0.3g ● カロリー：14kcal

副菜

汁物

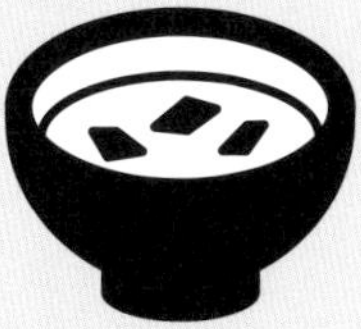

豆腐のみそ汁

絹ごし豆腐25g

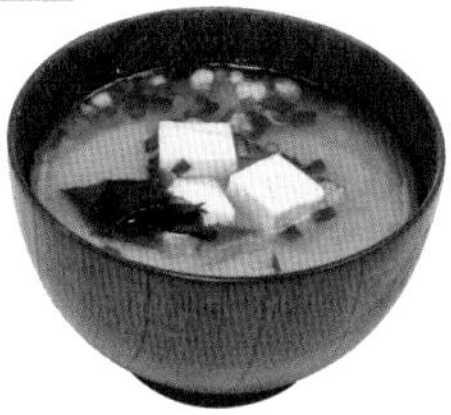

糖質
2g

たんぱく質
2.6g

● 脂質：1.6g　● 塩分：1.4g　● カロリー：34kcal

野菜のみそ汁

大根20g、にんじん10g、ほうれん草10g

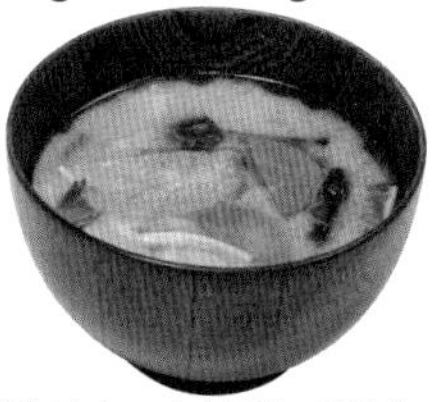

糖質
4.1g

たんぱく質
1.8g

● 脂質：0.8g　● 塩分：1.4g　● カロリー：35kcal

あさりのみそ汁

あさり20g

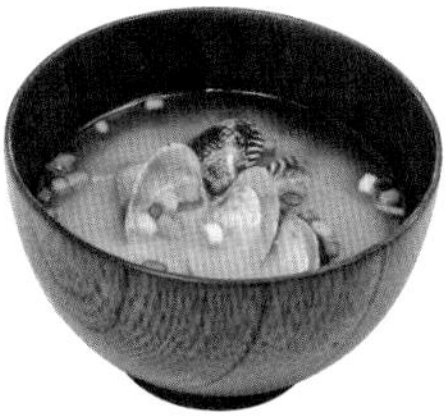

糖質
1.8g

たんぱく質
2.2g

● 脂質：0.8g　● 塩分：1.8g　● カロリー：25kcal

なめこのみそ汁

なめこ10g

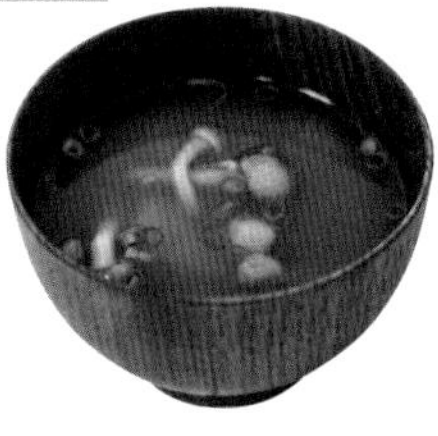

糖質
2.3g

たんぱく質
1.5g

● 脂質：0.6g　● 塩分：1.4g　● カロリー：23kcal

豚汁

豚もも20g、大根20g、ごぼう10g

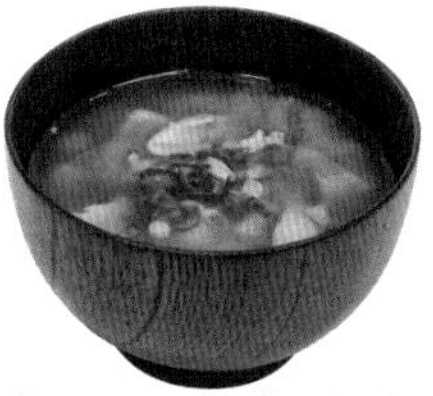

糖質
5g

たんぱく質
6.4g

● 脂質：3.6g　● 塩分：1.4g　● カロリー：84kcal

かき玉汁

たまご25g、三つ葉1.5g

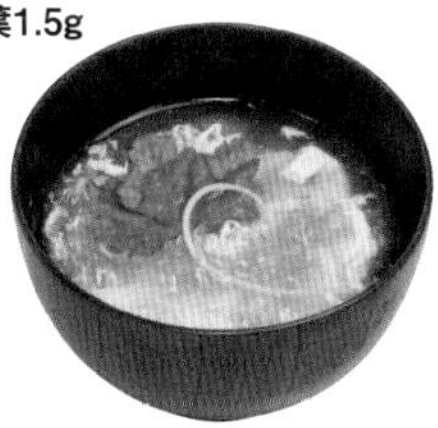

糖質
1.9g

たんぱく質
3.2g

● 脂質：2.6g　● 塩分：1.1g　● カロリー：45kcal

しじみのみそ汁

しじみ3g

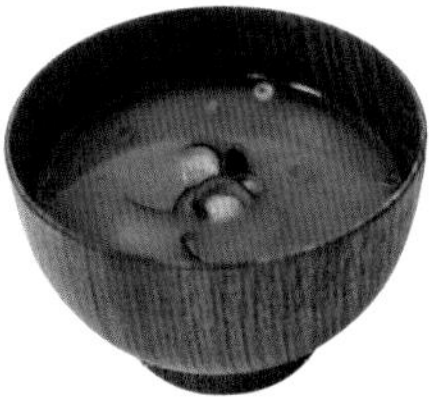

糖質
1.9g

たんぱく質
1.4g

● 脂質：0.8g　● 塩分：1.4g　● カロリー：21kcal

コーンスープ

クリームコーン（缶）50g、牛乳150g

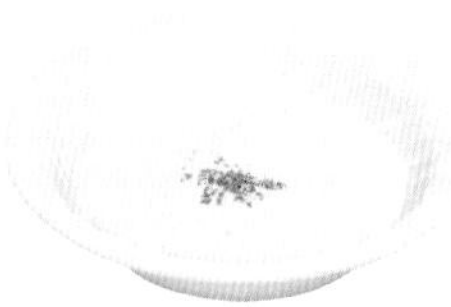

糖質 **16**g

たんぱく質 **5.3**g

● 脂質：6g ● 塩分：1.4g ● カロリー：135kcal

かぼちゃのポタージュ

かぼちゃ50g、牛乳55g

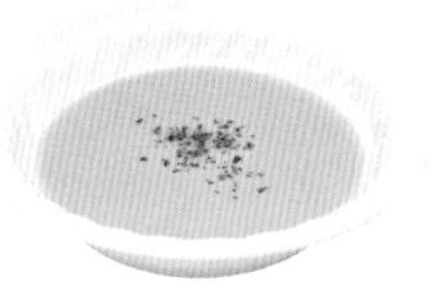

糖質 **13**g

たんぱく質 **2.9**g

● 脂質：9.1g ● 塩分：0.6g ● カロリー：142kcal

ミネストローネ

ホールトマト（缶）60g、じゃがいも20g、にんじん20g

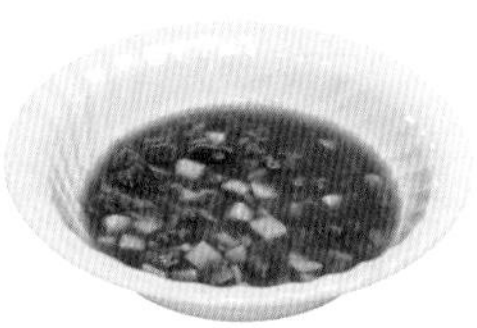

糖質 **13.2**g

たんぱく質 **3**g

● 脂質：3.9g ● 塩分：1.4g ● カロリー：107kcal

クラムチャウダー

あさり30g、じゃがいも35g、牛乳75g

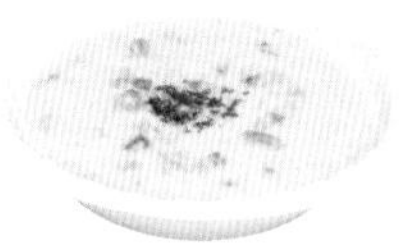

糖質 **11.6**g

たんぱく質 **5.8**g

● 脂質：11.6g ● 塩分：2.1g ● カロリー：179kcal

ワンタンスープ

餃子の皮25g、豚ひき肉25g、チンゲン菜20g

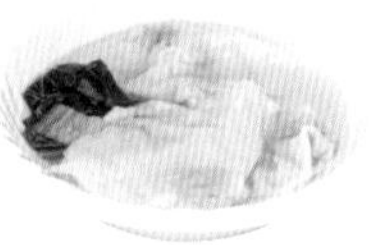

糖質 **14.5**g

たんぱく質 **7.4**g

● 脂質：6.2g ● 塩分：1.8g ● カロリー：144kcal

わかめスープ

カットわかめ0.3g

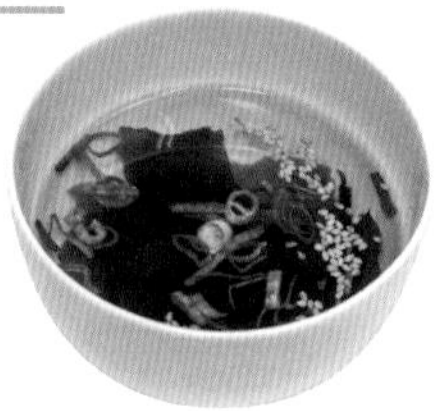

糖質 **0.1**g

たんぱく質 **1.2**g

● 脂質：0.2g ● 塩分：1g ● カロリー：8kcal

PART 3

主食

主食

ごはん

ごはん
150g

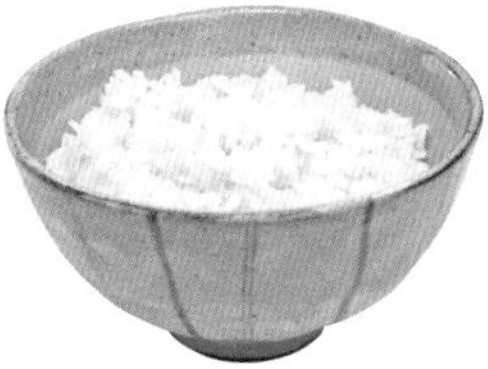

糖質
53.3g

たんぱく質
3g

● 脂質：0.5g　● 塩分：0g　● カロリー：234kcal

ごはん（小盛）
110g

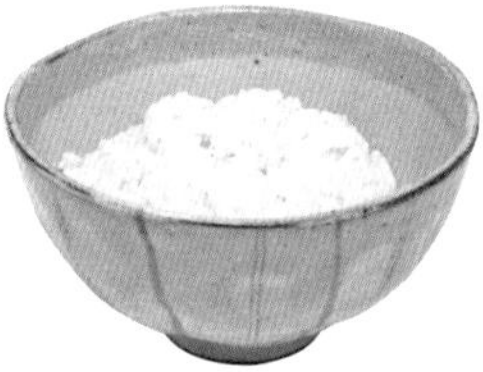

糖質
39.2g

たんぱく質
2.2g

● 脂質：0.3g　● 塩分：0g　● カロリー：172kcal

ごはん（大盛）
200g

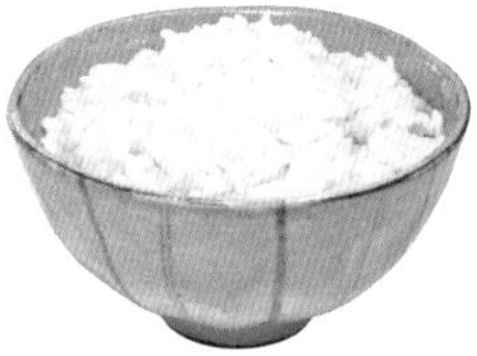

糖質
71.2g

たんぱく質
4g

● 脂質：0.6g　● 塩分：0g　● カロリー：312kcal

玄米ごはん
150g

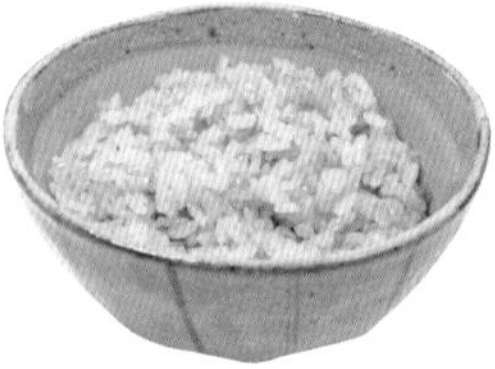

糖質
51.3g

たんぱく質
3.6g

● 脂質：1.5g　● 塩分：0g　● カロリー：228kcal

五穀米ごはん
ごはん125g、五穀米12g

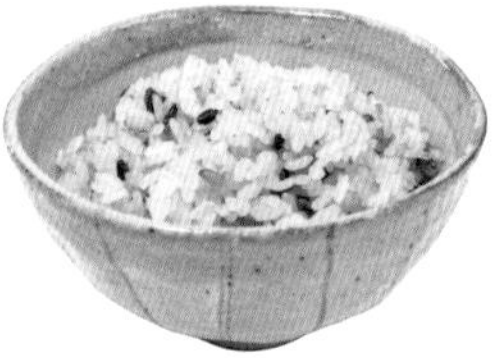

糖質
52.1g

たんぱく質
4.2g

● 脂質：1g　● 塩分：0g　● カロリー：237kcal

十穀米ごはん
ごはん105g、玄米2g、五穀米12g

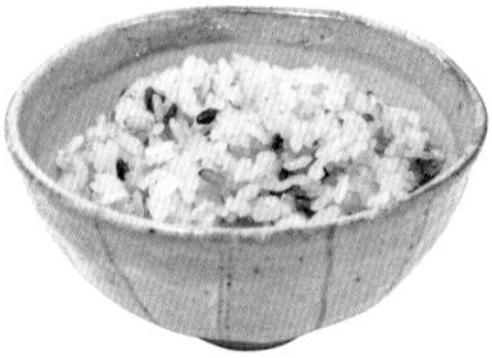

糖質
49.2g

たんぱく質
4g

● 脂質：1g　● 塩分：0g　● カロリー：226kcal

胚芽米ごはん
150g

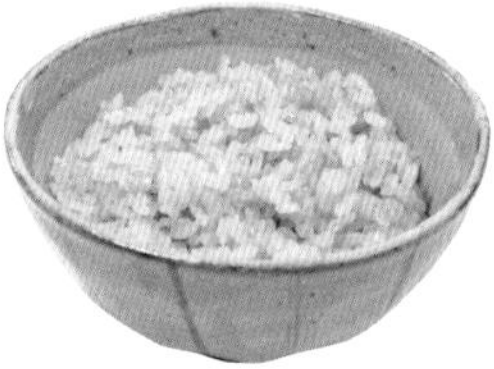

糖質
53.4g

たんぱく質
4g

● 脂質：0.9g　● 塩分：0g　● カロリー：239kcal

炊き込みごはん

ごはん115g、鶏もも15g、にんじん10g

糖質

41.6g

たんぱく質

5.6g

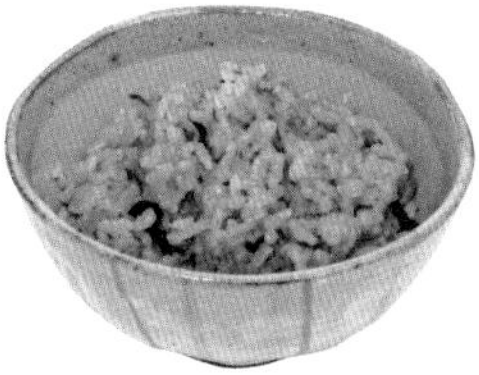

脂質：2.6g　塩分：0.6g　カロリー：217kcal

赤飯

150g

糖質

60.5g

たんぱく質

5.4g

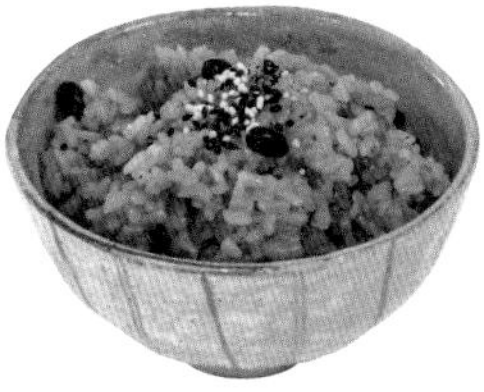

脂質：1g　塩分：0.5g　カロリー：280kcal

中華おこわ

ごはん115g、豚もも20g

糖質

43.6g

たんぱく質

6.9g

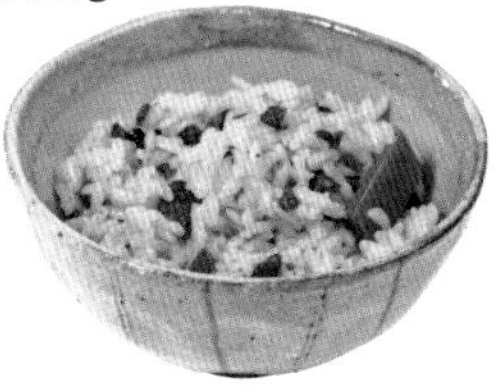

脂質：3.5g　塩分：0.7g　カロリー：245kcal

お粥

150g

糖質

23.5g

たんぱく質

1.4g

脂質：0.1g　塩分：0g　カロリー：98kcal

ぞうすい

ごはん100g、鶏もも15g、たまご35g

糖質

40.4g

たんぱく質

9.3g

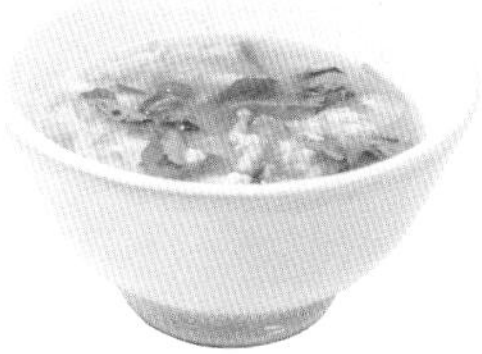

脂質：6.1g　塩分：1.7g　カロリー：262kcal

のり茶漬け

ごはん160g、焼きのり0.1g

糖質

60.6g

たんぱく質

3.8g

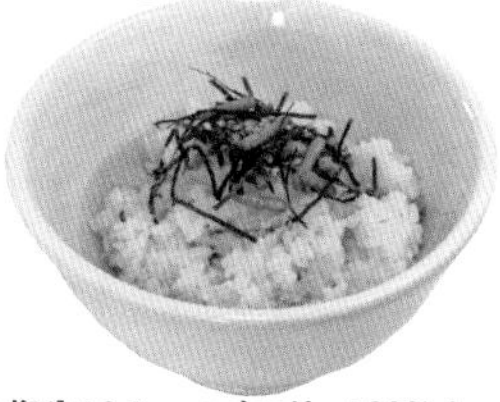

脂質：0.6g　塩分：2.3g　カロリー：269kcal

おにぎり

100g

糖質

35.6g

たんぱく質

2.2g

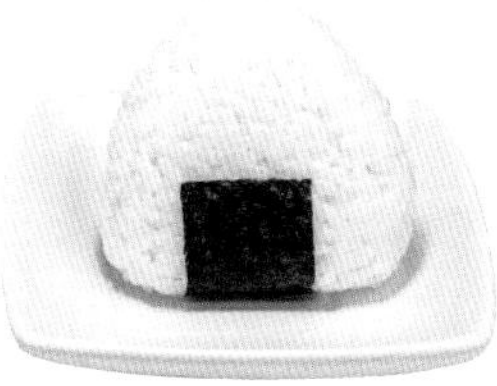

脂質：0.3g　塩分：0.2g　カロリー：157kcal

いなりずし

すしめし30g、油揚げ15g

糖質

14.2g

たんぱく質

4.3g

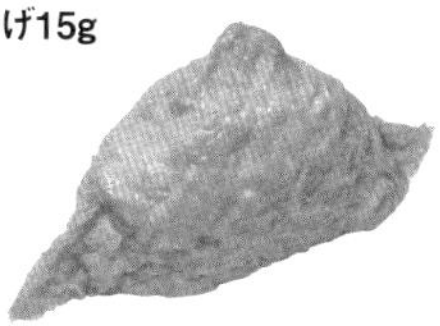

脂質：5.5g　塩分：0.4g　カロリー：122kcal

親子丼

ごはん250g、鶏もも60g、たまご50g

糖質

104.6g

たんぱく質

22.5g

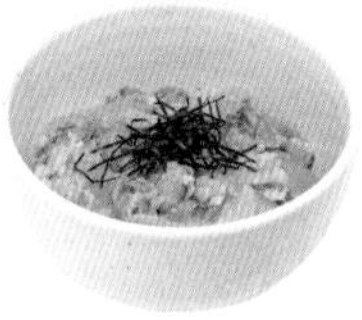

● 脂質：14.4g　● 塩分：3g　● カロリー：655kcal

カツ丼

ごはん250g、豚ロース80g、たまご50g

糖質

112.4g

たんぱく質

28.6g

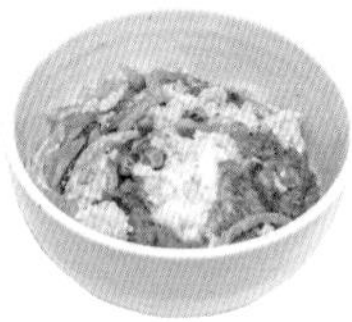

● 脂質：33.2g　● 塩分：3.6g　● カロリー：907kcal

牛丼

ごはん250g、牛かたロース70g、玉ねぎ50g

糖質

107.2g

たんぱく質

16.5g

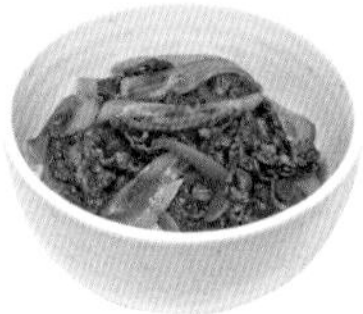

● 脂質：21.7g　● 塩分：3.8g　● カロリー：722kcal

豚丼

ごはん250g、豚ばら70g、玉ねぎ30g

糖質

96.7g

たんぱく質

14.7g

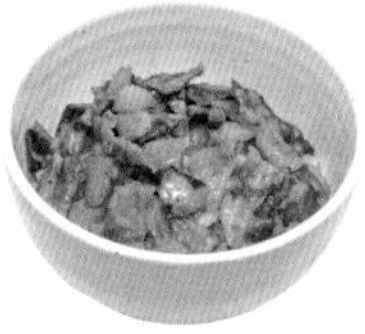

● 脂質：28.1g　● 塩分：1.3g　● カロリー：710kcal

天丼

ごはん250g、えび40g、きす20g

糖質

118.6g

たんぱく質

18.4g

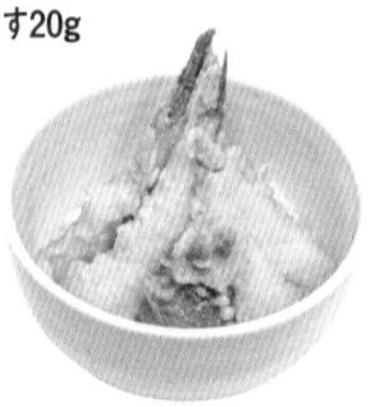

● 脂質：17.5g　● 塩分：3.8g　● カロリー：725kcal

中華丼

ごはん250g、白菜60g、いか25g

糖質

101g

たんぱく質

13.7g

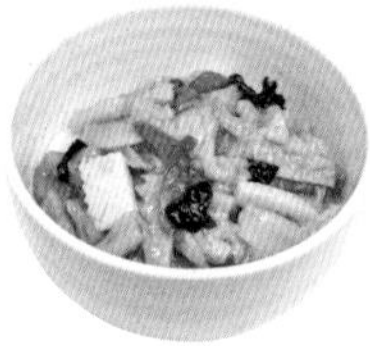

● 脂質：18.2g　● 塩分：1.4g　● カロリー：639kcal

海鮮丼

ごはん250g、かんぱち40g、いか20g、甘えび15g

糖質

95g

たんぱく質

17.8g

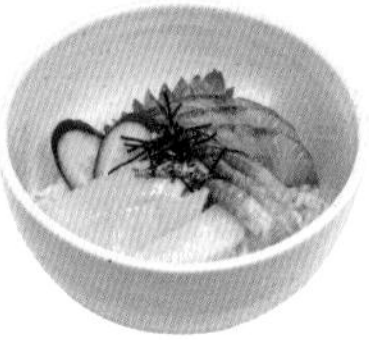

● 脂質：2.8g　● 塩分：1.6g　● カロリー：495kcal

ねぎとろ丼

ごはん250g、まぐろ80g

糖質

95.1g

たんぱく質

23.1g

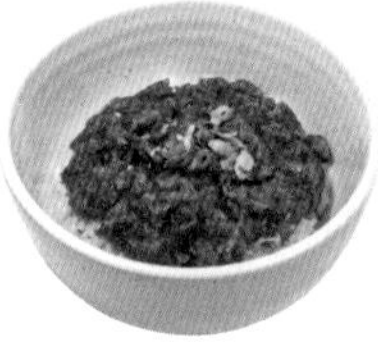

● 脂質：2.6g　● 塩分：1.4g　● カロリー：510kcal

ビーフカレー

ごはん230g、牛かたロース60g、玉ねぎ60g

糖質
101.3g

たんぱく質
15.3g

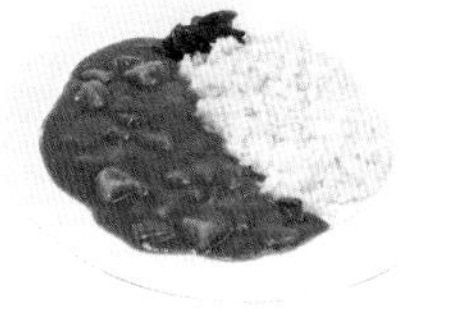

● 脂質：26.7g　● 塩分：2.7g　● カロリー：722kcal

ポークカレー

ごはん230g、豚もも60g、玉ねぎ60g

糖質
98.4g

たんぱく質
16.9g

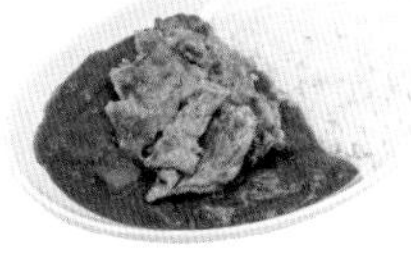

● 脂質：17.1g　● 塩分：2.2g　● カロリー：635kcal

チキンカレー

ごはん230g、鶏手羽60g、玉ねぎ60g

糖質
98.3g

たんぱく質
16.7g

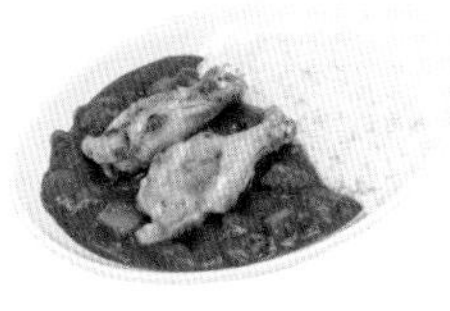

● 脂質：18.4g　● 塩分：2.3g　● カロリー：635kcal

ドライカレー

ごはん230g、豚ひき肉40g、キャベツ55g

糖質
90.4g

たんぱく質
12.3g

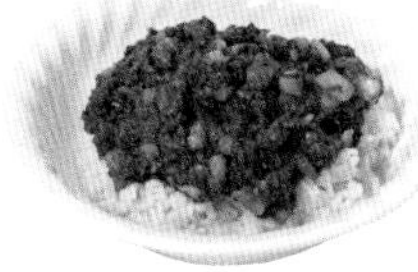

● 脂質：12g　● 塩分：1.4g　● カロリー：522kcal

ハヤシライス

ごはん230g、牛ロース60g、玉ねぎ60g

糖質
95.1g

たんぱく質
14.6g

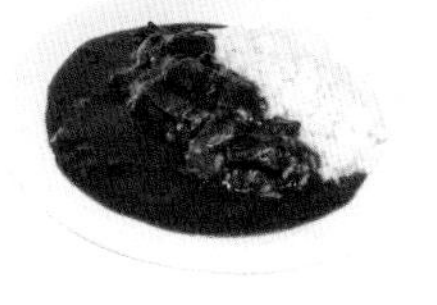

● 脂質：24.4g　● 塩分：2.3g　● カロリー：668kcal

オムライス

ごはん200g、鶏もも30g、たまご75g

糖質
84.9g

たんぱく質
18.4g

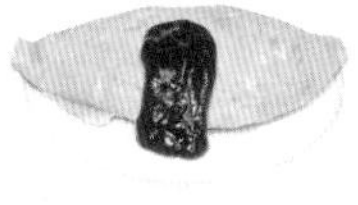

● 脂質：25.6g　● 塩分：3.1g　● カロリー：648kcal

チャーハン

ごはん200g、たまご30g、焼き豚30g

糖質
74.2g

たんぱく質
13.1g

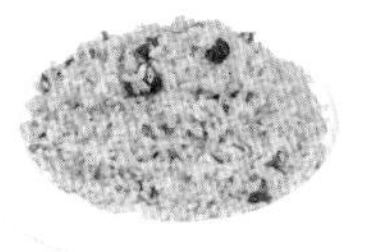

● 脂質：19.2g　● 塩分：3.1g　● カロリー：533kcal

えびドリア

ごはん200g、えび20g、チーズ10g

糖質
82g

たんぱく質
23.8g

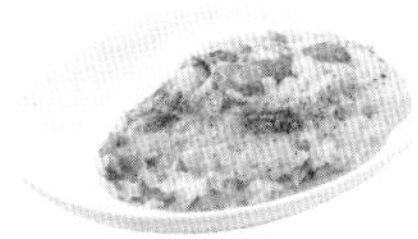

● 脂質：22.6g　● 塩分：2.1g　● カロリー：627kcal

主食

パン

トースト 6枚切り

食パン60g

糖質

25.3g

たんぱく質

4.4g

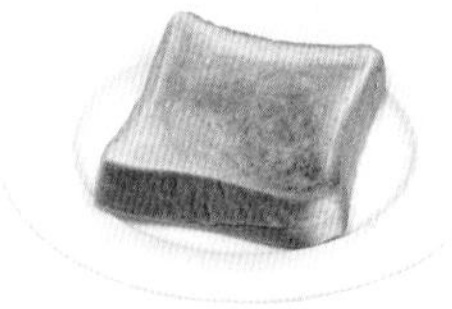

● 脂質：2.5g ● 塩分：0.7g ● カロリー：149kcal

フレンチトースト

食パン60g、たまご25g、メープルシロップ20g

糖質

46.5g

たんぱく質

9.4g

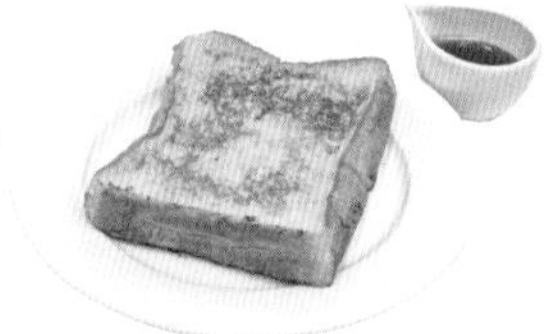

● 脂質：14.2g ● 塩分：1g ● カロリー：354kcal

ピザトースト

食パン60g、トマトソース20g、チーズ20g

糖質

28.7g

たんぱく質

10g

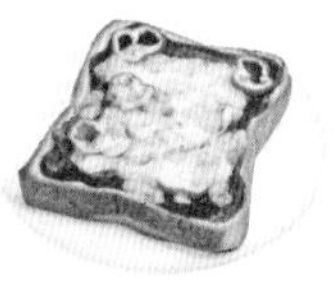

● 脂質：11.1g ● 塩分：1.5g ● カロリー：262kcal

POINT 食パンの糖質は切り方でこんなに違う！

4枚切りと8枚切りの糖質量の差は約20g！
食パンの切り方を変えるだけでも、簡単に糖質オフができます。

トースト 4枚切り

（食パン90g）

糖質

38g

たんぱく質	脂質
6.7g	3.7g
塩分	**カロリー**
1.1g	223kcal

トースト 5枚切り

（食パン70g）

糖質

29.6g

たんぱく質	脂質
5.2g	2.9g
塩分	**カロリー**
0.8g	174kcal

トースト 8枚切り

（食パン45g）

糖質

19g

たんぱく質	脂質
3.3g	1.8g
塩分	**カロリー**
0.5g	112kcal

トースト6枚切り1枚の糖質量と比べると……

4枚切り	5枚切り	8枚切り
+12.7g	+4.3g	-6.3g

カツサンド

食パン40g、豚ロース45g、キャベツ20g

糖質
24.4g

たんぱく質
12.1g

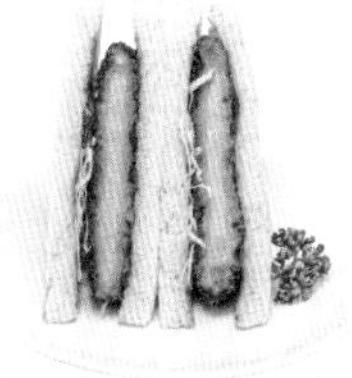

脂質：18.4g　塩分：1.6g　カロリー：320㎉

フランスパン

40g

糖質
21.9g

たんぱく質
3.4g

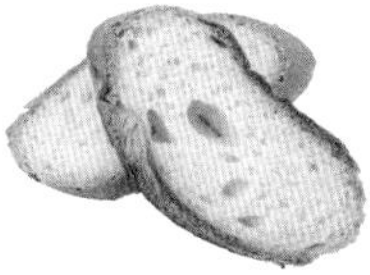

脂質：0.5g　塩分：0.6g　カロリー：116㎉

コッペパン

90g

糖質
42.4g

たんぱく質
6.6g

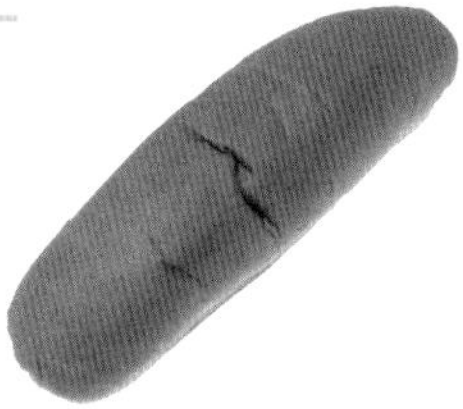

脂質：3.4g　塩分：1.2g　カロリー：233㎉

ホットドッグ

コッペパン60g、レタス10g、ウインナー35g

糖質
29.6g

たんぱく質
8.1g

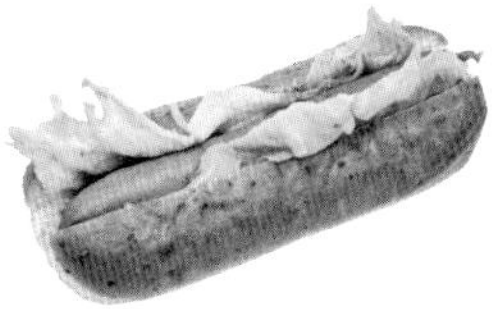

脂質：13.6g　塩分：1.4g　カロリー：273㎉

ライ麦パン

70g

糖質
33g

たんぱく質
4.7g

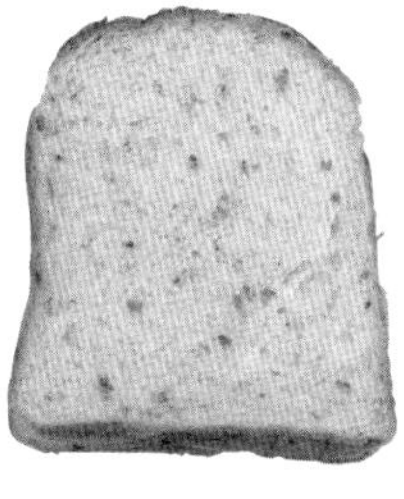

脂質：1.5g　塩分：0.8g　カロリー：176㎉

ロールパン

30g

糖質
14g

たんぱく質
2.5g

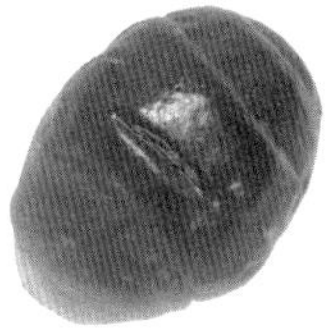

脂質：2.7g　塩分：0.4g　カロリー：93㎉

レーズンパン

30g

糖質
14.6g

たんぱく質
2.2g

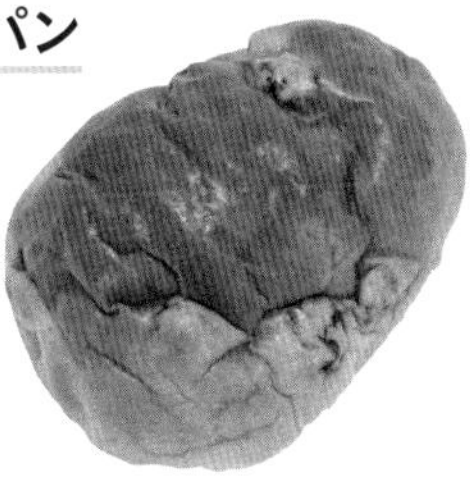

脂質：1.1g　塩分：0.3g　カロリー：79㎉

クロワッサン

45g

糖質
19g

たんぱく質
3.3g

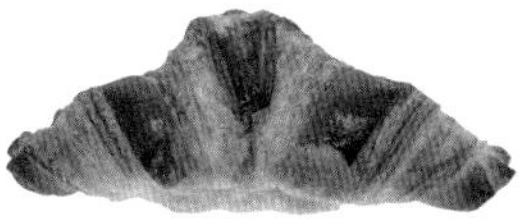

脂質：12.1g　塩分：0.5g　カロリー：197㎉

イングリッシュマフィン

65g

糖質

25.7g

たんぱく質

4.8g

- 脂質：2.3g　● 塩分：0.8g　● カロリー：146kcal

ベーグル

90g

糖質

46.8g

たんぱく質

7.4g

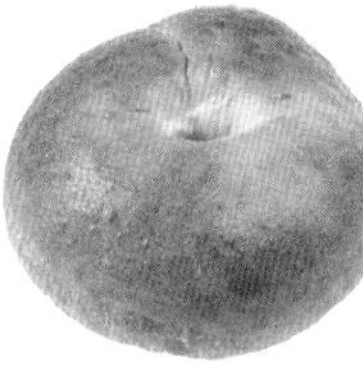

- 脂質：1.8g　● 塩分：1.1g　● カロリー：243kcal

くるみパン

55g

糖質

21.7g

たんぱく質

4.6g

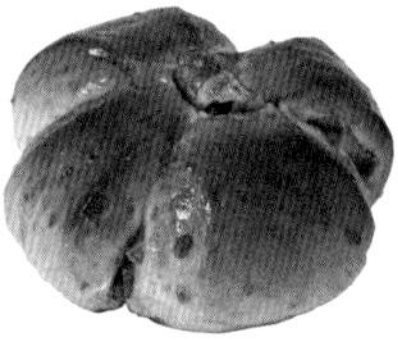

- 脂質：8.6g　● 塩分：0.6g　● カロリー：188kcal

ナン

90g

糖質

41g

たんぱく質

8.4g

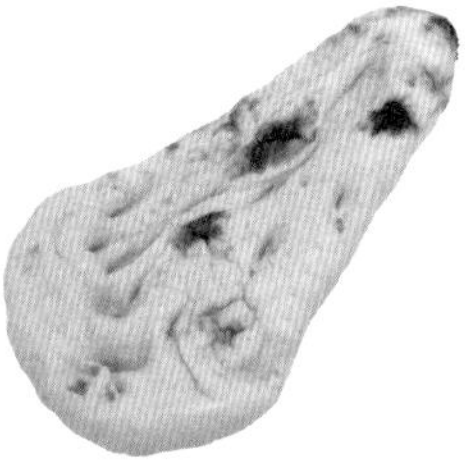

- 脂質：3.1g　● 塩分：1.2g　● カロリー：231kcal

ピザ

ピザ生地120g、トマトソース25g、チーズ40g

糖質

61.6g

たんぱく質

21.7g

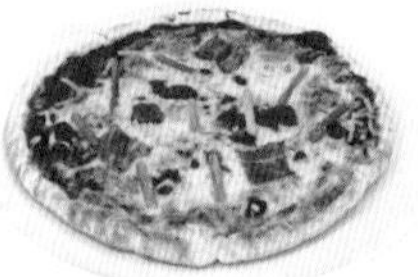

- 脂質：18g　● 塩分：3g　● カロリー：500kcal

あんぱん

100g

糖質

51g

たんぱく質

5.8g

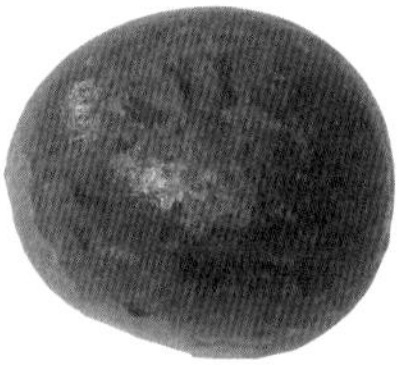

- 脂質：3.6g　● 塩分：0.3g　● カロリー：267kcal

クリームパン

80g

糖質

37.6g

たんぱく質

5.4g

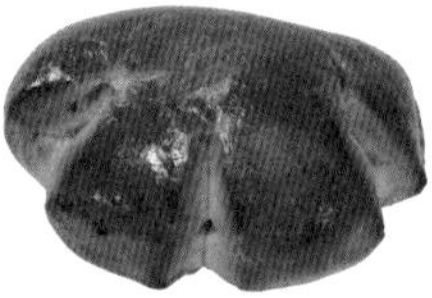

- 脂質：5.9g　● 塩分：0.3g　● カロリー：229kcal

ジャムパン

90g

糖質

50.9g

たんぱく質

4g

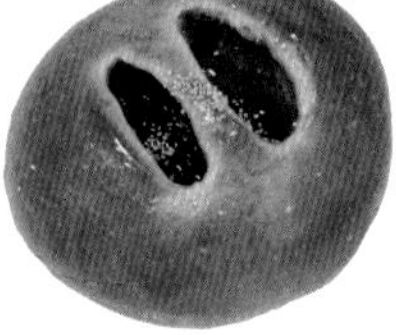

- 脂質：3.5g　● 塩分：0.3g　● カロリー：257kcal

チョココロネ

85g

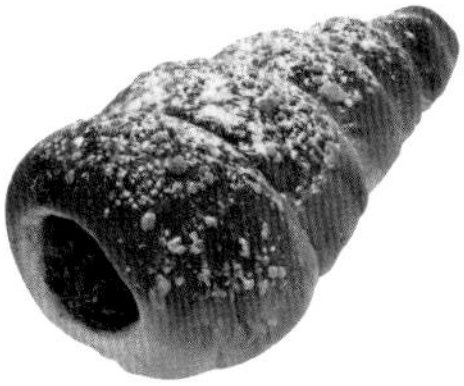

糖質

36.8g

たんぱく質

4.2g

●脂質：13g　●塩分：0.3g　●カロリー：272kcal

メロンパン

100g

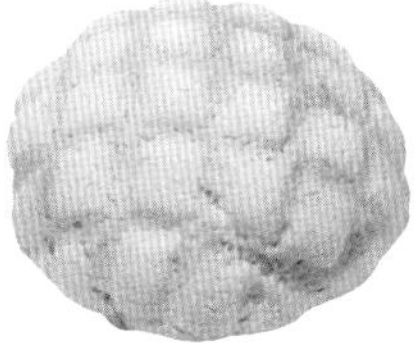

糖質

58.2g

たんぱく質

6.7g

●脂質：10.5g　●塩分：0.5g　●カロリー：349kcal

揚げパン

100g

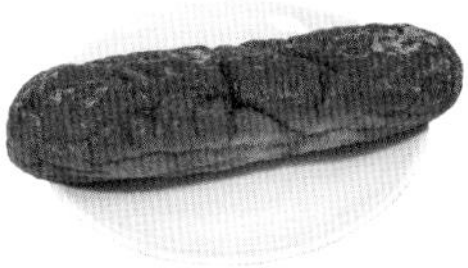

糖質

41.7g

たんぱく質

7.5g

●脂質：18.7g　●塩分：1.1g　●カロリー：369kcal

蒸しパン

90g

糖質

57.1g

たんぱく質

5.1g

●脂質：6.2g　●塩分：0.6g　●カロリー：310kcal

よく使われる代表的な 調味料③ DATA

【バター 8g】

糖質 **0g**　たんぱく質 **0g**

脂質	塩分	カロリー
6.5g	0.2g	56kcal

【バター（食塩不使用） 8g】

糖質 **0g**　たんぱく質 **0g**

脂質	塩分	カロリー
6.6g	0g	58kcal

【マーガリン 12g】

糖質 **0.1g**　たんぱく質 **0g**

脂質	塩分	カロリー
10g	0.2g	86kcal

【ピーナツバター 17g】

糖質 **2.9g**　たんぱく質 **3.3g**

脂質	塩分	カロリー
8.6g	0.2g	102kcal

【はちみつ 21g】

糖質 **17.2g**　たんぱく質 **0g**

脂質	塩分	カロリー
Tr	0g	69kcal

【メープルシロップ 21g】

糖質 **13.9g**　たんぱく質 **0g**

脂質	塩分	カロリー
0g	0g	56kcal

主食

麺

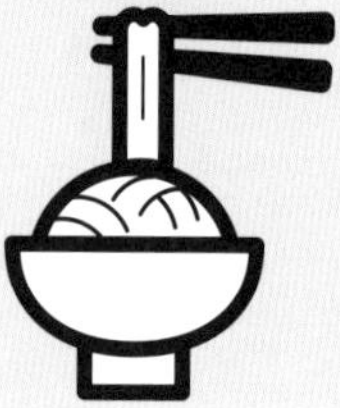

ゆでうどん

250g

糖質
50.7g

たんぱく質
5.8g

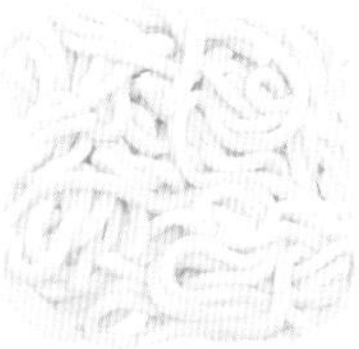

● 脂質：1g　● 塩分：0.8g　● カロリー：238kcal

冷やしうどん

ゆでうどん250g、めんつゆ60g

糖質
56.1g

たんぱく質
7.1g

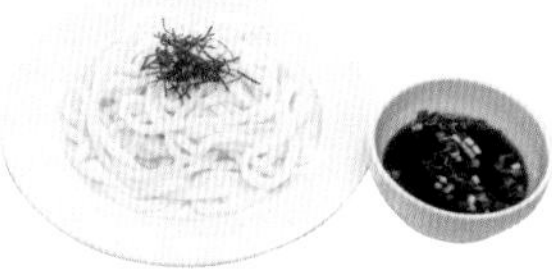

● 脂質：1g　● 塩分：2.7g　● カロリー：265kcal

かけうどん

ゆでうどん250g、かまぼこ10g

糖質
57.7g

たんぱく質
8.4g

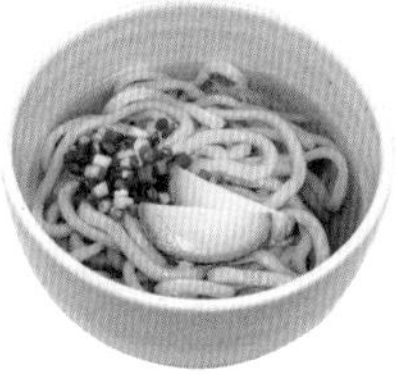

● 脂質：1.1g　● 塩分：3.4g　● カロリー：286kcal

きつねうどん

ゆでうどん250g、油揚げ20g

糖質
61g

たんぱく質
13.3g

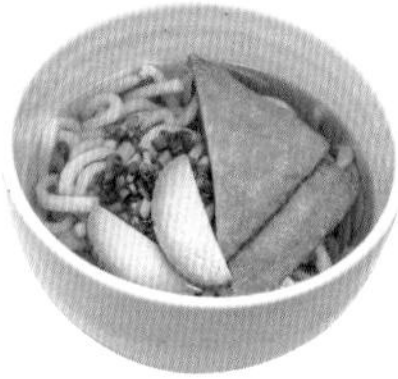

● 脂質：8g　● 塩分：4.1g　● カロリー：376kcal

たぬきうどん

ゆでうどん250g、かまぼこ10g

糖質
61.2g

たんぱく質
9.4g

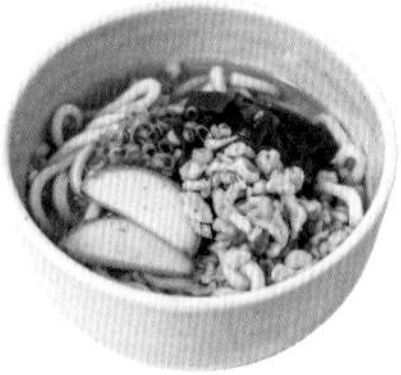

● 脂質：9.3g　● 塩分：3.8g　● カロリー：377kcal

月見うどん

ゆでうどん250g、たまご50g

糖質
57g

たんぱく質
14.2g

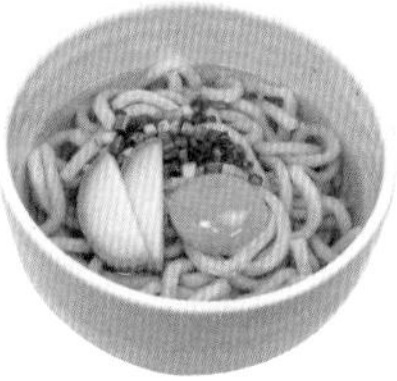

● 脂質：6.2g　● 塩分：3.9g　● カロリー：353kcal

肉うどん

ゆでうどん250g、牛ばら50g

糖質
61.6g

たんぱく質
14.4g

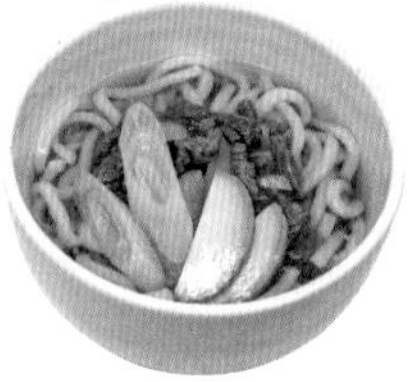

● 脂質：20.8g　● 塩分：4.5g　● カロリー：497kcal

天ぷらうどん

ゆでうどん250g、えび20g

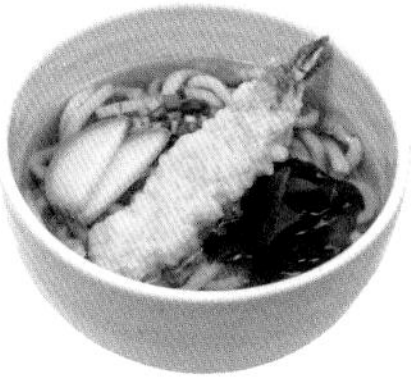

糖質
59.3g

たんぱく質
12g

● 脂質：3.8g　● 塩分：3.9g　● カロリー：333kcal

山かけうどん

ゆでうどん250g、長いも30g

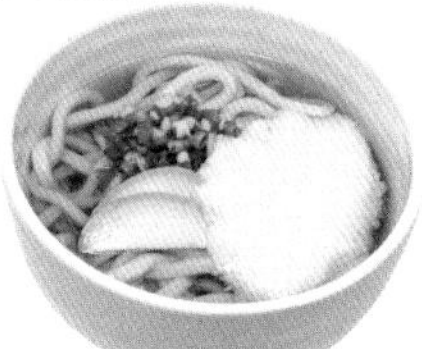

糖質
60.7g

たんぱく質
9g

● 脂質：1.2g　● 塩分：3.7g　● カロリー：301kcal

カレーうどん

ゆでうどん250g、豚もも40g、じゃがいも30g

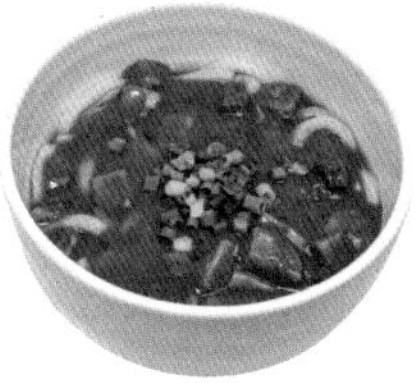

糖質
72.8g

たんぱく質
16g

● 脂質：6.1g　● 塩分：4.8g　● カロリー：447kcal

焼きうどん

ゆでうどん250g、豚ばら30g、キャベツ20g

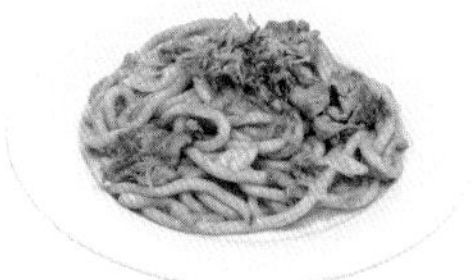

糖質
53.7g

たんぱく質
10.9g

● 脂質：27.7g　● 塩分：3.5g　● カロリー：514kcal

干しそば（ゆで）

260g

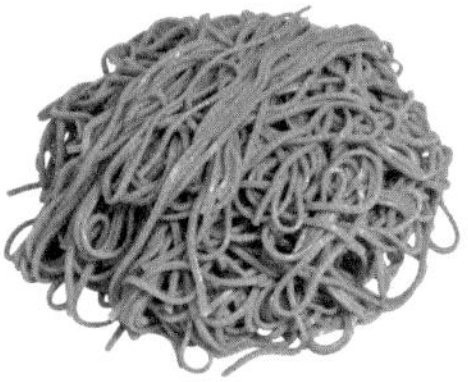

糖質
53.6g

たんぱく質
10.1g

● 脂質：1.8g　● 塩分：0.3g　● カロリー：294kcal

冷やしそば

ゆでそば230g、めんつゆ43g

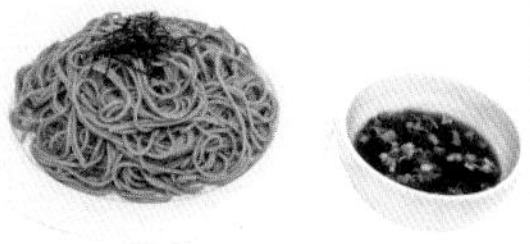

糖質
57g

たんぱく質
9.9g

● 脂質：2.3g　● 塩分：1.4g　● カロリー：319kcal

かけそば

ゆでそば230g、かまぼこ10g

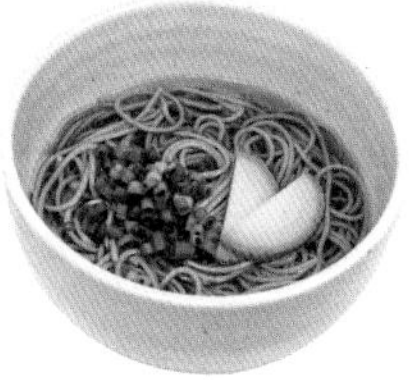

糖質
60.1g

たんぱく質
11.6g

● 脂質：2.4g　● 塩分：2.7g　● カロリー：348kcal

きつねそば

ゆでそば230g、油揚げ40g

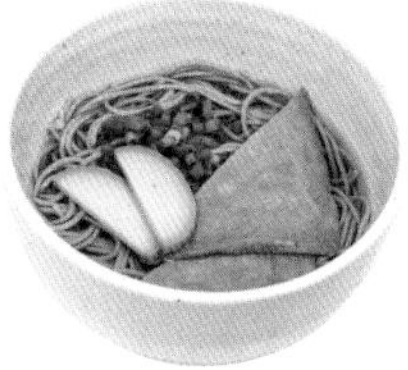

糖質
63.4g

たんぱく質
17.1g

● 脂質：8.2g　● 塩分：3.3g　● カロリー：431kcal

たぬきそば

ゆでそば230g、かまぼこ10g

糖質
62.8g

たんぱく質
12.5g

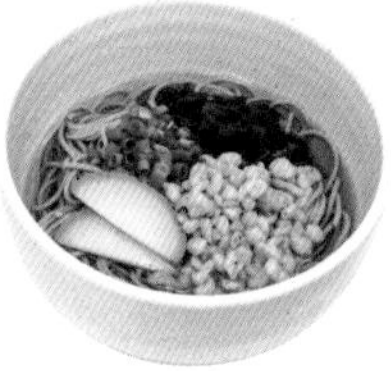

● 脂質：9g　● 塩分：3.1g　● カロリー：420kcal

月見そば

ゆでそば230g、たまご50g

糖質
59.4g

たんぱく質
17.4g

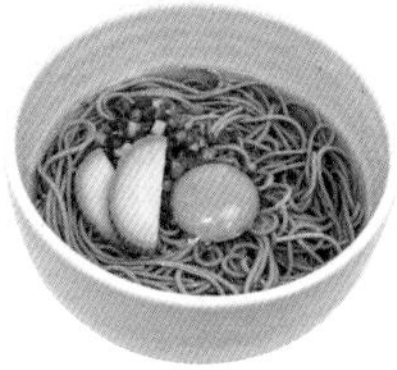

● 脂質：7.5g　● 塩分：3.1g　● カロリー：415kcal

天ぷらそば

ゆでそば230g、えび20g

糖質
62.5g

たんぱく質
15.8g

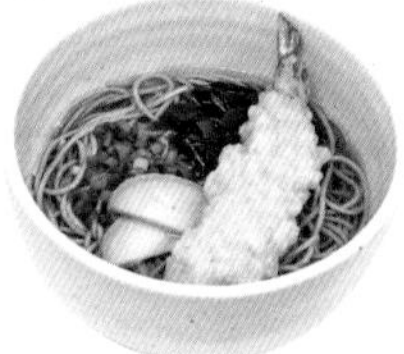

● 脂質：6.4g　● 塩分：3.1g　● カロリー：412kcal

山かけそば

ゆでそば230g、長いも30g

糖質
63.1g

たんぱく質
12.2g

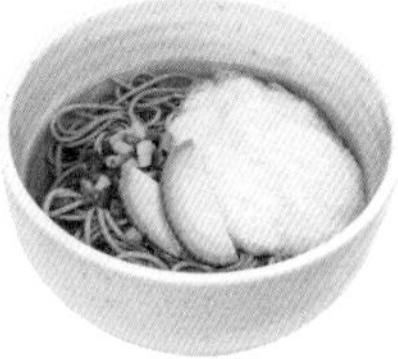

● 脂質：2.5g　● 塩分：2.9g　● カロリー：363kcal

鴨南蛮そば

ゆでそば230g、あいがも50g

糖質
61.1g

たんぱく質
18.2g

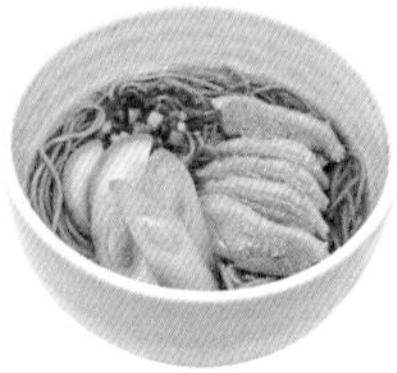

● 脂質：16.9g　● 塩分：3g　● カロリー：506kcal

そうめん

ゆでそうめん200g、めんつゆ70g

糖質
56g

たんぱく質
8.1g

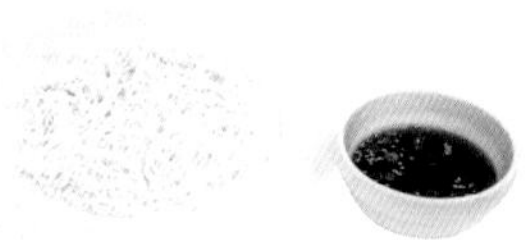

● 脂質：1g　● 塩分：2.7g　● カロリー：261kcal

にゅうめん

ゆでそうめん150g、かまぼこ15g

糖質
44.8g

たんぱく質
11g

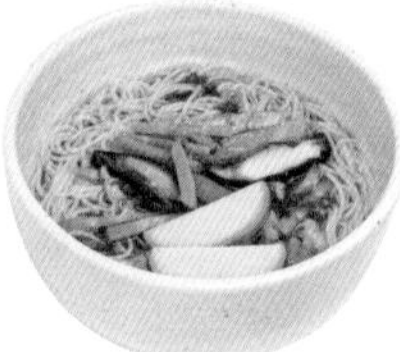

● 脂質：4.3g　● 塩分：3.4g　● カロリー：266kcal

中華麺（生）

100g

糖質
50.3g

たんぱく質
8.5g

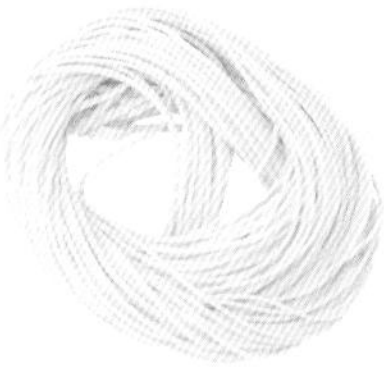

● 脂質：1.2g　● 塩分：1g　● カロリー：249kcal

干し中華麺（乾）

75g

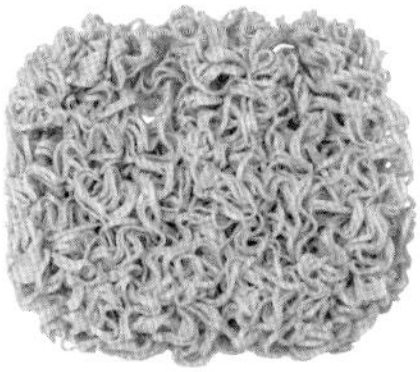

糖質

48.1g

たんぱく質

8.6g

脂質：1.2g　塩分：0.8g　カロリー：253kcal

中華麺（ゆで）

190g

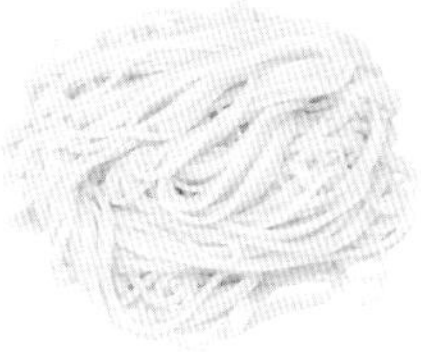

糖質

50.2g

たんぱく質

9.1g

脂質：1.1g　塩分：0.4g　カロリー：253kcal

しょうゆラーメン

ゆで中華麺230g、焼き豚20g、メンマ20g

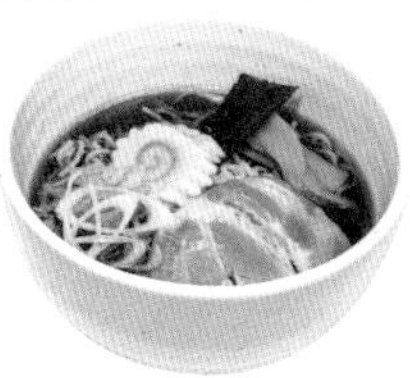

糖質

65g

たんぱく質

19.4g

脂質：7.2g　塩分：5.4g　カロリー：417kcal

塩ラーメン

ゆで中華麺230g、焼き豚30g、たまご25g

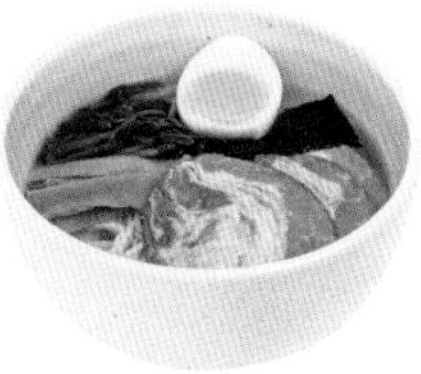

糖質

62.8g

たんぱく質

22.4g

脂質：10.6g　塩分：5.4g　カロリー：447kcal

とんこつラーメン

ゆで中華麺230g、焼き豚20g、もやし20g

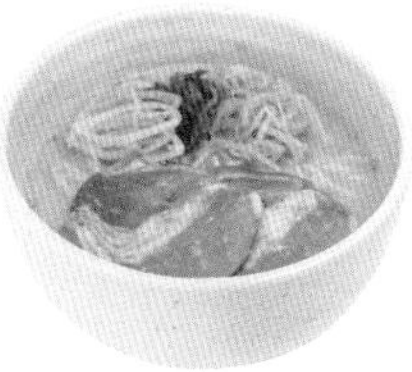

糖質

68g

たんぱく質

18.5g

脂質：11.1g　塩分：6g　カロリー：464kcal

みそラーメン

ゆで中華麺230g、焼き豚20g、もやし20g

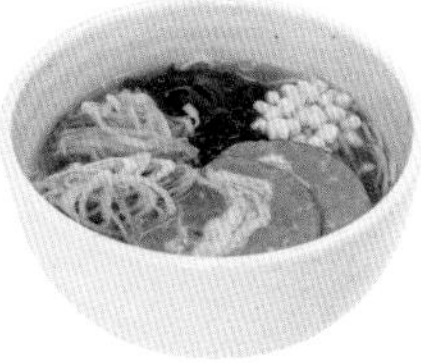

糖質

70.3g

たんぱく質

20.7g

脂質：9.1g　塩分：5.9g　カロリー：465kcal

つけ麺

ゆで中華麺230g、焼き豚30g、たまご50g

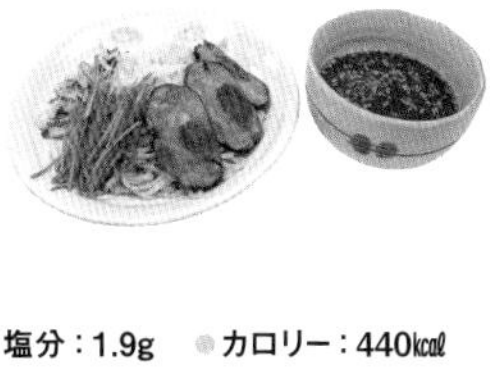

糖質

65.1g

たんぱく質

22.3g

脂質：9.1g　塩分：1.9g　カロリー：440kcal

担々麺

ゆで中華麺230g、豚ひき肉40g、ほうれん草30g

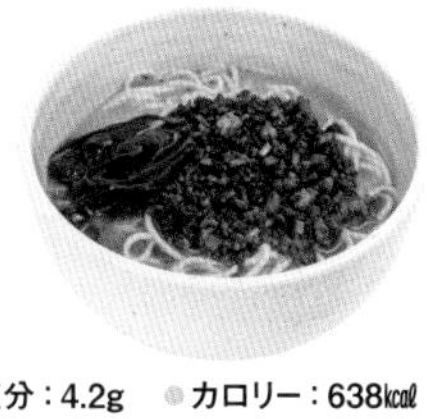

糖質

67.5g

たんぱく質

24.2g

脂質：28g　塩分：4.2g　カロリー：638kcal

韓国風冷麺

麺165g、牛ばら40g、キムチ30g

糖質
40.8g

たんぱく質
7g

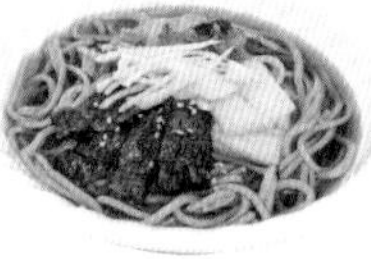

● 脂質：18.5g　● 塩分：4.2g　● カロリー：358kcal

焼きそば

蒸し中華麺150g、豚ロース30g、キャベツ50g

糖質
59.6g

たんぱく質
13.5g

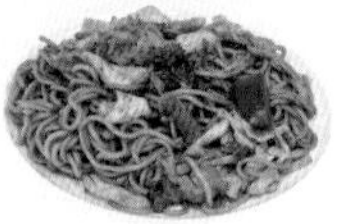

● 脂質：22.5g　● 塩分：3.1g　● カロリー：496kcal

塩焼きそば

蒸し中華麺150g、豚ばら30g、キャベツ50g

糖質
52.3g

たんぱく質
16.9g

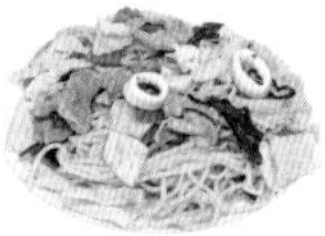

● 脂質：29.9g　● 塩分：2.2g　● カロリー：547kcal

海鮮あんかけ焼きそば

蒸し中華麺150g、いか20g、えび10g

糖質
60.5g

たんぱく質
13.5g

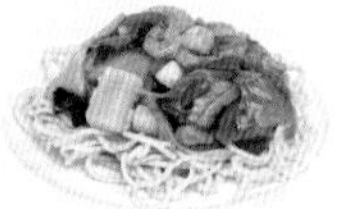

● 脂質：18.2g　● 塩分：1.9g　● カロリー：468kcal

タンメン

ゆで中華麺230g、キャベツ50g、もやし75g

糖質
71.3g

たんぱく質
15g

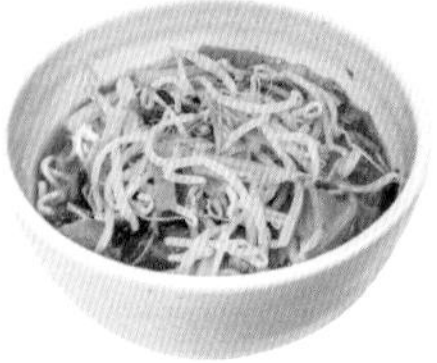

● 脂質：1.8g　● 塩分：3.2g　● カロリー：386kcal

ちゃんぽん

ゆで中華麺230g、豚もも25g、キャベツ30g

糖質
65.6g

たんぱく質
24.6g

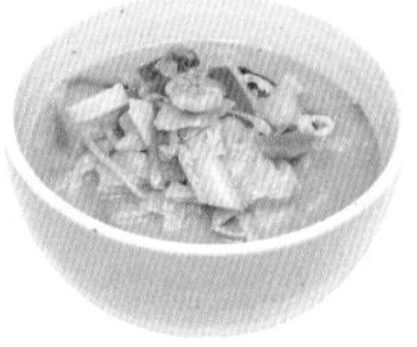

● 脂質：16.4g　● 塩分：6.2g　● カロリー：536kcal

スパゲッティ（ゆで）

220g

糖質
64.2g

たんぱく質
11.7g

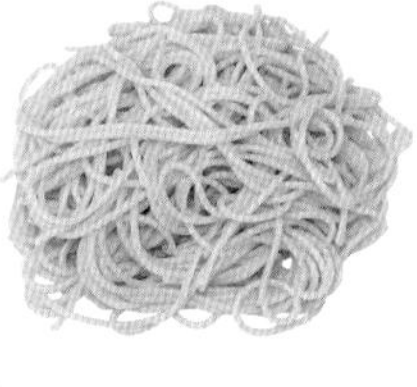

● 脂質：2g　● 塩分：2.6g　● カロリー：330kcal

トマトソースパスタ

ゆでスパゲッティ220g、トマトホール缶100g、玉ねぎ25g

糖質
69.6g

たんぱく質
12.8g

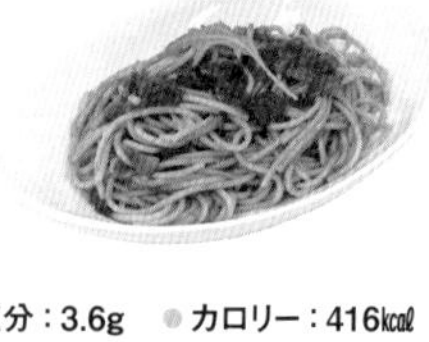

● 脂質：8.2g　● 塩分：3.6g　● カロリー：416kcal

ミートソーススパゲッティ

ゆでスパゲッティ220g、牛ひき肉50g、トマトホール缶200g

糖質
74.7g

たんぱく質
21.2g

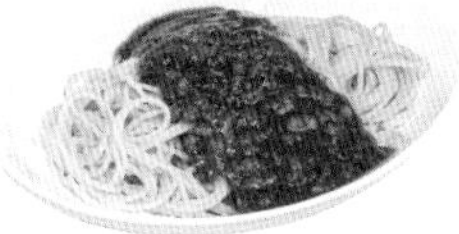

● 脂質：23.1g　● 塩分：4.6g　● カロリー：647kcal

ナポリタン

ゆでスパゲッティ220g、玉ねぎ30g、ウインナー30g

糖質
75.3g

たんぱく質
15.7g

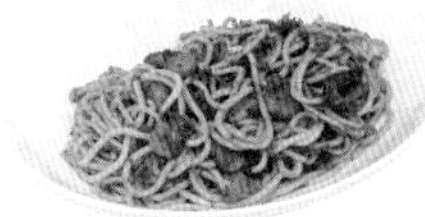

● 脂質：24.7g　● 塩分：5.3g　● カロリー：591kcal

和風きのこパスタ

ゆでスパゲッティ220g、しめじ30g、えのき25g

糖質
67.2g

たんぱく質
13.7g

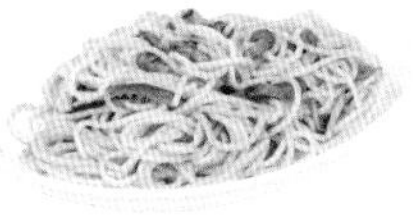

● 脂質：20g　● 塩分：4.5g　● カロリー：521kcal

カルボナーラ

ゆでスパゲッティ220g、ベーコン30g、チーズ12.5g

糖質
66.6g

たんぱく質
22.4g

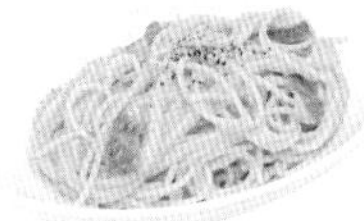

● 脂質：42g　● 塩分：4.4g　● カロリー：732kcal

たらこ和風パスタ

ゆでスパゲッティ220g、たらこ80g

糖質
66.1g

たんぱく質
29.2g

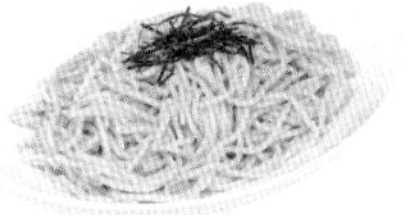

● 脂質：16.6g　● 塩分：7.7g　● カロリー：554kcal

明太子クリームパスタ

ゆでスパゲッティ220g、明太子40g

糖質
71.1g

たんぱく質
21.9g

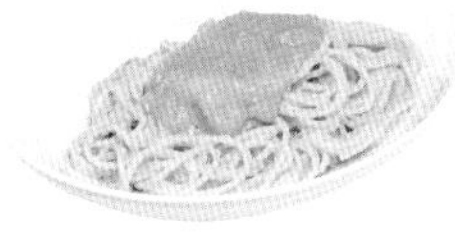

● 脂質：33.6g　● 塩分：5.5g　● カロリー：668kcal

バジルソースパスタ

ゆでスパゲッティ220g、いか25g、バジル10g

糖質
64.9g

たんぱく質
18.7g

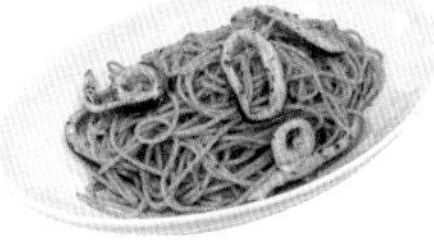

● 脂質：26.5g　● 塩分：3.3g　● カロリー：586kcal

ペペロンチーノ

ゆでスパゲッティ220g

糖質
64.8g

たんぱく質
11.8g

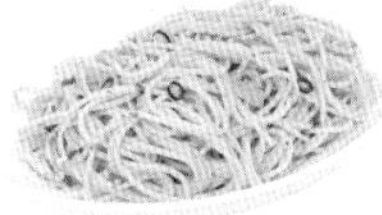

● 脂質：12g　● 塩分：3.6g　● カロリー：423kcal

マカロニグラタン

マカロニ75g、牛乳100g、チーズ20g

糖質

32.9g

たんぱく質

15.8g

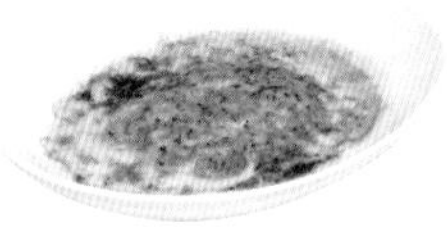

・脂質：17.7g　・塩分：3g　・カロリー：352kcal

即席中華麺（油揚げ）

90g

糖質

53.1g

たんぱく質

9.1g

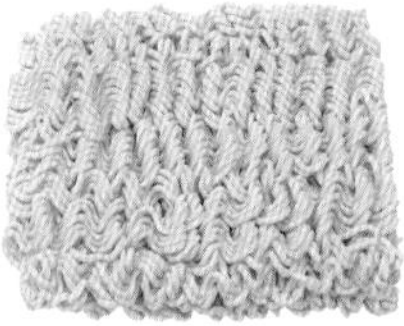

・脂質：17.2g　・塩分：5g　・カロリー：395kcal

即席中華麺（非油揚げ）

100g

糖質

64.8g

たんぱく質

10.3g

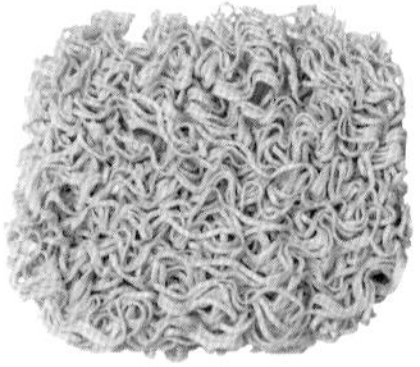

・脂質：5.2g　・塩分：6.9g　・カロリー：336kcal

カップラーメン

80g

糖質

38.8g

たんぱく質

6.6g

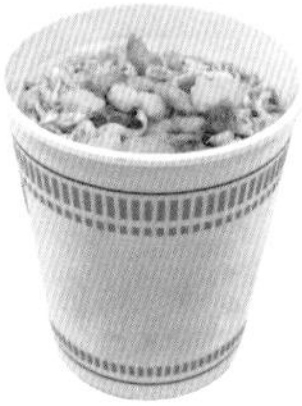

・脂質：15.3g　・塩分：5g　・カロリー：334kcal

カップうどん

95g

糖質

47.6g

たんぱく質

9.1g

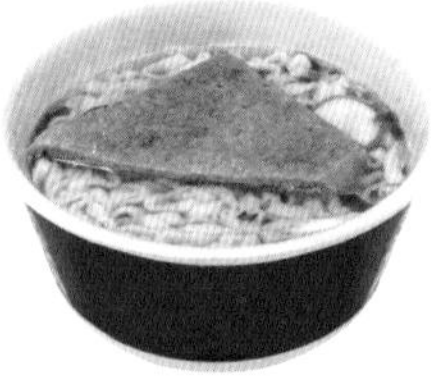

・脂質：18.8g　・塩分：6.4g　・カロリー：415kcal

カップ焼きそば

120g

糖質

62.2g

たんぱく質

8.3g

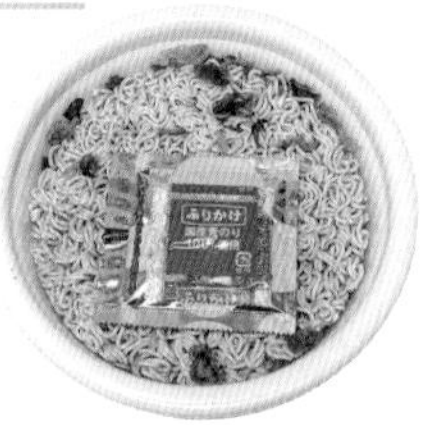

・脂質：22.3g　・塩分：4.6g　・カロリー：502kcal

主食

その他主食

もち
50g

糖質
25.1g

たんぱく質
1.8g

● 脂質：0.3g　● 塩分：0g　● カロリー：112kcal

もちの磯辺焼き
もち100g

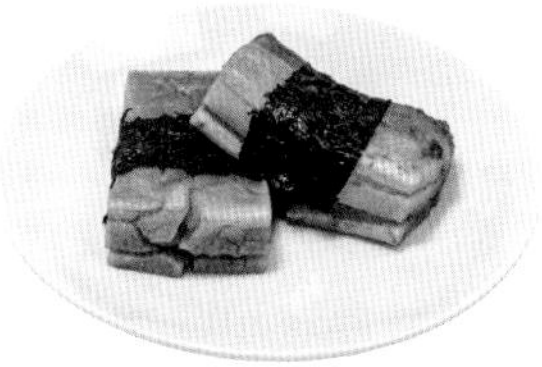

糖質
51.3g

たんぱく質
4.5g

● 脂質：0.6g　● 塩分：1.7g　● カロリー：234kcal

焼きビーフン
ビーフン40g、豚ばら50g、たけのこ20g

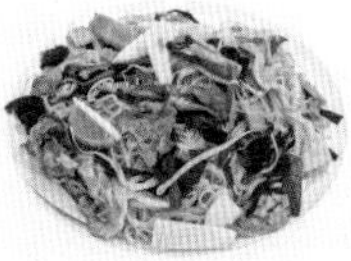

糖質
33.5g

たんぱく質
10.2g

● 脂質：30.2g　● 塩分：2.3g　● カロリー：453kcal

お好み焼き（肉）
小麦粉60g、豚ばら60g、キャベツ100g

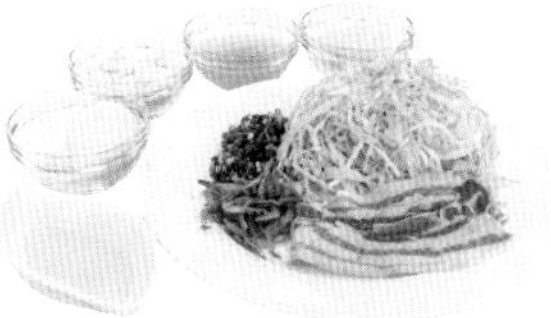

糖質
52.7g

たんぱく質
22.3g

● 脂質：28.9g　● 塩分：3.5g　● カロリー：566kcal

広島風お好み焼き
小麦粉30g、蒸し中華麺75g、豚ばら50g

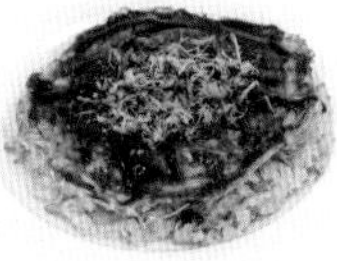

糖質
59.7g

たんぱく質
14.6g

● 脂質：26.7g　● 塩分：3.2g　● カロリー：538kcal

グラノーラ（フルーツ）
51g

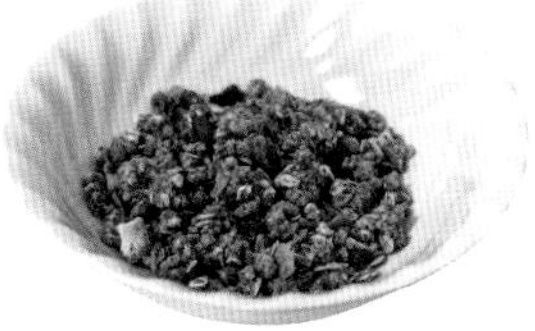

糖質
31.4g

たんぱく質
3.5g

● 脂質：7.5g　● 塩分：0g　● カロリー：210kcal

シリアル
30g

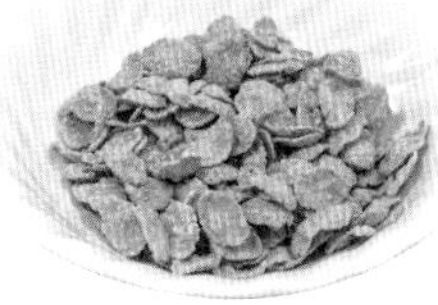

糖質
24.4g

たんぱく質
2g

● 脂質：0.5g　● 塩分：0.6g　● カロリー：114kcal

Column

糖質をとらないのもNG！
バランスよく食べることが大切

自分へのご褒美、甘いものがほしい、白いお米がおいしい……など、糖質には誘惑がいっぱい。でも、こんな自分を抑えるために「糖質をとってはいけない!」と思いすぎてはいませんか。何事も「過ぎたるは猶及ばざるが如し」。糖質を全くとらないのももちろんよくありませんが、適度に糖質を減らした分は、たんぱく質、そしてほかの栄養素で補ってください。栄養もバランスが大切です。

五大栄養素の役割

食品に含まれる栄養素の中でも重要とされるのが「五大栄養素」。 5種類それぞれが、体の組成・維持などに大切な役割を持っています。

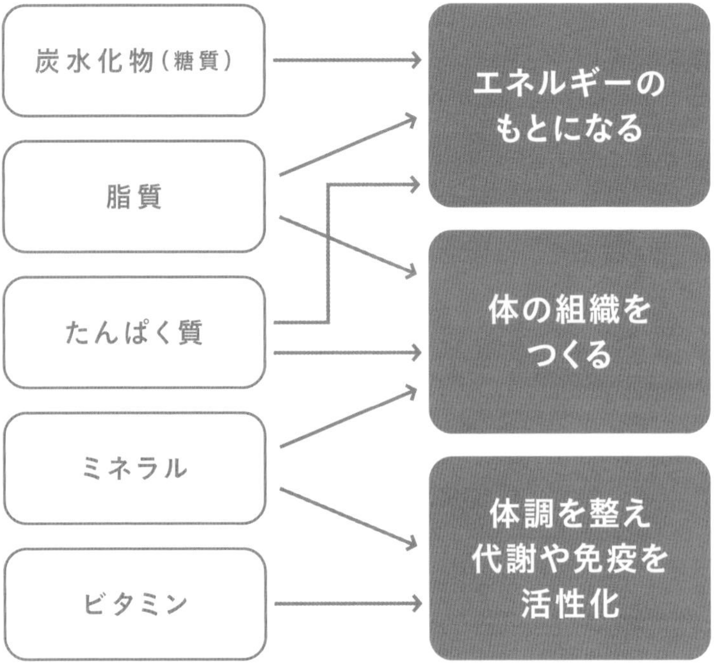

PART 4

その他の食品・飲料

その他の食品・飲料

乳・乳製品

MILK

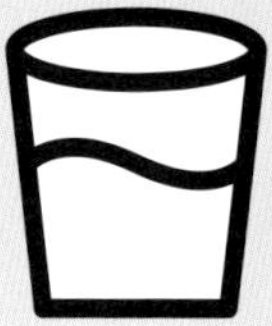

生乳

200g

糖質

9.4g

たんぱく質

5.6g

● 脂質：7.4g　● 塩分：0.2g　● カロリー：126kcal

牛乳

200g

糖質

9.6g

たんぱく質

6g

● 脂質：7.6g　● 塩分：0.2g　● カロリー：122kcal

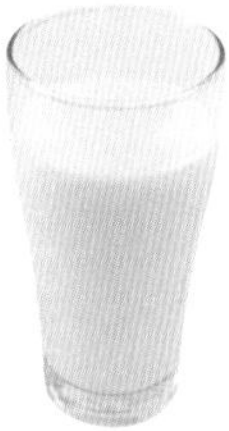

加工乳（濃厚）

200g

糖質

10.6g

たんぱく質

6g

● 脂質：8.4g　● 塩分：0.2g　● カロリー：140kcal

低脂肪牛乳

200g

糖質

11g

たんぱく質

6.8g

● 脂質：2g　● 塩分：0.4g　● カロリー：84kcal

無脂肪牛乳

200g

糖質

9.6g

たんぱく質

6.2g

● 脂質：0.2g　● 塩分：0.2g　● カロリー：62kcal

コーヒー牛乳

200g

糖質

14.4g

たんぱく質

3.8g

● 脂質：4g　● 塩分：0.2g　● カロリー：112kcal

フルーツ牛乳

200g

糖質

19.8g

たんぱく質

2.4g

● 脂質：0.4g　● 塩分：0.2g　● カロリー：92kcal

ヨーグルト（加糖）

100g

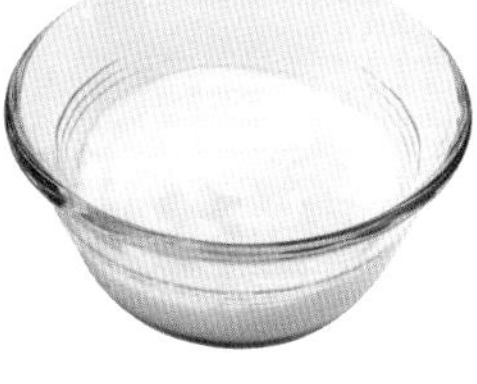

糖質

11.9g

たんぱく質

4g

● 脂質：0.2g　● 塩分：0.2g　● カロリー：65kcal

ヨーグルト（無糖）

100g

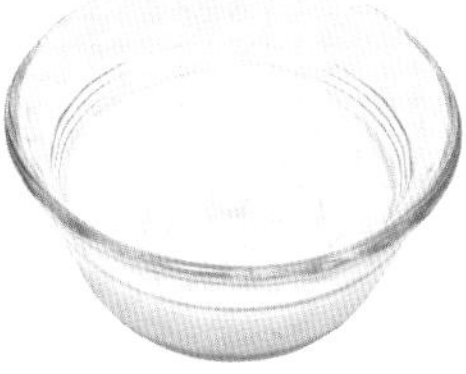

糖質

4.9g

たんぱく質

3.3g

● 脂質：3g　● 塩分：0.1g　● カロリー：56kcal

低脂肪ヨーグルト（無糖）

100g

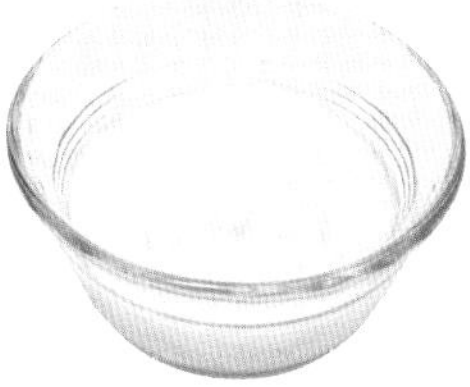

糖質

5.2g

たんぱく質

3.4g

● 脂質：1g　● 塩分：0.1g　● カロリー：40kcal

無脂肪ヨーグルト（無糖）

100g

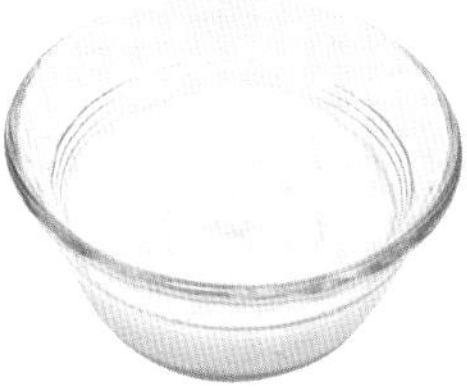

糖質

5.7g

たんぱく質

3.8g

● 脂質：0.3g　● 塩分：0.1g　● カロリー：37kcal

ヨーグルトドリンク

150g

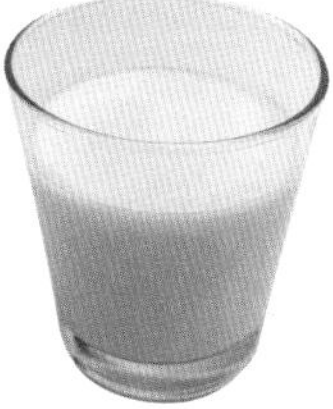

糖質

18.3g

たんぱく質

3.9g

● 脂質：0.8g　● 塩分：0.1g　● カロリー：96kcal

乳酸菌飲料

150g

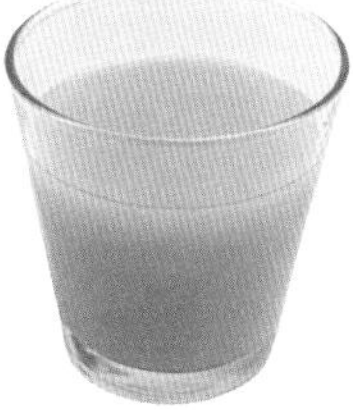

糖質

24.6g

たんぱく質

1.4g

● 脂質：0.1g　● 塩分：0g　● カロリー：96kcal

プロセスチーズ

25g

糖質

0.3g

たんぱく質

5.4g

● 脂質：6.5g　● 塩分：0.7g　● カロリー：78kcal

カマンベールチーズ

17g

糖質

0.2g

たんぱく質

3g

● 脂質：4.2g　● 塩分：0.3g　● カロリー：49kcal

クリームチーズ

15g

糖質

0.3g

たんぱく質

1.1g

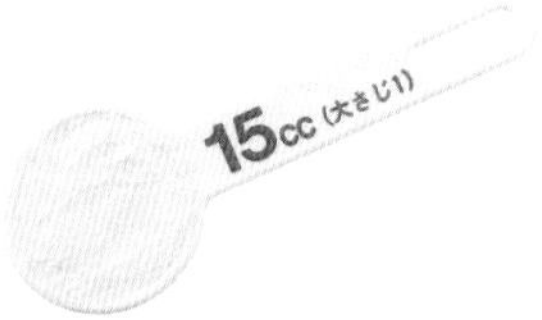

●脂質：5g　●塩分：0.1g　●カロリー：47㎉

チェダーチーズ

15g

糖質

0.2g

たんぱく質

3.6g

●脂質：5.1g　●塩分：0.3g　●カロリー：59㎉

パルメザンチーズ

2g

糖質

0g

たんぱく質

0.8g

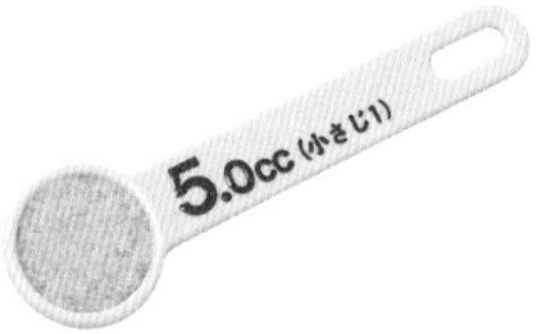

●脂質：0.6g　●塩分：0.1g　●カロリー：9㎉

ブルーチーズ

20g

糖質

0.2g

たんぱく質

3.5g

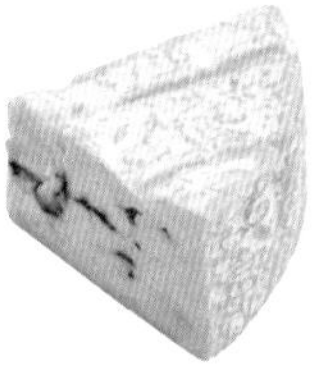

●脂質：5.8g　●塩分：0.8g　●カロリー：65㎉

エダムチーズ

100g

糖質

1.4g

たんぱく質

29.4g

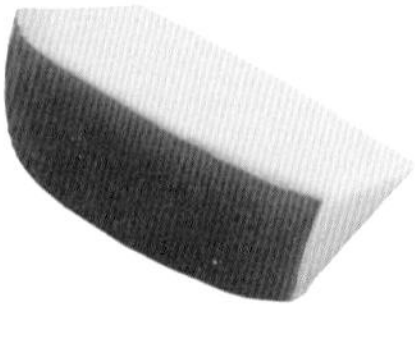

●脂質：25g　●塩分：2g　●カロリー：321㎉

エメンタールチーズ

100g

糖質

1.6g

たんぱく質

27.2g

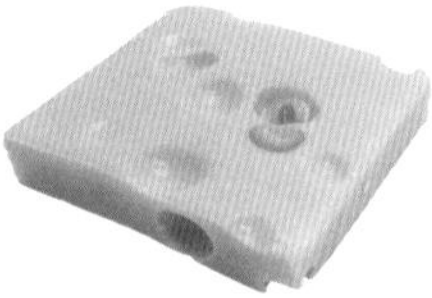

●脂質：33.6g　●塩分：1.3g　●カロリー：398㎉

ゴーダチーズ

100g

糖質

1.4g

たんぱく質

26.3g

●脂質：29g　●塩分：2g　●カロリー：356㎉

カッテージチーズ

15g

糖質

0.3g

たんぱく質

2g

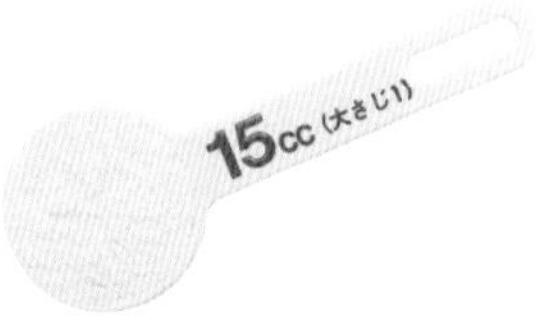

●脂質：0.7g　●塩分：0.1g　●カロリー：15㎉

マスカルポーネチーズ

100g

糖質

4.3g

たんぱく質

4.1g

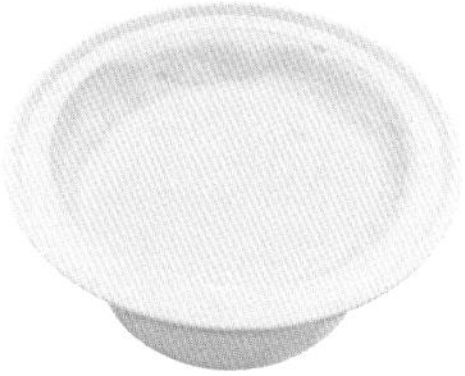

●脂質：28.2g　●塩分：0.1g　●カロリー：273kcal

モッツァレラチーズ

100g

糖質

4.2g

たんぱく質

18.4g

●脂質：19.9g　●塩分：0.2g　●カロリー：269kcal

リコッタチーズ

20g

糖質

1.3g

たんぱく質

1.4g

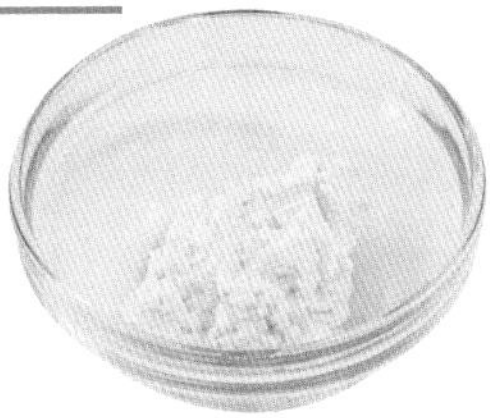

●脂質：2.3g　●塩分：0.1g　●カロリー：32kcal

チーズスプレッド

15g

糖質

0.1g

たんぱく質

2.4g

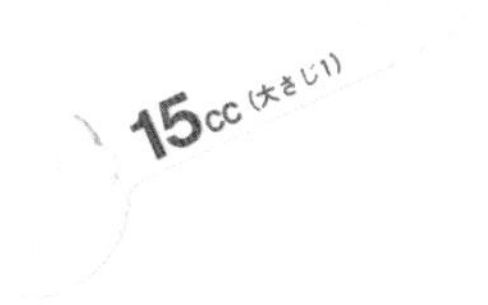

●脂質：3.9g　●塩分：0.4g　●カロリー：43kcal

スライスチーズ

18g

糖質

0.2g

たんぱく質

3.9g

●脂質：4.7g　●塩分：0.5g　●カロリー：56kcal

粉チーズ

6g

糖質

0.1g

たんぱく質

2.5g

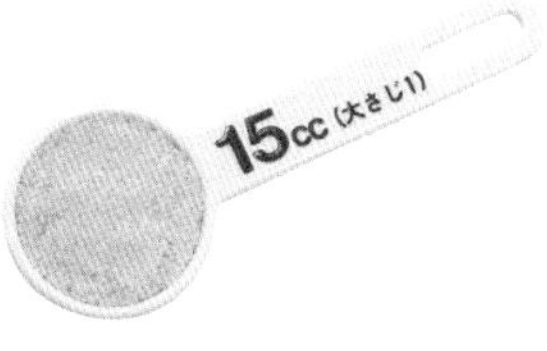

●脂質：1.8g　●塩分：0.2g　●カロリー：27kcal

生クリーム（乳脂肪）

5g

糖質

0.3g

たんぱく質

0.1g

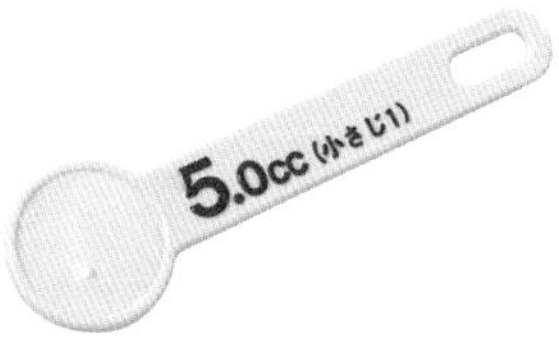

●脂質：2.1g　●塩分：0g　●カロリー：20kcal

生クリーム（植物性脂肪）

5g

糖質

0.1g

たんぱく質

0.2g

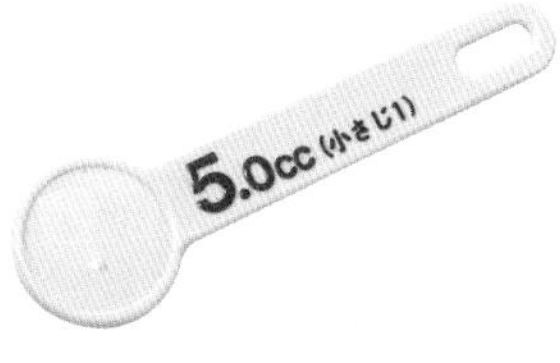

●脂質：2.1g　●塩分：0g　●カロリー：19kcal

その他の食品・飲料

果物

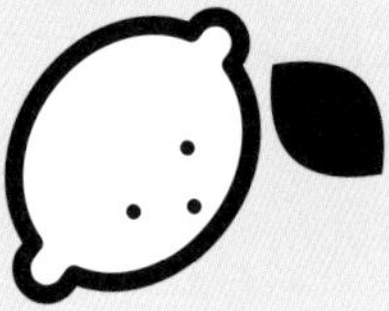

いちご

20g

糖質

1.4g

たんぱく質

0.1g

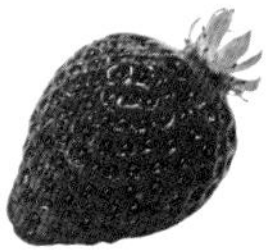

● 脂質：0g　● 塩分：0g　● カロリー：6kcal

いちじく

85g

糖質

10.6g

たんぱく質

0.3g

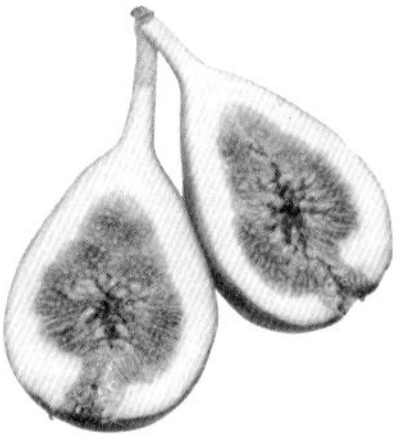

● 脂質：0.1g　● 塩分：0g　● カロリー：48kcal

みかん

80g

糖質

8.8g

たんぱく質

0.3g

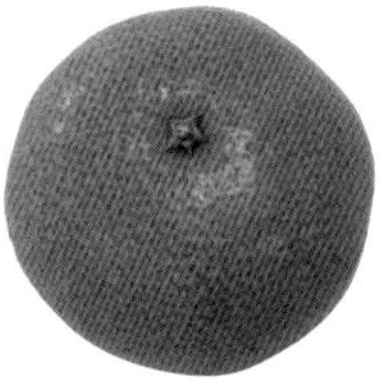

● 脂質：0.1g　● 塩分：0g　● カロリー：39kcal

オレンジ

175.5g

糖質

18.9g

たんぱく質

0.9g

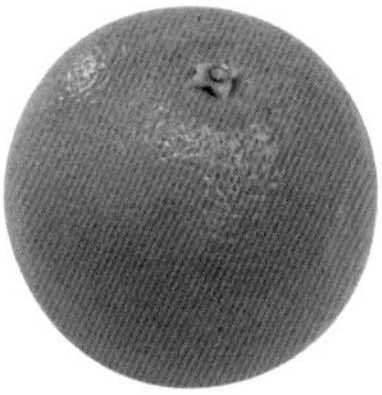

● 脂質：0.2g　● 塩分：0g　● カロリー：84kcal

グレープフルーツ

149.8g

糖質

13.5g

たんぱく質

0.7g

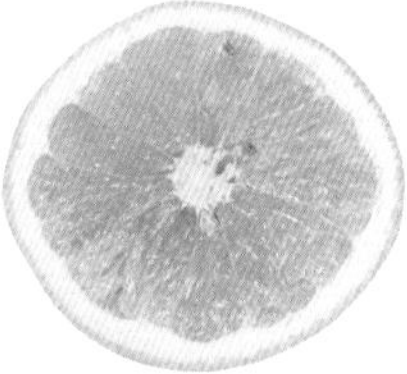

● 脂質：0.1g　● 塩分：0g　● カロリー：60kcal

柿

182g

糖質

26g

たんぱく質

0.5g

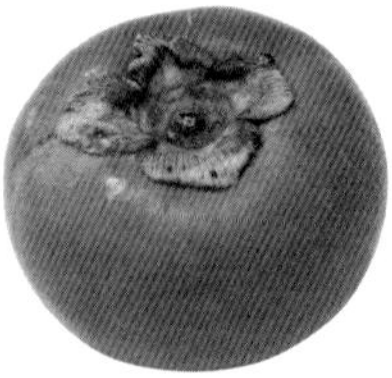

● 脂質：0.4g　● 塩分：0g　● カロリー：115kcal

キウイフルーツ

42.5g

糖質

4.6g

たんぱく質

0.3g

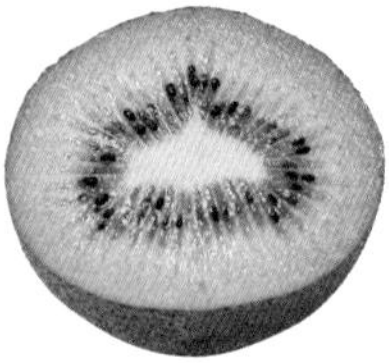

● 脂質：0.1g　● 塩分：0g　● カロリー：22kcal

さくらんぼ

24.3g

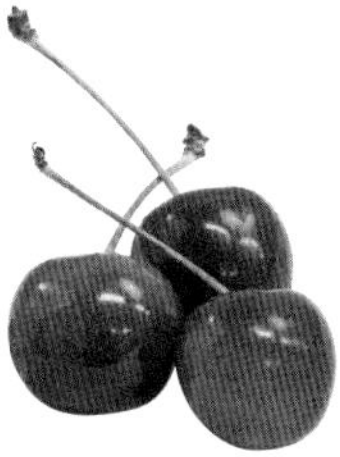

糖質

3.4g

たんぱく質

0.2g

● 脂質：0g　● 塩分：0g　● カロリー：16kcal

梨

297.5g

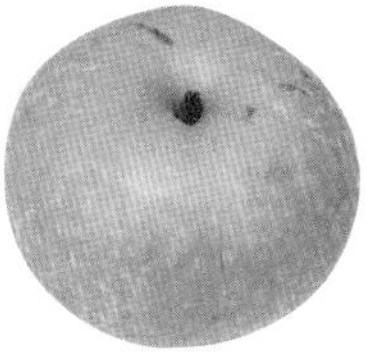

糖質

30.9g

たんぱく質

0.6g

● 脂質：0.3g　● 塩分：0g　● カロリー：113kcal

西洋梨（ラ・フランス）

212.5g

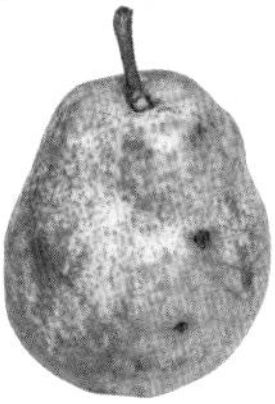

糖質

26.6g

たんぱく質

0.4g

● 脂質：0.2g　● 塩分：0g　● カロリー：102kcal

バナナ

90g

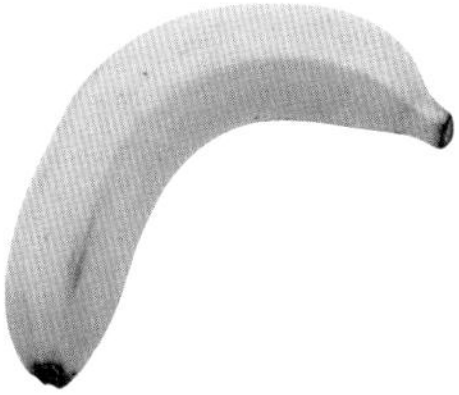

糖質

19.3g

たんぱく質

0.6g

● 脂質：0.2g　● 塩分：0g　● カロリー：84kcal

ブルーベリー

10g

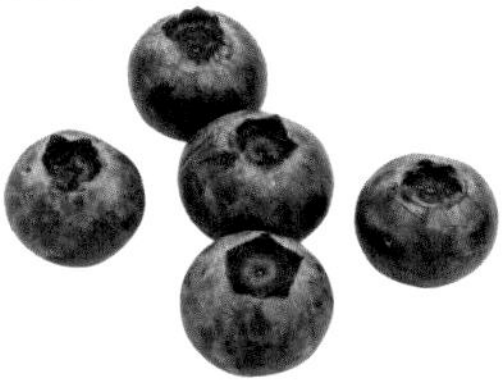

糖質

1g

たんぱく質

0g

● 脂質：0g　● 塩分：0g　● カロリー：5kcal

メロン

130g

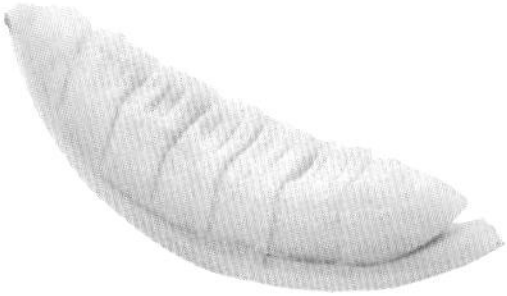

糖質

12.7g

たんぱく質

0.9g

● 脂質：0.1g　● 塩分：0g　● カロリー：52kcal

レモン

116.4g

糖質

8.9g

たんぱく質

1g

● 脂質：0.8g　● 塩分：0g　● カロリー：50kcal

りんご

248.4g

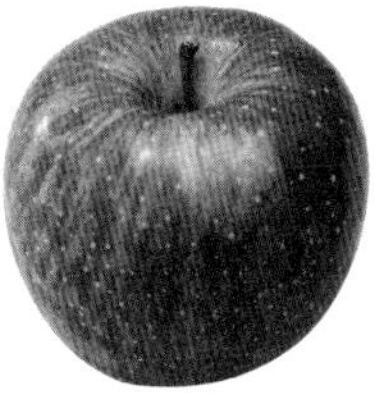

糖質

35.5g

たんぱく質

0.2g

● 脂質：0.7g　● 塩分：0g　● カロリー：139kcal

白桃

195.5g

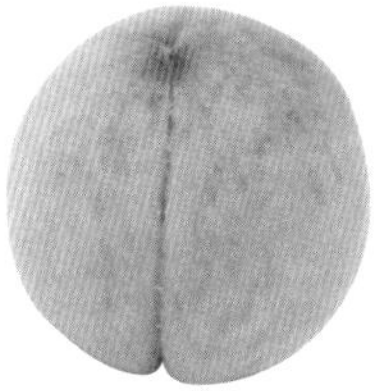

糖質
17.4g

たんぱく質
0.8g

- 脂質：0.2g
- 塩分：0g
- カロリー：74kcal

ぶどう（デラウエア）

35g

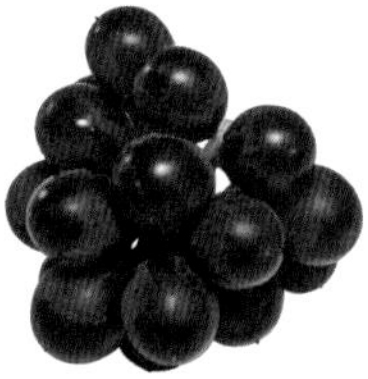

糖質
5.3g

たんぱく質
0.1g

- 脂質：0g
- 塩分：0g
- カロリー：20kcal

パイナップル

30g

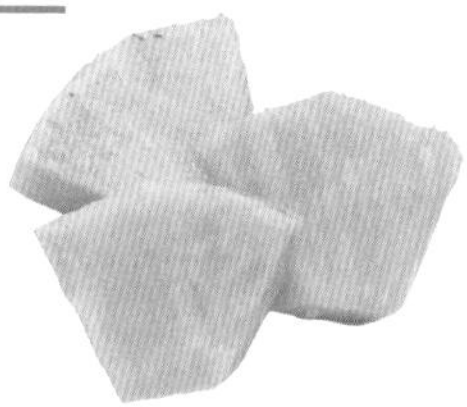

糖質
3.7g

たんぱく質
0.1g

- 脂質：0g
- 塩分：0g
- カロリー：16kcal

スイカ

132g

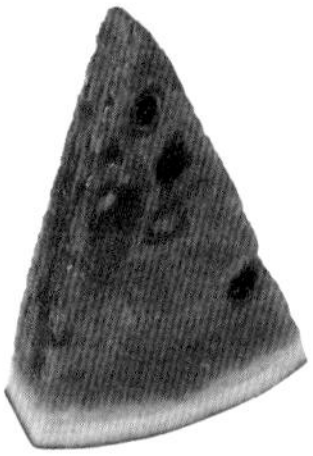

糖質
12.1g

たんぱく質
0.4g

- 脂質：0.1g
- 塩分：0g
- カロリー：54kcal

びわ

50g

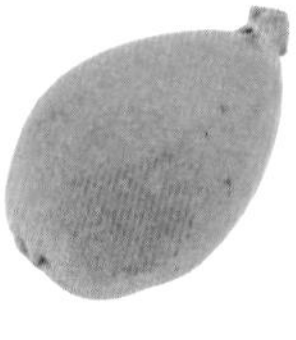

糖質
4.5g

たんぱく質
0.1g

- 脂質：0.1g
- 塩分：0g
- カロリー：21kcal

マンゴー

162.5g

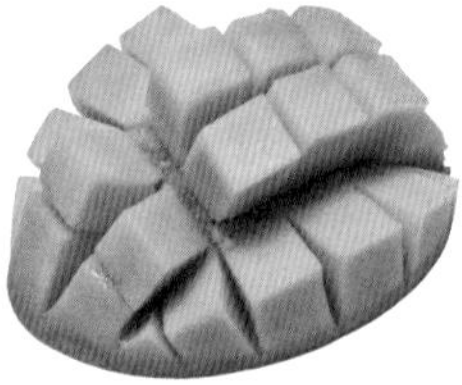

糖質
25.4g

たんぱく質
0.8g

- 脂質：0.2g
- 塩分：0g
- カロリー：111kcal

ライチ

14g

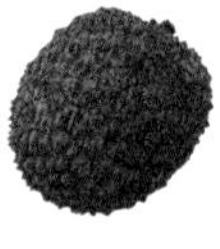

糖質
2.2g

たんぱく質
0.1g

- 脂質：0g
- 塩分：0g
- カロリー：9kcal

アボカド

70g

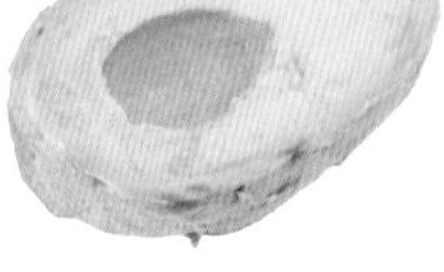

糖質
1.6g

たんぱく質
1.1g

- 脂質：12.3g
- 塩分：0g
- カロリー：123kcal

種実

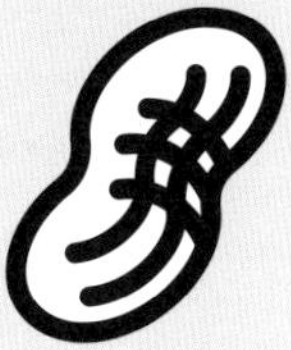

アーモンド

4g

糖質
0.4g

たんぱく質
0.7g

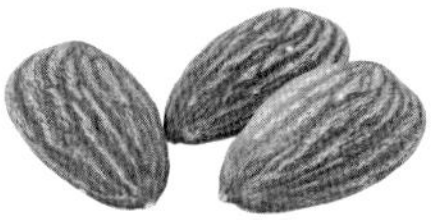

● 脂質：2.1g　● 塩分：0g　● カロリー：24kcal

カシューナッツ

10g

糖質
2g

たんぱく質
1.9g

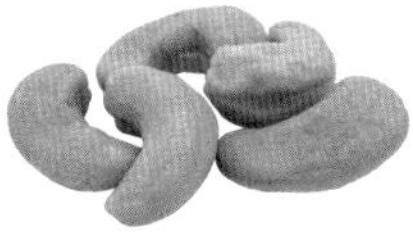

● 脂質：4.8g　● 塩分：0.1g　● カロリー：59kcal

ローストくるみ

10g

糖質
0.4g

たんぱく質
1.3g

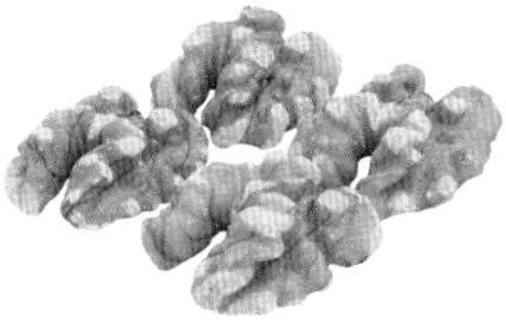

● 脂質：6.9g　● 塩分：0g　● カロリー：71kcal

ピーナツ

5.3g

糖質
0.5g

たんぱく質
1.2g

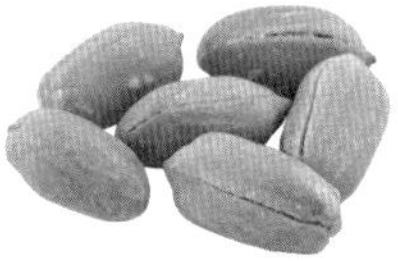

● 脂質：2.8g　● 塩分：0g　● カロリー：32kcal

ミックスナッツ

100g

糖質
9.5g

たんぱく質
15.4g

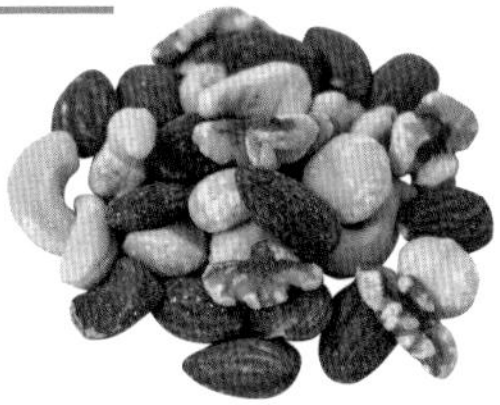

● 脂質：62.2g　● 塩分：0.3g　● カロリー：670kcal

ぎんなん（ゆで）

10g

糖質
3.4g

たんぱく質
0.4g

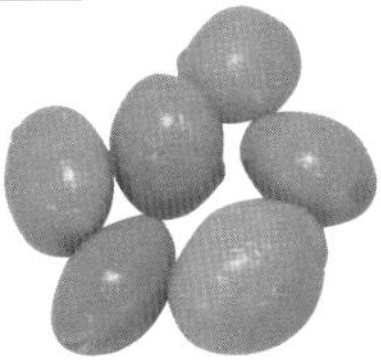

● 脂質：0.1g　● 塩分：0g　● カロリー：17kcal

日本ぐり（ゆで）

13g

糖質
3.9g

たんぱく質
0.4g

● 脂質：0.1g　● 塩分：0g　● カロリー：20kcal

お菓子

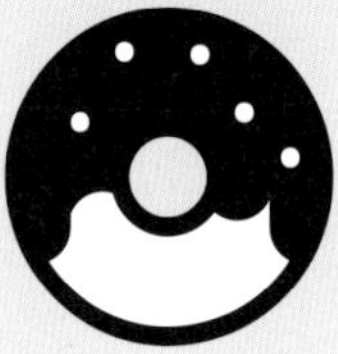

あめ
5g

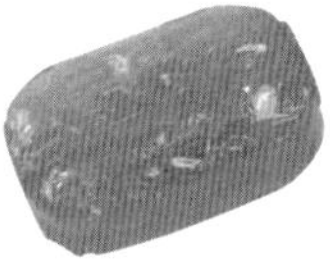

糖質
4.9g

たんぱく質
0g

● 脂質：0g　● 塩分：0g　● カロリー：19kcal

チューインガム（板）
2g

糖質
1.9g

たんぱく質
0g

● 脂質：0g　● 塩分：0g　● カロリー：8kcal

チューインガム（糖衣）
1g

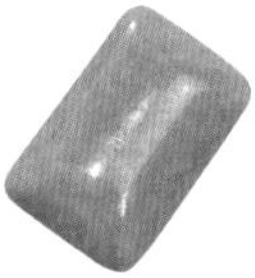

糖質
1g

たんぱく質
0g

● 脂質：0g　● 塩分：0g　● カロリー：4kcal

キャラメル
5g

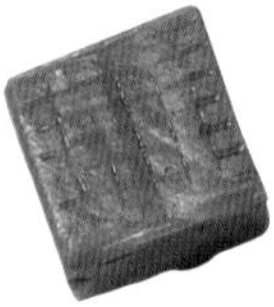

糖質
3.9g

たんぱく質
0.2g

● 脂質：0.6g　● 塩分：0g　● カロリー：21kcal

マシュマロ
15g

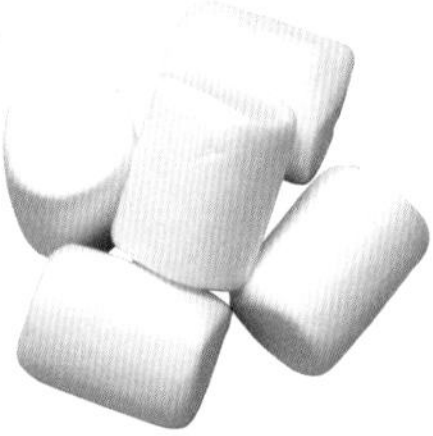

糖質
11.9g

たんぱく質
0.3g

● 脂質：0g　● 塩分：0g　● カロリー：49kcal

ラムネ
12g

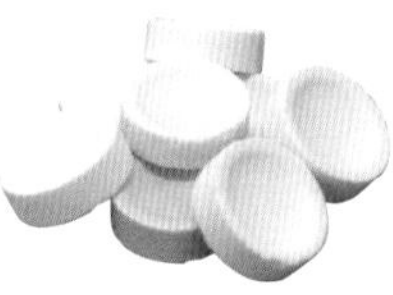

糖質
11.1g

たんぱく質
0g

● 脂質：0.1g　● 塩分：0g　● カロリー：45kcal

チョコレート
4g

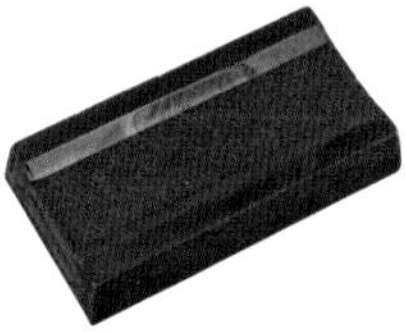

糖質
2g

たんぱく質
0.2g

● 脂質：1.4g　● 塩分：0g　● カロリー：22kcal

ホワイトチョコレート
3g

糖質
1.5g

たんぱく質
0.2g

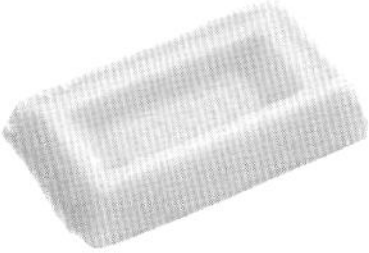

● 脂質：1.2g ● 塩分：0g ● カロリー：18kcal

アーモンドチョコレート
4g

糖質
1.5g

たんぱく質
0.4g

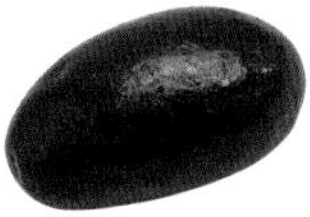

● 脂質：1.6g ● 塩分：0g ● カロリー：22kcal

クラッカー
15g

糖質
10.9g

たんぱく質
1.4g

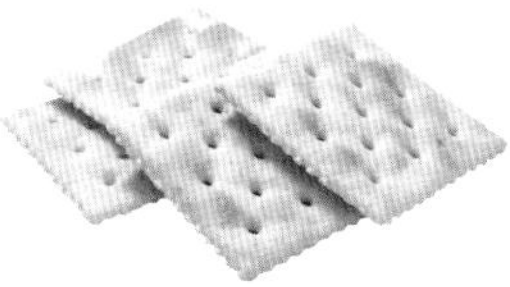

● 脂質：1.5g ● 塩分：0.3g ● カロリー：63kcal

ビスケット
18g

糖質
13.6g

たんぱく質
1.2g

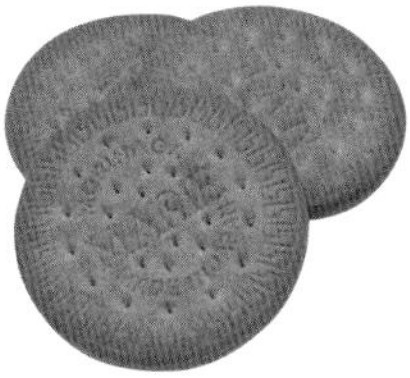

● 脂質：1.8g ● 塩分：0.1g ● カロリー：76kcal

サブレ
12g

糖質
8.6g

たんぱく質
0.7g

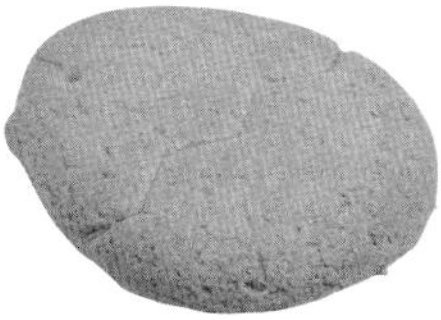

● 脂質：2g ● 塩分：0g ● カロリー：55kcal

リーフパイ
10g

糖質
5.4g

たんぱく質
0.5g

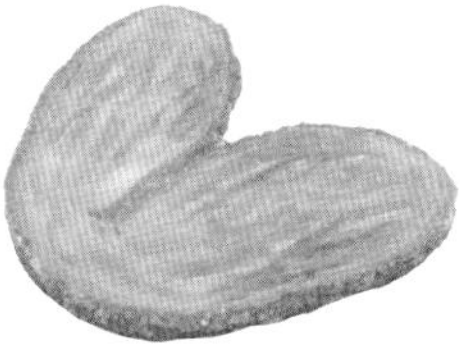

● 脂質：3.5g ● 塩分：0g ● カロリー：56kcal

クッキー
30g

糖質
18.4g

たんぱく質
1.6g

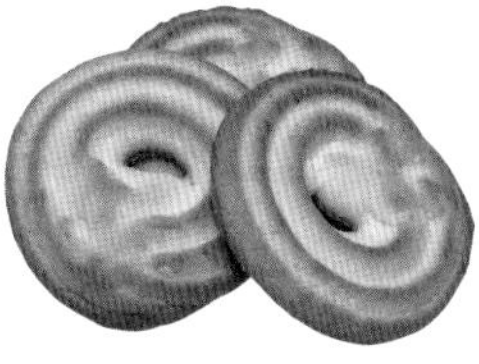

● 脂質：8.3g ● 塩分：0.2g ● カロリー：154kcal

チョコレートクッキー
24g

糖質
14.6g

たんぱく質
1.4g

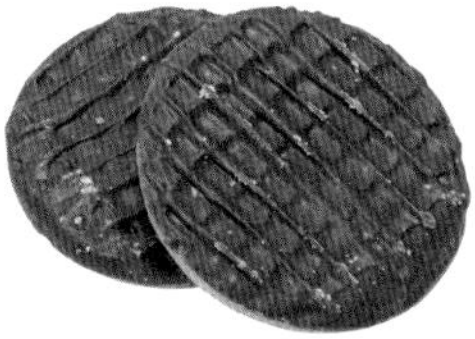

● 脂質：5.8g ● 塩分：0.1g ● カロリー：117kcal

たまごボーロ

3g

糖質

2.7g

たんぱく質

0.1g

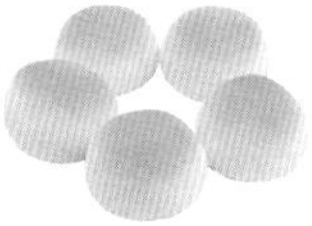

● 脂質：0.1g　● 塩分：0g　● カロリー：12㎉

コーンスナック

20g

糖質

12.9g

たんぱく質

0.9g

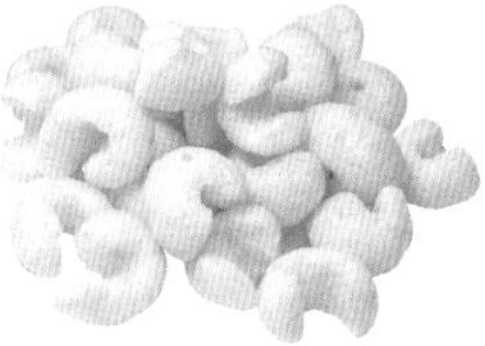

● 脂質：5.4g　● 塩分：0.2g　● カロリー：103㎉

ポテトチップス

10g

糖質

5.1g

たんぱく質

0.4g

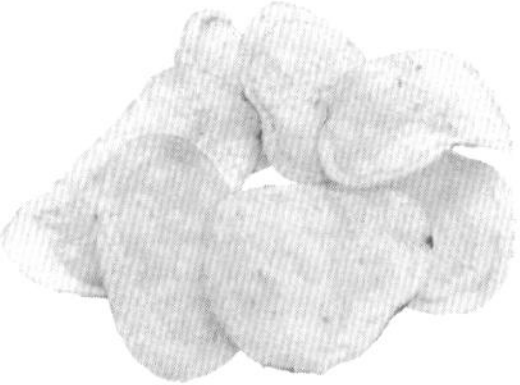

● 脂質：3.5g　● 塩分：0.1g　● カロリー：54㎉

ドーナツ

60g

糖質

35.4g

たんぱく質

4g

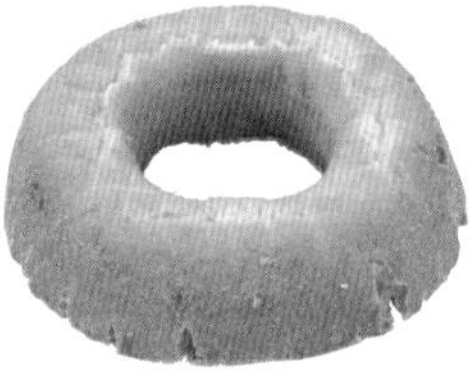

● 脂質：7g　● 塩分：0.2g　● カロリー：220㎉

マフィン

70g

糖質

33.1g

たんぱく質

3.7g

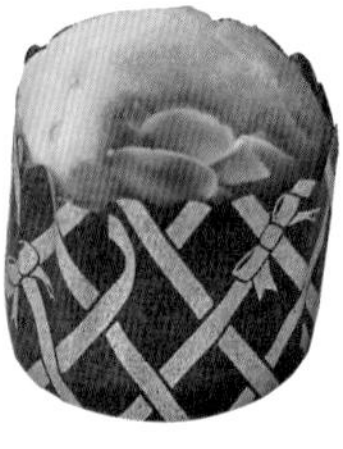

● 脂質：17.7g　● 塩分：0.4g　● カロリー：295㎉

ワッフル

35g

糖質

13g

たんぱく質

2.3g

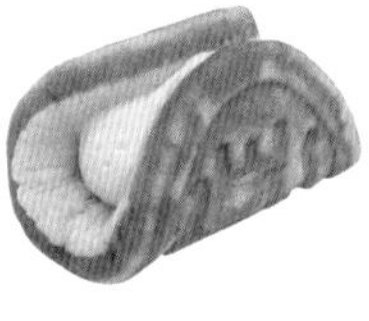

● 脂質：2.8g　● 塩分：0.1g　● カロリー：84㎉

スコーン

95g

糖質

41.5g

たんぱく質

5.6g

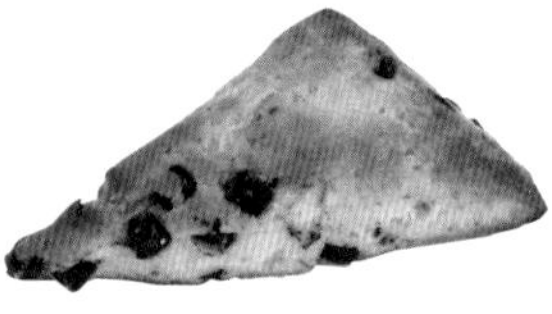

● 脂質：14.7g　● 塩分：0.6g　● カロリー：319㎉

シュークリーム

100g

糖質

25.2g

たんぱく質

5.5g

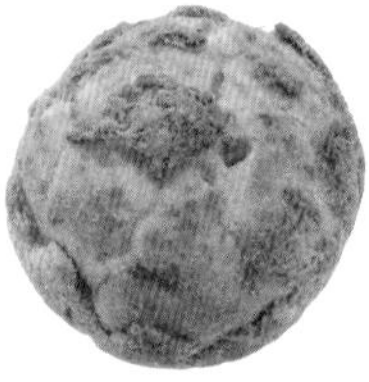

● 脂質：11.4g　● 塩分：0.2g　● カロリー：211㎉

プリン

140g

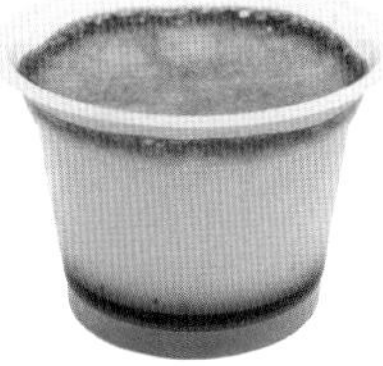

糖質

19.6g

たんぱく質

7.4g

● 脂質：7.7g　● 塩分：0.3g　● カロリー：162kcal

ゼリー

80g

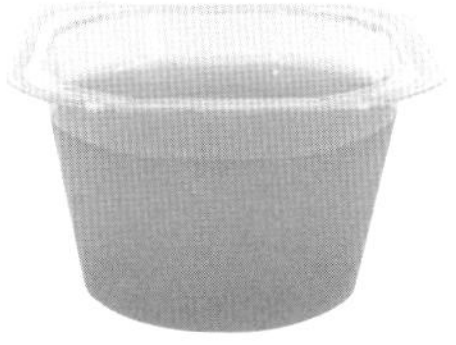

糖質

15.6g

たんぱく質

1.5g

● 脂質：0.1g　● 塩分：0g　● カロリー：64kcal

コーヒーゼリー

80g

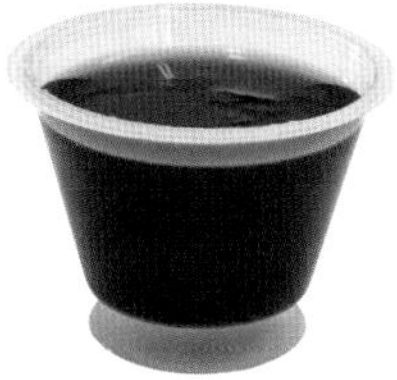

糖質

8.2g

たんぱく質

1.1g

● 脂質：0g　● 塩分：0g　● カロリー：34kcal

杏仁豆腐

200g

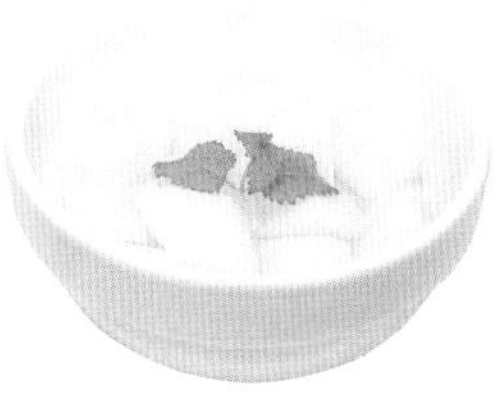

糖質

18.4g

たんぱく質

2.8g

● 脂質：14.6g　● 塩分：0.1g　● カロリー：210kcal

かりんとう

20g

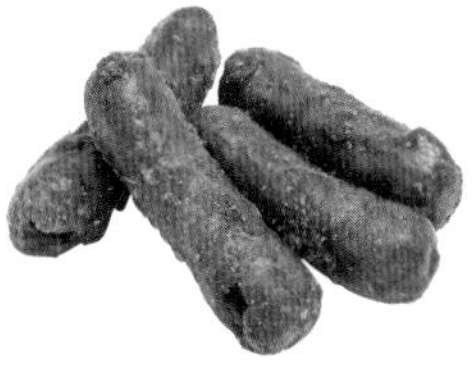

糖質

15.1g

たんぱく質

1.4g

● 脂質：2.3g　● 塩分：0g　● カロリー：84kcal

いもけんぴ

7g

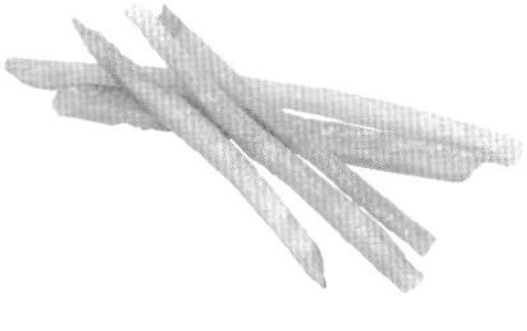

糖質

4.8g

たんぱく質

0.1g

● 脂質：1.4g　● 塩分：0g　● カロリー：33kcal

揚げせんべい

12g

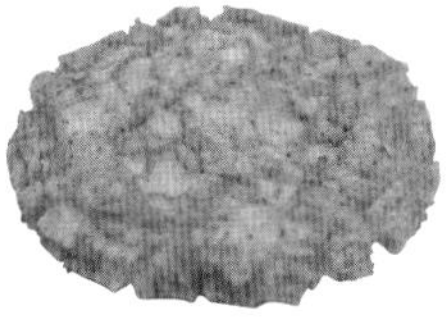

糖質

8.5g

たんぱく質

0.6g

● 脂質：2.1g　● 塩分：0.1g　● カロリー：55kcal

しょうゆせんべい

15g

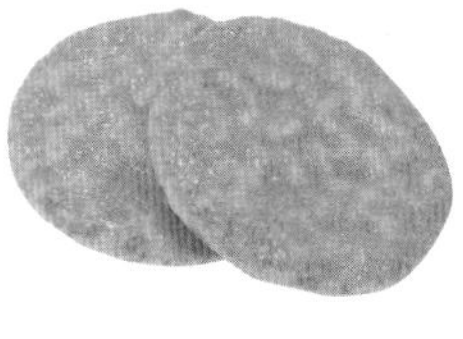

糖質

12.8g

たんぱく質

0.9g

● 脂質：0.1g　● 塩分：0.2g　● カロリー：56kcal

あられ

10g

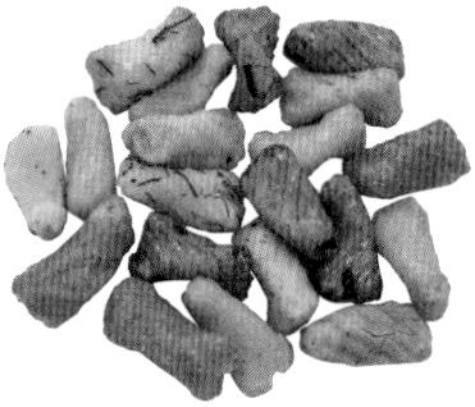

糖質

8.4g

たんぱく質

0.7g

●脂質：0.1g　●塩分：0.2g　●カロリー：38kcal

甘納豆（いんげん豆）

15g

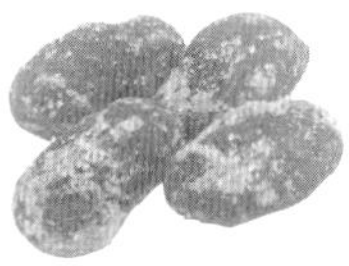

糖質

9.7g

たんぱく質

0.5g

●脂質：0.1g　●塩分：0g　●カロリー：43kcal

たい焼き

85g

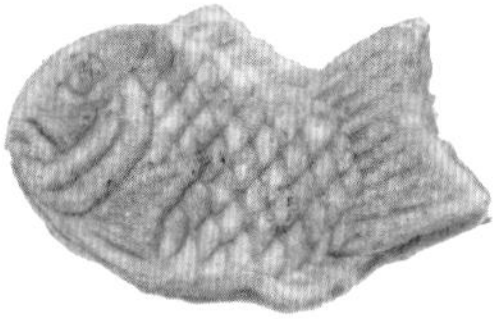

糖質

39.9g

たんぱく質

3.5g

●脂質：0.9g　●塩分：0.1g　●カロリー：184kcal

今川焼き

100g

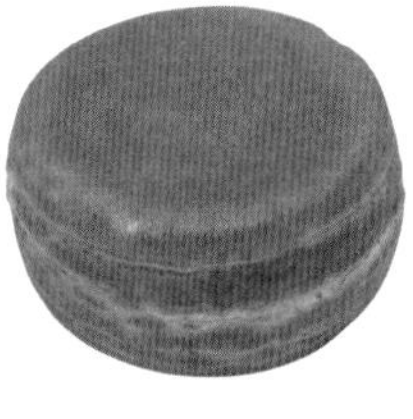

糖質

46.9g

たんぱく質

4.1g

●脂質：1.1g　●塩分：0.1g　●カロリー：217kcal

カステラ

40g

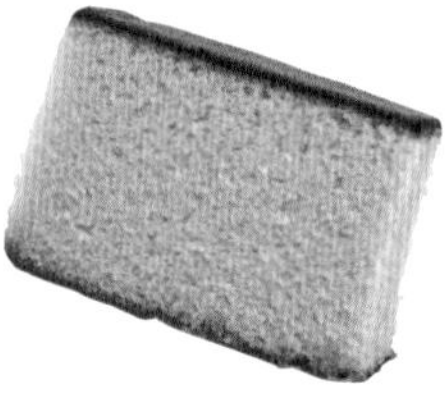

糖質

24.5g

たんぱく質

2.6g

●脂質：2g　●塩分：0.1g　●カロリー：125kcal

串団子（あんこ）

70g

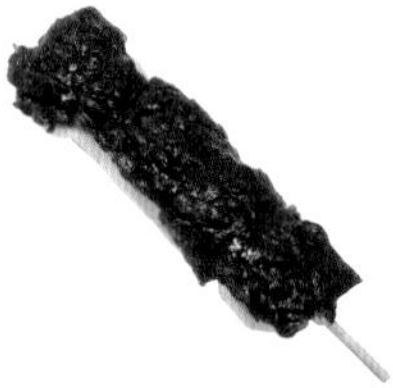

糖質

31g

たんぱく質

2.3g

●脂質：0.3g　●塩分：0.1g　●カロリー：139kcal

みたらし団子

65g

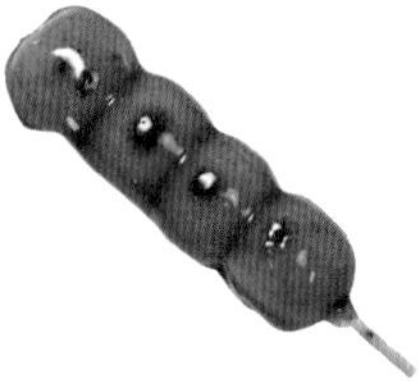

糖質

29g

たんぱく質

1.8g

●脂質：0.3g　●塩分：0.4g　●カロリー：126kcal

ごま団子

あんこ20g、ごま8g

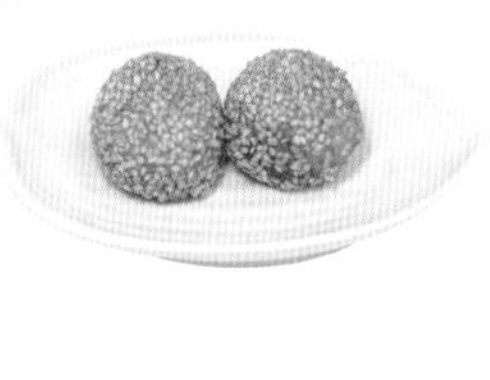

糖質

24.7g

たんぱく質

4.2g

●脂質：15.8g　●塩分：0g　●カロリー：263kcal

わらびもち

わらびもち130g、きなこ10g

糖質

39.3g

たんぱく質

3.5g

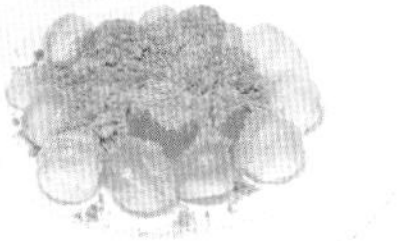

- 脂質：2.6g
- 塩分：0.2g
- カロリー：200kcal

大福

50g

糖質

25.7g

たんぱく質

2g

- 脂質：0.3g
- 塩分：0.1g
- カロリー：112kcal

どら焼き

80g

糖質

44.8g

たんぱく質

4.8g

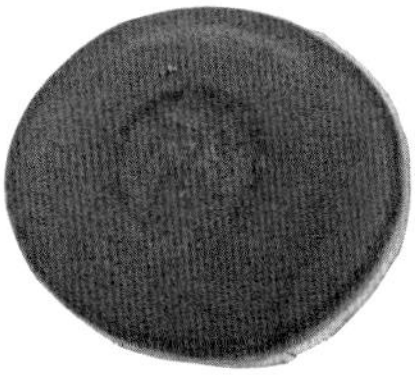

- 脂質：2.6g
- 塩分：0.3g
- カロリー：234kcal

まんじゅう

35g

糖質

21.1g

たんぱく質

2.1g

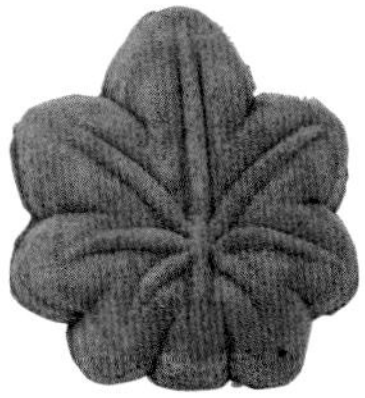

- 脂質：0.7g
- 塩分：0g
- カロリー：102kcal

薄皮まんじゅう

35g

糖質

20g

たんぱく質

1.4g

- 脂質：0.2g
- 塩分：0.1g
- カロリー：89kcal

くずまんじゅう

35g

糖質

17.2g

たんぱく質

0.9g

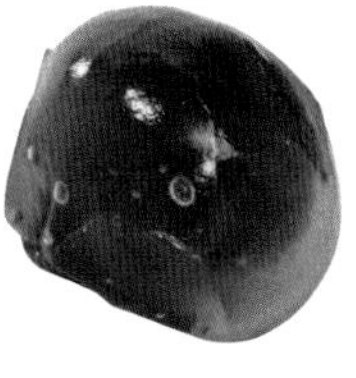

- 脂質：0.1g
- 塩分：0g
- カロリー：76kcal

ようかん

50g

糖質

18.8g

たんぱく質

1.1g

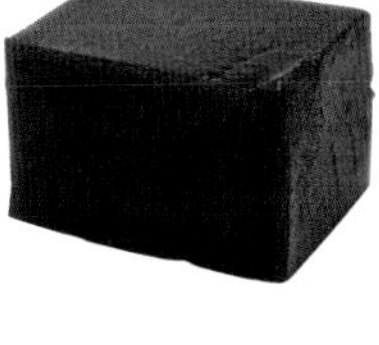

- 脂質：0.1g
- 塩分：0.1g
- カロリー：84kcal

もなか

40g

糖質

25g

たんぱく質

1.7g

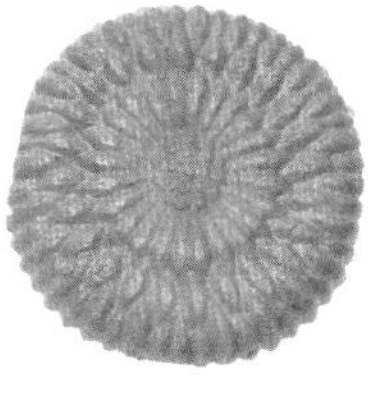

- 脂質：0.1g
- 塩分：0g
- カロリー：111kcal

生八つ橋

25g

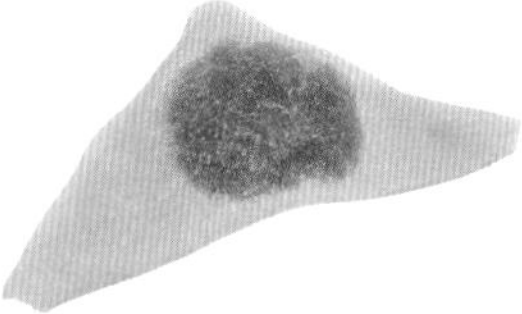

糖質

15.9g

たんぱく質

0.7g

● 脂質：0.1g ● 塩分：0g ● カロリー：69kcal

おはぎ

ごはん40g、あんこ30g

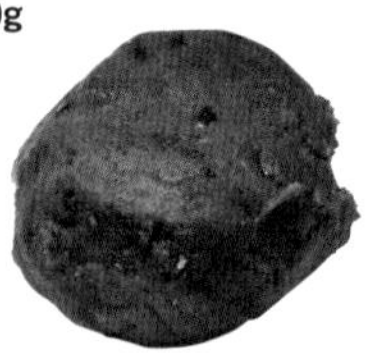

糖質

31.9g

たんぱく質

2.7g

● 脂質：0.4g ● 塩分：0g ● カロリー：147kcal

ぜんざい

あずき75g、もち50g

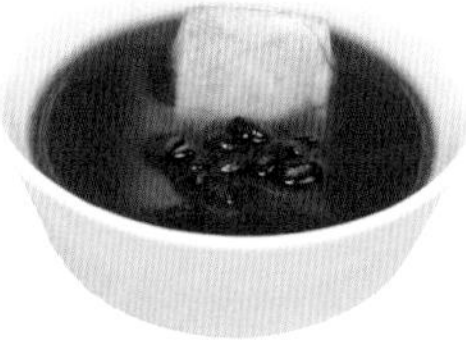

糖質

59.5g

たんぱく質

4.5g

● 脂質：0.6g ● 塩分：0.1g ● カロリー：263kcal

アイスクリーム

100g

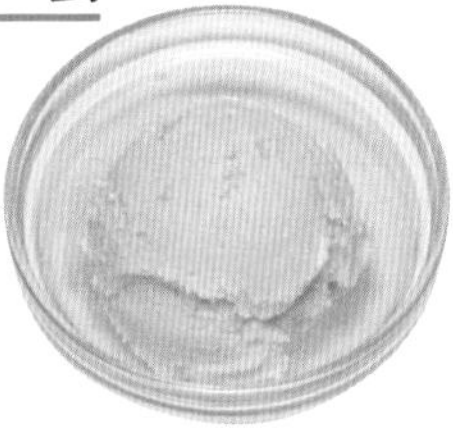

糖質

22.1g

たんぱく質

2.7g

● 脂質：13.6g ● 塩分：0.2g ● カロリー：217kcal

ラクトアイス

60g

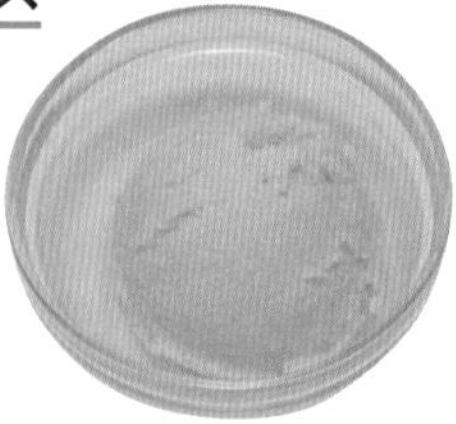

糖質

12.4g

たんぱく質

1g

● 脂質：1.2g ● 塩分：0.1g ● カロリー：65kcal

ソフトクリーム

120g

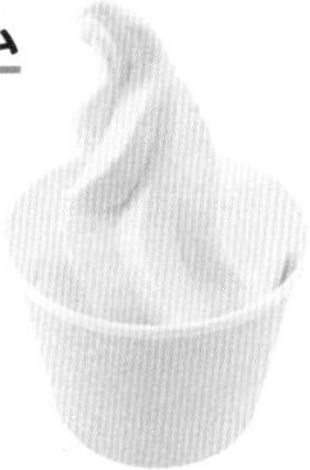

糖質

24.1g

たんぱく質

4.1g

● 脂質：6.7g ● 塩分：0.2g ● カロリー：175kcal

シャーベット

60g

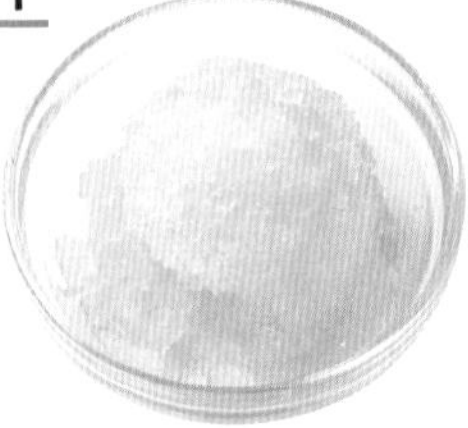

糖質

17.2g

たんぱく質

0.5g

● 脂質：0.6g ● 塩分：0g ● カロリー：77kcal

アイスキャンデー

105g

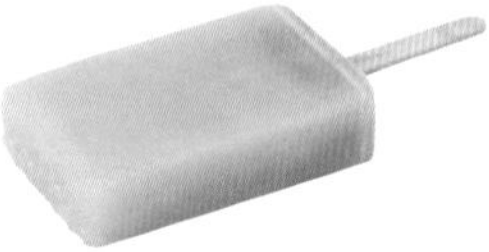

糖質

30.1g

たんぱく質

0.9g

● 脂質：1.1g ● 塩分：0g ● カロリー：134kcal

缶詰

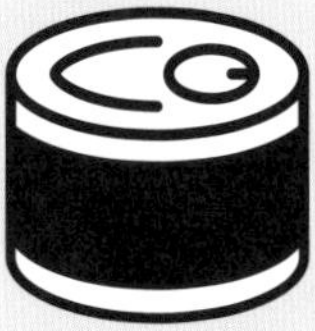

いわしの缶詰（しょうゆ漬け）

100g

糖質
5.7g

たんぱく質
17g

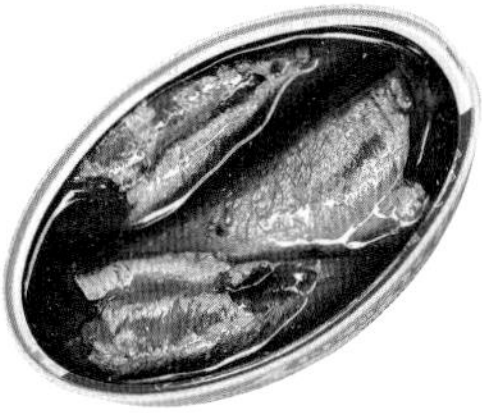

● 脂質：11.9g ● 塩分：1.4g ● カロリー：203kcal

いわしの缶詰（オイル漬け）

110g

糖質
0.3g

たんぱく質
18.6g

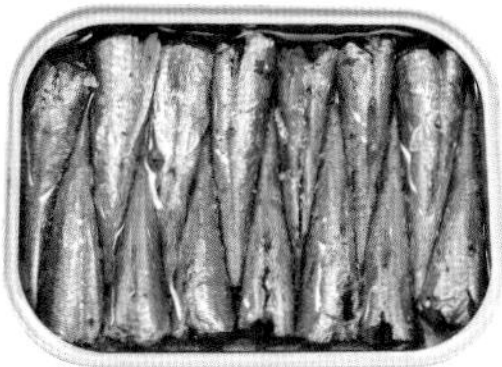

● 脂質：33.8g ● 塩分：0.9g ● カロリー：386kcal

いわしの缶詰（トマト漬け）

80g

糖質
1g

たんぱく質
11.7g

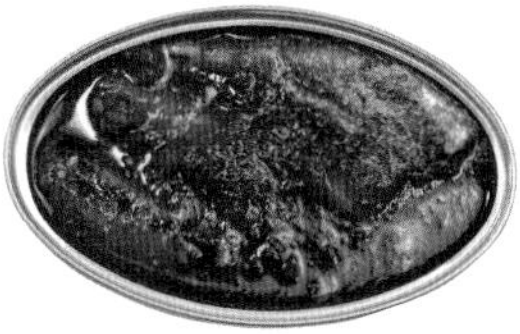

● 脂質：8.6g ● 塩分：0.6g ● カロリー：134kcal

いわしの缶詰（かば焼き）

100g

糖質
9.3g

たんぱく質
13.5g

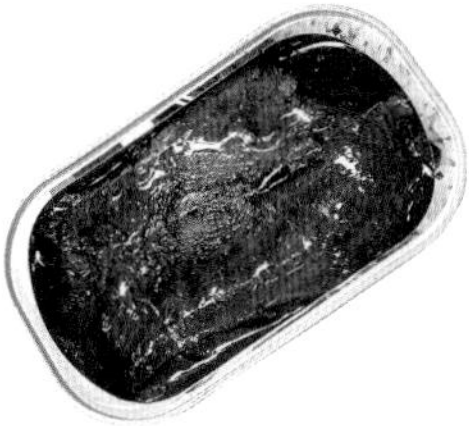

● 脂質：15.6g ● 塩分：1.5g ● カロリー：234kcal

アンチョビの缶詰

30g

糖質
0g

たんぱく質
6.4g

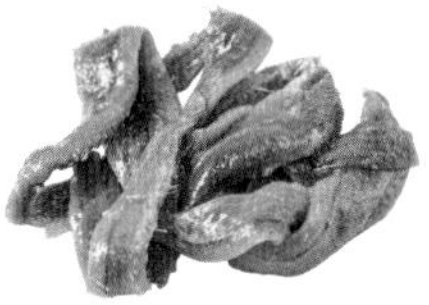

● 脂質：2g ● 塩分：3.9g ● カロリー：47kcal

かつおの缶詰（しょうゆ漬け）

145g

糖質
15.5g

たんぱく質
21.6g

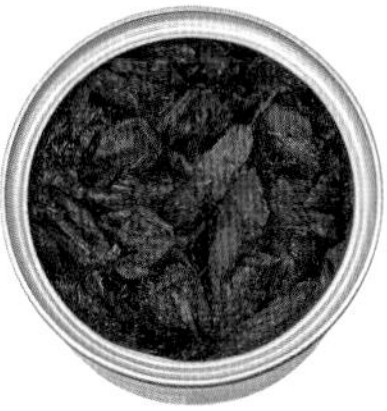

● 脂質：3.9g ● 塩分：2.5g ● カロリー：202kcal

まぐろの缶詰（水煮・ライト）

80g

糖質
0.2g

たんぱく質
10.4g

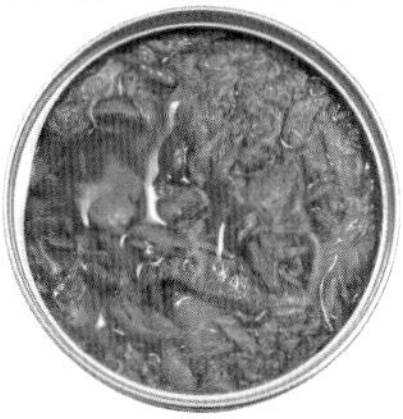

● 脂質：0.6g ● 塩分：0.4g ● カロリー：56kcal

まぐろの缶詰（しょうゆ漬け）

145g

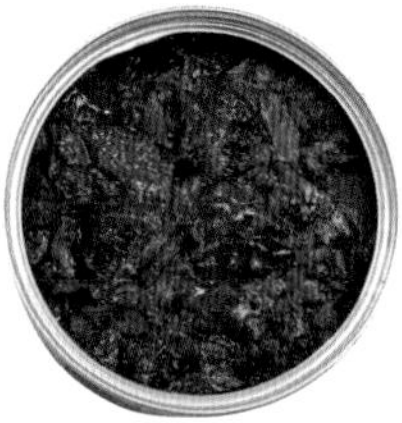

糖質

14.4g

たんぱく質

22.3g

●脂質：3.3g　●塩分：2.8g　●カロリー：194kcal

まぐろの缶詰（オイル漬け・ライト）

85g

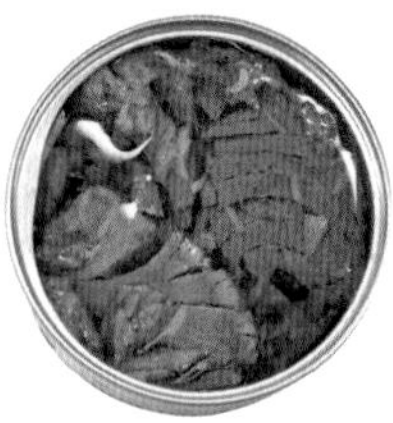

糖質

0.1g

たんぱく質

12.2g

●脂質：18.4g　●塩分：0.8g　●カロリー：225kcal

まぐろの缶詰（オイル漬け・ホワイトミート）

80g

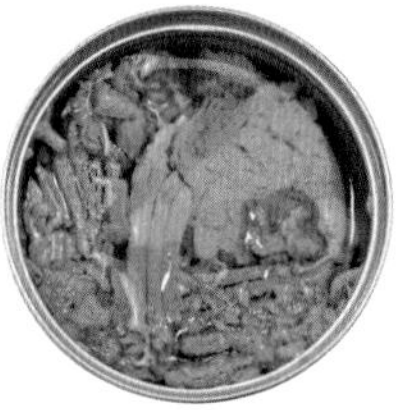

糖質

0.1g

たんぱく質

12.2g

●脂質：18.9g　●塩分：0.7g　●カロリー：223kcal

さばの缶詰（水煮）

160g

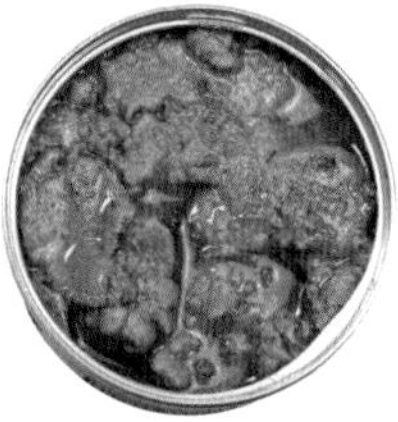

糖質

0.3g

たんぱく質

27.8g

●脂質：17.1g　●塩分：1.4g　●カロリー：278kcal

さばの缶詰（みそ煮）

190g

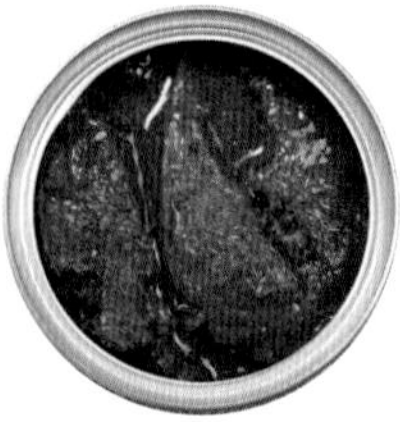

糖質

12.5g

たんぱく質

25.8g

●脂質：26.4g　●塩分：2.1g　●カロリー：399kcal

さんまの缶詰（かば焼き）

100g

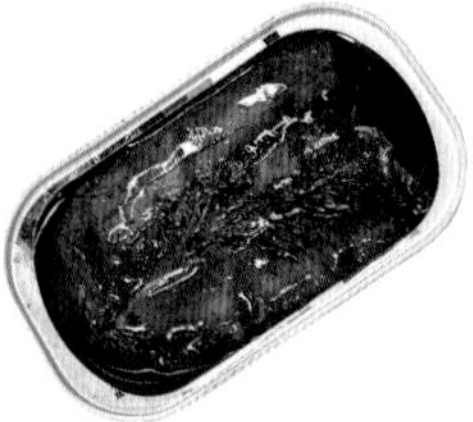

糖質

9.7g

たんぱく質

15.7g

●脂質：13g　●塩分：1.5g　●カロリー：219kcal

さんまの缶詰（しょうゆ漬け）

160g

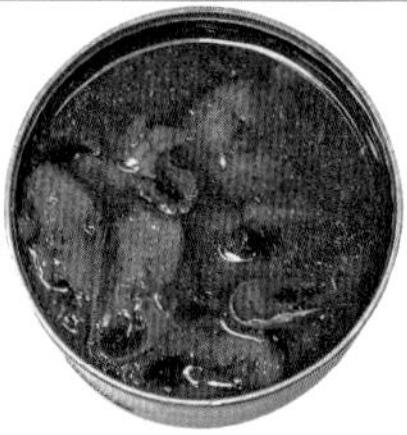

糖質

9g

たんぱく質

27.4g

●脂質：30.2g　●塩分：2.2g　●カロリー：414kcal

さけの缶詰

30g

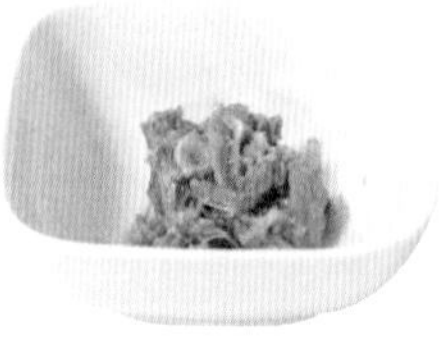

糖質

0g

たんぱく質

5.4g

●脂質：2.5g　●塩分：0.2g　●カロリー：47kcal

からふとますの缶詰（水煮）

180g

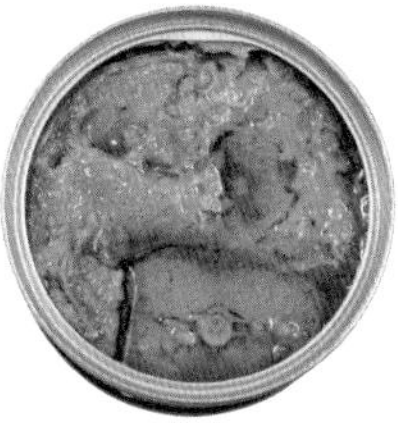

糖質

0.2g

たんぱく質

31g

● 脂質：13g　● 塩分：1.6g　● カロリー：261kcal

ほたての貝柱の缶詰（水煮）

40g

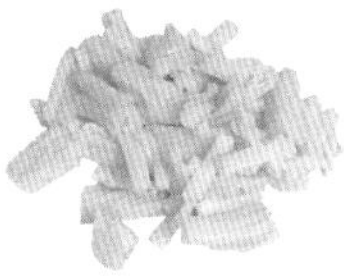

糖質

0.6g

たんぱく質

5.9g

● 脂質：0.2g　● 塩分：0.4g　● カロリー：35kcal

あさりの缶詰（水煮）

100g

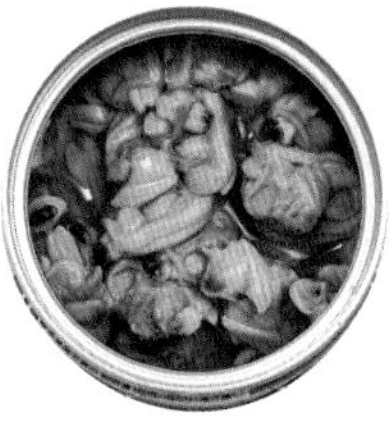

糖質

1.9g

たんぱく質

15.7g

● 脂質：2.2g　● 塩分：1g　● カロリー：102kcal

ずわいがにの缶詰（水煮）

55g

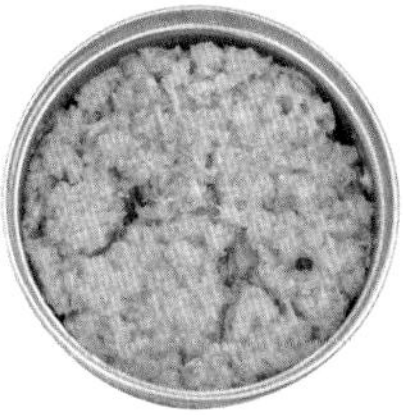

糖質

0.1g

たんぱく質

6.7g

● 脂質：0.2g　● 塩分：0.9g　● カロリー：38kcal

うずらのたまごの缶詰（水煮）

8g

糖質

0g

たんぱく質

0.8g

● 脂質：1.1g　● 塩分：0g　● カロリー：13kcal

アスパラガスの缶詰（水煮）

20g

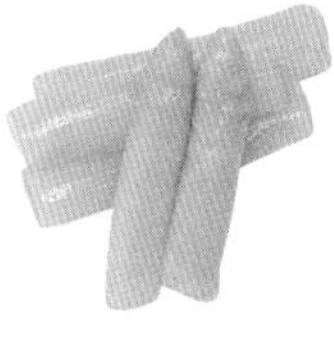

糖質

0.6g

たんぱく質

0.3g

● 脂質：0g　● 塩分：0.2g　● カロリー：5kcal

グリンピースの缶詰（水煮）

12g

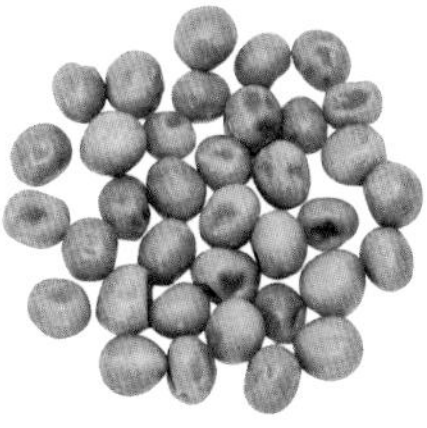

糖質

1.6g

たんぱく質

0.3g

● 脂質：0g　● 塩分：0.1g　● カロリー：10kcal

ゆであずきの缶詰

20g

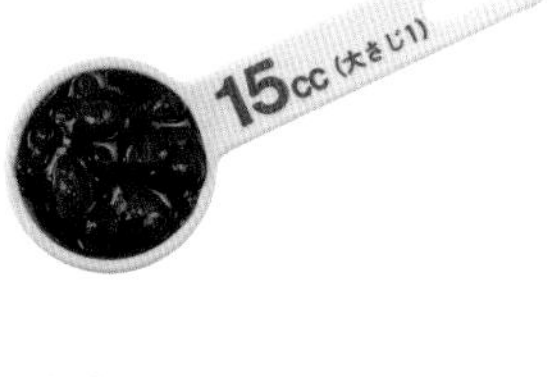

糖質

9.1g

たんぱく質

0.7g

● 脂質：0.1g　● 塩分：0g　● カロリー：40kcal

その他の食品・飲料

清涼飲料水

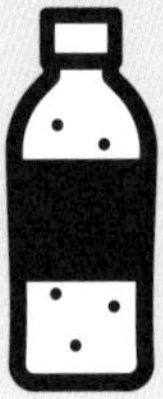

緑茶

500g

糖質

1 g

たんぱく質

1 g

● 脂質：0g ● 塩分：0g ● カロリー：10kcal

ウーロン茶

500g

糖質

0.5 g

たんぱく質

Tr

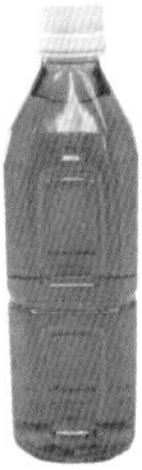

● 脂質：0g ● 塩分：0g ● カロリー：0kcal

麦茶

500g

糖質

1.5 g

たんぱく質

Tr

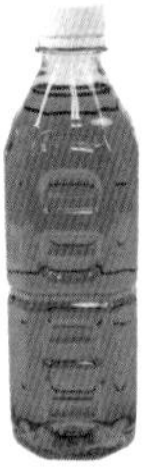

● 脂質：0g ● 塩分：0g ● カロリー：5kcal

紅茶（ストレートティー）

500g

糖質

20.3 g

たんぱく質

0.5 g

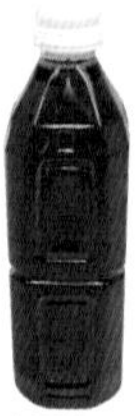

● 脂質：0g ● 塩分：0g ● カロリー：83kcal

炭酸飲料

500g

糖質

51 g

たんぱく質

Tr

● 脂質：Tr ● 塩分：0g ● カロリー：205kcal

炭酸飲料（カフェイン入り）

500g

糖質

57 g

たんぱく質

0.5 g

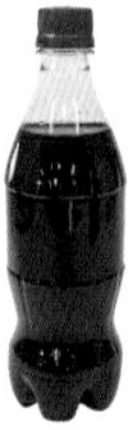

● 脂質：Tr ● 塩分：0g ● カロリー：230kcal

スポーツドリンク

500g

糖質

25.5 g

たんぱく質

0 g

● 脂質：Tr ● 塩分：0.5g ● カロリー：105kcal

缶コーヒー（微糖）

190g

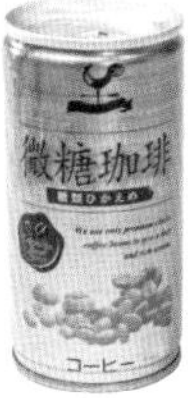

糖質

5.3g

たんぱく質

0.4g

●脂質：1.2g ●塩分：0g ●カロリー：35kcal

缶コーヒー（砂糖・ミルク入り）

190g

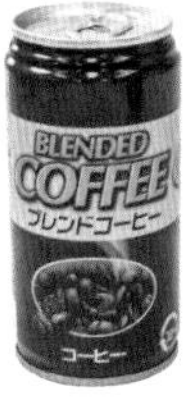

糖質

13.2g

たんぱく質

0.4g

●脂質：1.2g ●塩分：0g ●カロリー：66kcal

トマトジュース

150g

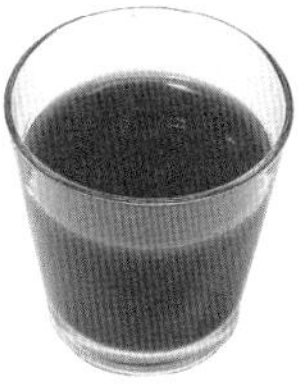

糖質

4.9g

たんぱく質

1.1g

●脂質：0.1g ●塩分：0.5g ●カロリー：23kcal

トマトジュース（無塩）

150g

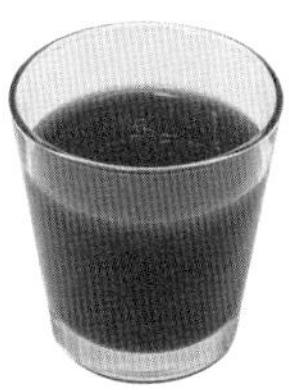

糖質

4.9g

たんぱく質

1.1g

●脂質：0.1g ●塩分：0g ●カロリー：27kcal

野菜ジュース

200g

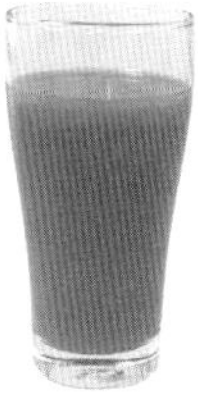

糖質

13.6g

たんぱく質

2g

●脂質：0.6g ●塩分：0.2g ●カロリー：72kcal

野菜ジュース（無塩）

200g

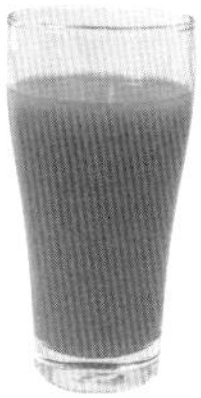

糖質

7.6g

たんぱく質

1.6g

●脂質：0.2g ●塩分：0g ●カロリー：42kcal

ノンアルコール酎ハイ

201g

糖質

0.1g

たんぱく質

0g

●脂質：0g ●塩分：0g ●カロリー：0kcal

ノンアルコールビール

200g

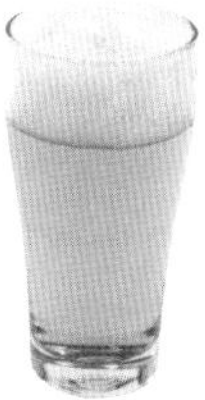

糖質

2.4g

たんぱく質

0.2g

●脂質：Tr ●塩分：0g ●カロリー：10kcal

その他の食品・飲料

お酒

ALCOHOL

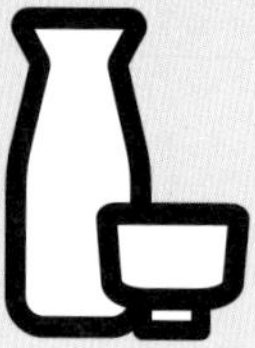

ビール

200g

糖質

6.2g

たんぱく質

0.4g

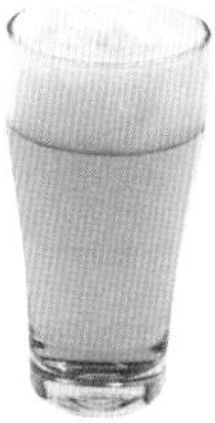

●脂質：0g　●塩分：0g　●カロリー：78kcal

缶ビール（130ml）

131g

糖質

4.1g

たんぱく質

0.3g

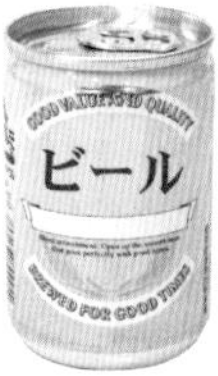

●脂質：0g　●塩分：0g　●カロリー：51kcal

缶ビール（350ml）

353g

糖質

10.9g

たんぱく質

0.7g

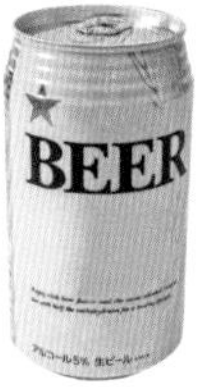

●脂質：0g　●塩分：0g　●カロリー：138kcal

缶ビール（500ml）

504g

糖質

15.6g

たんぱく質

1g

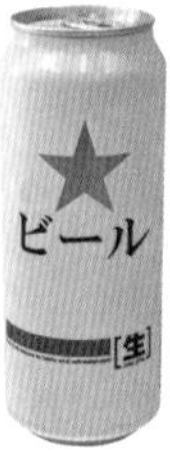

●脂質：0g　●塩分：0g　●カロリー：197kcal

瓶ビール（633ml）

638g

糖質

19.8g

たんぱく質

1.3g

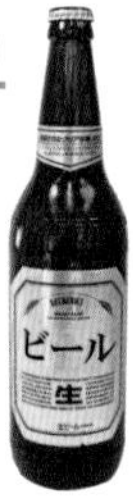

●脂質：0g　●塩分：0g　●カロリー：249kcal

ビール（中ジョッキ）

500g

糖質

15.5g

たんぱく質

1g

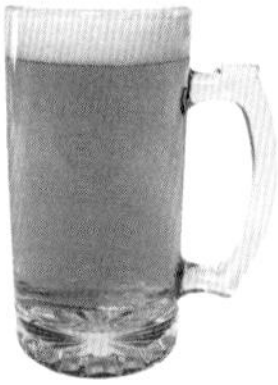

●脂質：0g　●塩分：0g　●カロリー：195kcal

黒ビール

180g

糖質

6.1g

たんぱく質

0.5g

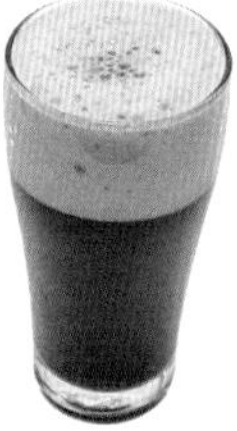

●脂質：Tr　●塩分：0g　●カロリー：81kcal

スタウトビール

180g

糖質

8.3g

たんぱく質

0.5g

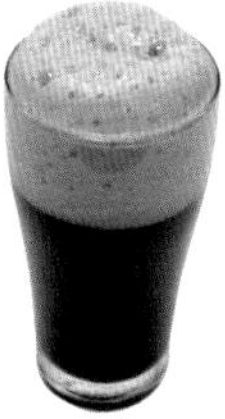

● 脂質：Tr　● 塩分：0g　● カロリー：112kcal

缶ビール（糖質オフ）

350g

糖質

4.7g

たんぱく質

0.3g

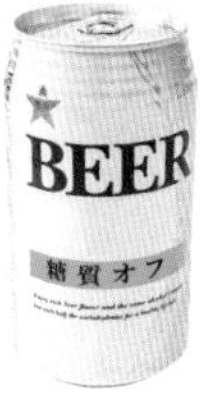

● 脂質：0g　● 塩分：0g　● カロリー：59kcal

発泡酒

200g

糖質

7.2g

たんぱく質

0.2g

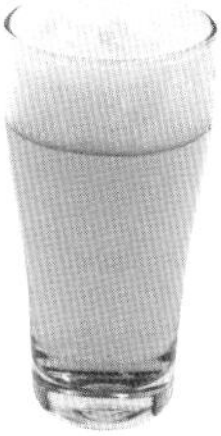

● 脂質：0g　● 塩分：0g　● カロリー：88kcal

発泡酒（缶350ml）

353g

糖質

12.7g

たんぱく質

0.4g

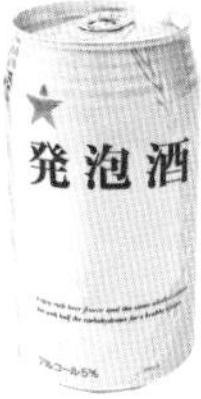

● 脂質：0g　● 塩分：0g　● カロリー：155kcal

発泡酒（缶500ml）

505g

糖質

18.2g

たんぱく質

0.5g

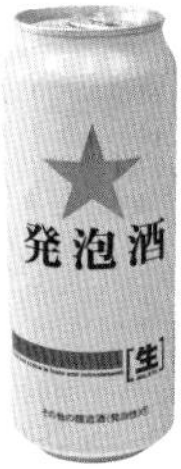

● 脂質：0g　● 塩分：0g　● カロリー：222kcal

酎ハイ（缶350ml）

350g

糖質

9.8g

たんぱく質

0g

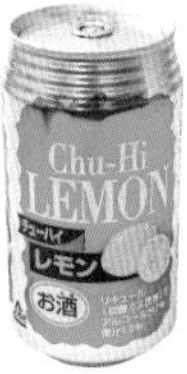

● 脂質：Tr　● 塩分：0g　● カロリー：179kcal

清酒

150g

糖質

7.3g

たんぱく質

0.5g

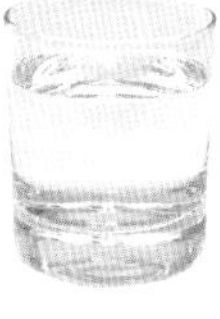

● 脂質：Tr　● 塩分：0g　● カロリー：161kcal

清酒（純米）

150g

糖質

5.4g

たんぱく質

0.5g

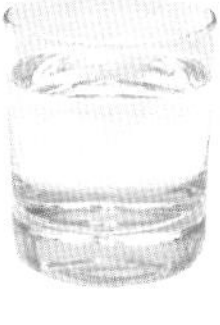

● 脂質：Tr　● 塩分：0g　● カロリー：153kcal

日本酒

150g

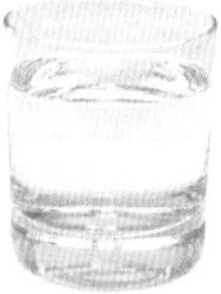

糖質

6.8g

たんぱく質

0.5g

● 脂質：0g　● 塩分：0g　● カロリー：159kcal

清酒（吟醸）

150g

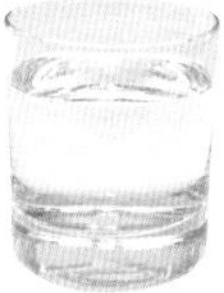

糖質

5.4g

たんぱく質

0.3g

● 脂質：0g　● 塩分：0g　● カロリー：155kcal

清酒（純米吟醸）

150g

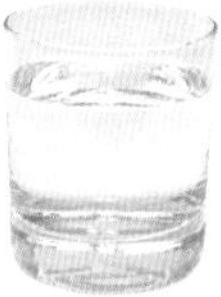

糖質

6.2g

たんぱく質

0.5g

● 脂質：0g　● 塩分：0g　● カロリー：153kcal

白ワイン

100g

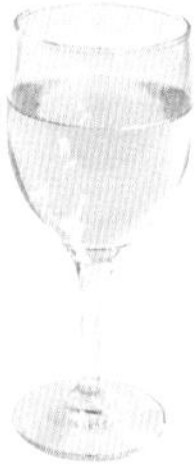

糖質

2g

たんぱく質

0.1g

● 脂質：Tr　● 塩分：0g　● カロリー：75kcal

赤ワイン

100g

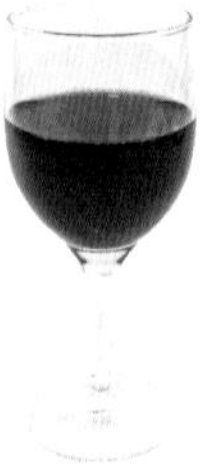

糖質

1.5g

たんぱく質

0.2g

● 脂質：Tr　● 塩分：0g　● カロリー：68kcal

紹興酒

150g

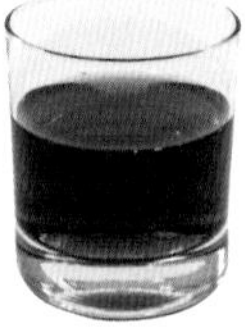

糖質

7.7g

たんぱく質

2.5g

● 脂質：Tr　● 塩分：0g　● カロリー：189kcal

焼酎（ロック）

100g

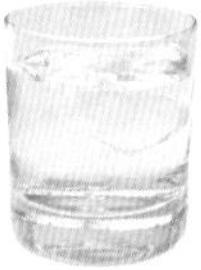

糖質

0g

たんぱく質

0g

● 脂質：0g　● 塩分：-　● カロリー：144kcal

ウイスキー

100g

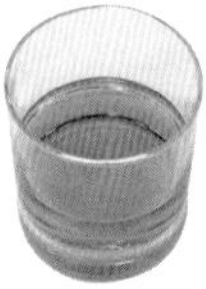

糖質

0g

たんぱく質

0g

● 脂質：0g　● 塩分：0g　● カロリー：234kcal

ハイボール

252.5g

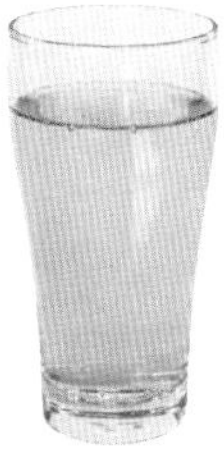

糖質

0.2g

たんぱく質

0g

● 脂質：0g　● 塩分：0g　● カロリー：118kcal

ブランデー

100g

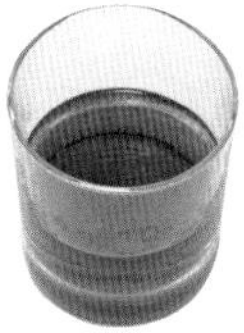

糖質

0g

たんぱく質

0g

● 脂質：0g　● 塩分：0g　● カロリー：234kcal

ウォッカ

150g

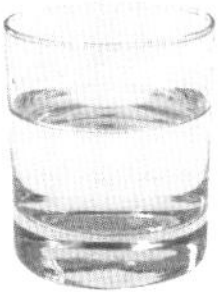

糖質

Tr

たんぱく質

0g

● 脂質：0g　● 塩分：0g　● カロリー：356kcal

ジン

50g

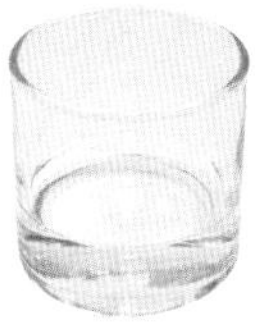

糖質

0.1g

たんぱく質

0g

● 脂質：Tr　● 塩分：0g　● カロリー：140kcal

ラム

100g

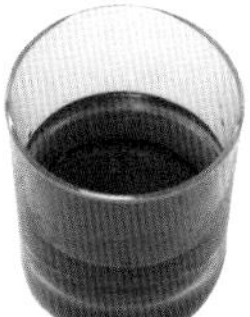

糖質

0.1g

たんぱく質

0g

● 脂質：Tr　● 塩分：0g　● カロリー：237kcal

梅酒

100g

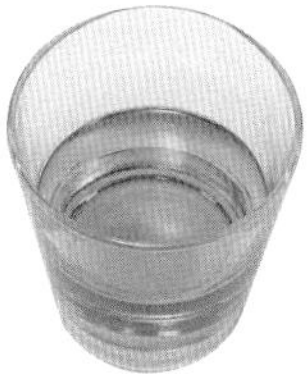

糖質

20.7g

たんぱく質

0.1g

● 脂質：Tr　● 塩分：0g　● カロリー：155kcal

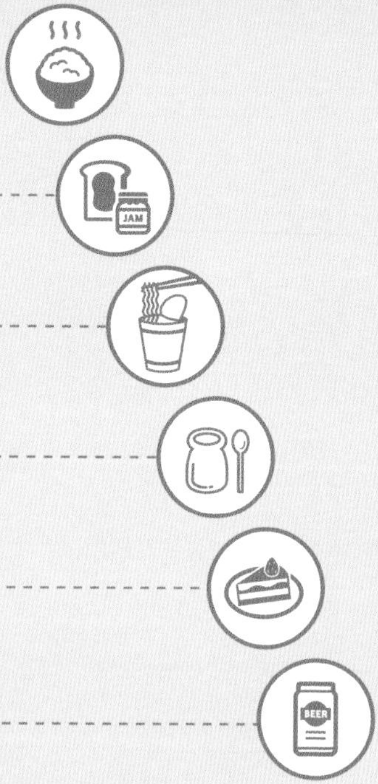

おいしくて満足感もある!

低糖質食品一覧

Low sugar food

糖質オフは、いまやスタンダードな
健康法のひとつとして広まっています。
様々な種類の「糖質オフ」商品を
集めたので、参考にしてください。

三菱食品株式会社

からだシフト 糖質コントロール ごはん 大麦入り

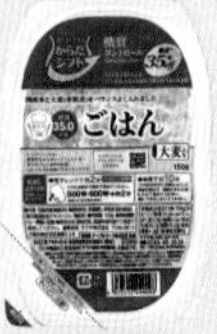

国産米と大麦のバランスが
よい糖質35%オフごはん。

150gあたり

糖質 **35.0**g

たんぱく質	脂質	塩分	カロリー
2.9g	0.5g	0g	163kcal

サラヤ株式会社

へるしごはん おいしい雑穀

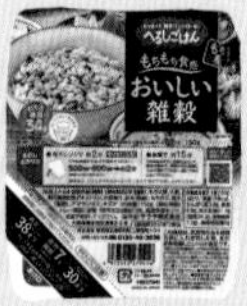

糖質38%オフ。ロカボ糖質
約34gの低糖質雑穀ごはん。

150gあたり

糖質 **34.2**g

たんぱく質	脂質	塩分	カロリー
3.8g	0.8g	0g	174kcal

三菱食品株式会社

からだシフト 糖質コントロール 満足カップライス スパイシーカレー味

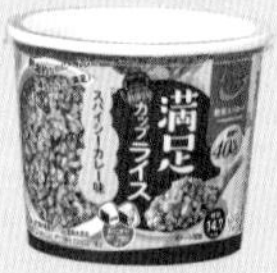

雑穀入りでヘルシー＆
スパイシー。糖質40%オフ。

29.9gあたり

糖質 **14.7**g

たんぱく質	脂質	塩分	カロリー
7.1g	1.0g	1.8g	102kcal

株式会社紀文食品

糖質0ごはん風使用 和風雑炊仕立て

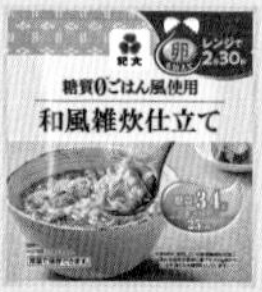

和風だしで仕上げた雑炊。
彩り具材も入って優しい味わい。

180gあたり

糖質 **3.4**g

たんぱく質	脂質	塩分	カロリー
0.7g	0g	1.8g	25kcal

株式会社紀文食品

糖質0ごはん風使用 鶏雑炊仕立て

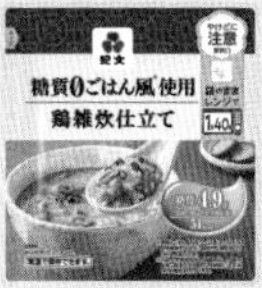

蒸し鶏や長ねぎなどの具材と鶏白湯スープで味わう雑炊。

180gあたり

糖質 **4.9**g

たんぱく質	脂質	塩分	カロリー
2.0g	1.6g	1.6g	51kcal

三菱食品株式会社

からだシフト 糖質コントロール ビーフカレー

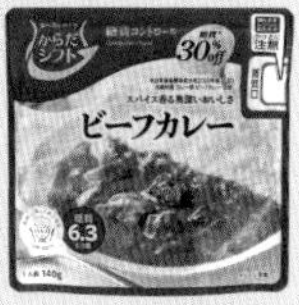

牛肉の旨味が凝縮されたビーフカレー。糖質30%オフ。

140gあたり

糖質 **6.3**g

たんぱく質	脂質	塩分	カロリー
6.3g	11.8g	1.6g	162kcal

敷島製パン(Pasco)

低糖質ブラン食パン 3枚入

小麦ふすま入りの食パン。糖質60%オフ※で食物繊維も豊富。

※日本食品標準成分表2015年版追補2017年食パンと比較(100gあたり)。

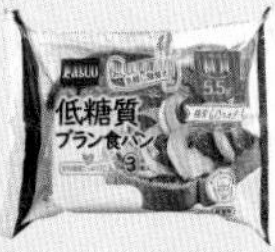

1枚あたり

糖質 **5.5**g

たんぱく質	脂質	塩分	カロリー
4.1g	2.2g	0.4g	79kcal

敷島製パン(Pasco)

低糖質ソーセージパン

糖質50%オフ※のソーセージパン。食物繊維入り。

※Pasco「あらびきソーセージ」と比較(100gあたり)。

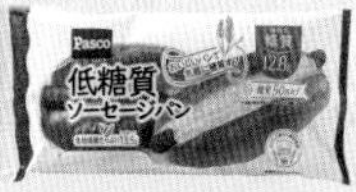

1個あたり

糖質 **12.8**g

たんぱく質	脂質	塩分	カロリー
8.8g	19.2g	1.3g	286kcal

敷島製パン(Pasco)

低糖質クロワッサン 2個入

糖質40%オフ※のクロワッサン。食物繊維入り。

※日本食品標準成分表2015年版クロワッサンと比較(100gあたり)。

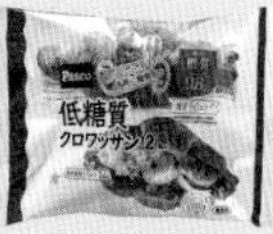

1個あたり

糖質 **9.8**g

たんぱく質	脂質	塩分	カロリー
4.1g	11.8g	0.5g	177kcal

敷島製パン(Pasco)

低糖質あんパン

食物繊維を含む糖質30%オフ※のあんパン。

※日本食品標準成分表2015年版あんパンと比較(100gあたり)。

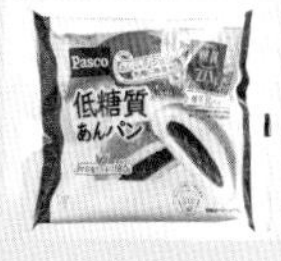

1個あたり

糖質 **27.1**g

たんぱく質	脂質	塩分	カロリー
6.8g	3.5g	0.5g	203kcal

シャトレーゼ

糖質82%カットのテーブルパン 6個入

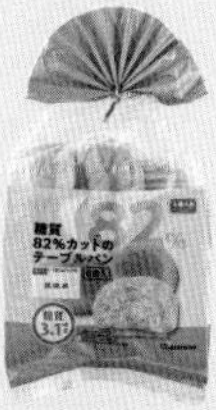

糖質を抑え、食物繊維を多く使用したテーブルパン。

1個 38gあたり

糖質 **3.1**g (エリスリトールを除く)

たんぱく質	脂質	塩分	カロリー
6.1g	4.4g	0.4g	86kcal

シャトレーゼ

糖質86%カットのピザ マルゲリータ

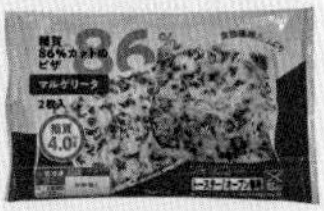

食物繊維を使用して糖質を大幅カットしたマルゲリータ。

1枚 87gあたり

糖質 **4.0**g (エリスリトールを除く)

たんぱく質	脂質	塩分	カロリー
11.8g	13.3g	1.0g	210kcal

サラヤ株式会社

ラカント 低糖質ジャム オレンジマーマレード

独自甘味料使用の
食物繊維豊富な低糖質ジャム。

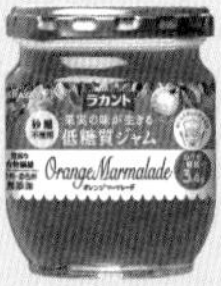

100gあたり

糖質 **42.7**g（糖類1.79g）

たんぱく質	脂質	塩分	カロリー
0.2g	0g	0.025g	94.6kcal

株式会社紀文食品

糖質0g麺（平麺）

おからパウダーとこんにゃく粉で
つくった糖質ゼロの麺。

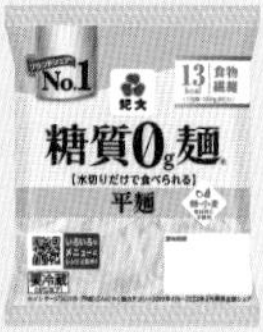

180gあたり

糖質 **0**g

たんぱく質	脂質	塩分	カロリー
0.9g	0.09g	0.4g	13kcal

株式会社紀文食品

糖質0g麺（丸麺）

ラーメンやパスタなど
アレンジしやすい丸麺タイプ。

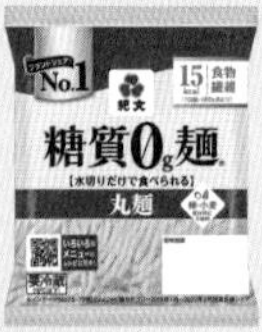

180gあたり

糖質 **0**g

たんぱく質	脂質	塩分	カロリー
0.8g	0.4g	0.3g	15kcal

株式会社紀文食品

糖質0g麺（そば風麺）

おからパウダーとこんにゃく粉を
使用したそば風麺。

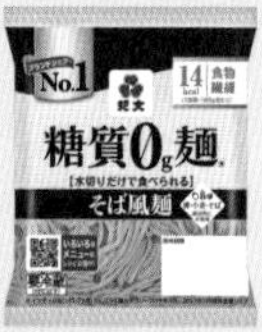

180gあたり

糖質 **0**g

たんぱく質	脂質	塩分	カロリー
0.7g	0.4g	0.2g	14kcal

株式会社紀文食品

とうふそうめん風

つるっとしたのどごしの
そうめん風豆腐。

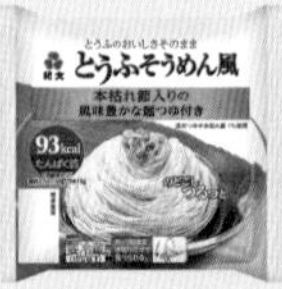

145g（つゆ付き）あたり

糖質 **9.3**g

たんぱく質	脂質	塩分	カロリー
5.3g	3.3g	1.9g	93kcal

日清食品チルド株式会社

もちっとロカボ麺 中細麺 1人前

食物繊維を練り込み、糖質を
40%抑えた麺。（同社比）

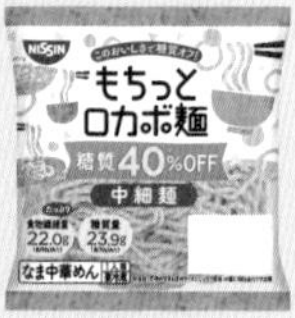

90gあたり

糖質 **23.9**g

たんぱく質	脂質	塩分	カロリー
10.8g	1.5g	1.8g	196kcal

江崎グリコ株式会社

SUNAOもっちりパスタ

もち大麦粉を使用でもっちり食感。
糖質量は1食（80g）あたり21.4g。

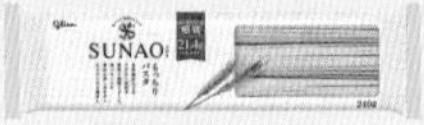

1束 80gあたり

糖質 **21.4**g

たんぱく質	脂質	塩分	カロリー
11.3g	1.2g	0.34g	213kcal

江崎グリコ株式会社

SUNAOボロネーゼ

味わい深い濃厚ボロネーゼ。
1食（100g）あたりの糖質量4.9g。

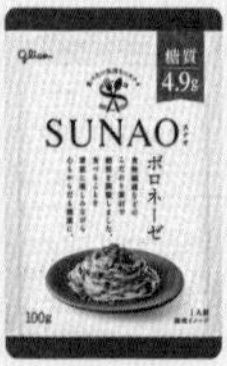

100gあたり

糖質 **4.9**g

たんぱく質	脂質	塩分	カロリー
9.5g	7.6g	1.3g	134kcal

日清食品株式会社

カップヌードルPRO 高たんぱく&低糖質

カップヌードルの味わい
そのままに糖質50%オフ。

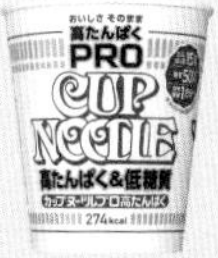

74gあたり

糖質 **15.3**g

たんぱく質	脂質	塩分	カロリー
15.2g	16.8g	4.8g	274kcal

日清食品株式会社

カップヌードルPRO 高たんぱく&低糖質 シーフードヌードル

シーフードヌードルの味わい
そのままに糖質50%オフ。

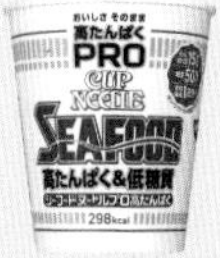

78gあたり

糖質 **18.2**g

たんぱく質	脂質	塩分	カロリー
15.2g	18.1g	4.5g	298kcal

日清食品株式会社

カップヌードルPRO 高たんぱく&低糖質 チリトマトヌードル

チリトマトヌードルの味わい
そのままに糖質50%オフ。

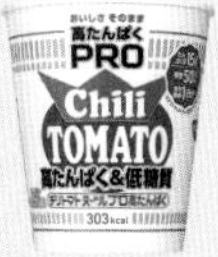

79gあたり

糖質 **18.6**g

たんぱく質	脂質	塩分	カロリー
15.7g	17.9g	3.7g	303kcal

株式会社日清製粉ウェルナ

日清 糖質50%オフ お好み焼粉

糖質50%オフ。
ふんわり軽い食感。

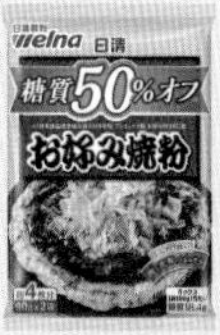

90gあたり

糖質 **18.4**g

たんぱく質	脂質	塩分	カロリー
30.0g	2.0g	3.2g	270kcal

カルビー株式会社

フルグラ 糖質オフ

はちみつとクラッシュアーモンドで
飽きない味を実現。

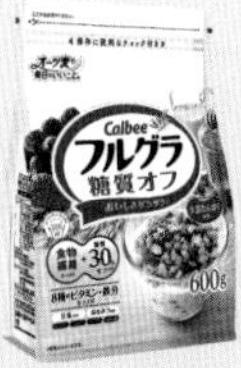

50gあたり

糖質 **18.1**g

たんぱく質	脂質	塩分	カロリー
9.3g	13.1g	0.2g	241kcal

三菱食品株式会社

からだシフト 糖質コントロール 餃子

水なし油なしでパリパリの
食感。糖質40%オフの餃子。

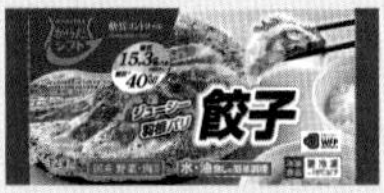

6個 141gあたり

糖質 **15.3**g

たんぱく質	脂質	塩分	カロリー
9.9g	13.0g	1.3g	234kcal

株式会社 明治

明治プロビオヨーグルトR-1 砂糖不使用

多糖体をつくりだす
乳酸菌を使用したヨーグルト。

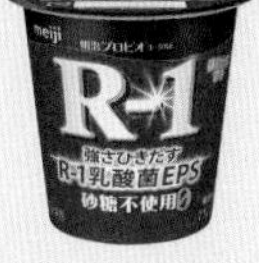

112gあたり

炭水化物 **10.9**g

たんぱく質	脂質	塩分	カロリー
4.0g	1.6g	0.13g	56kcal

株式会社 明治

明治プロビオヨーグルトR-1 ドリンクタイプ 砂糖不使用甘さひかえめ

1073R-1乳酸菌を使用。
手軽なドリンクタイプ。

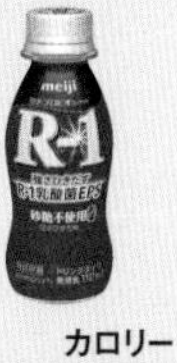

112mlあたり

炭水化物 **5.6**g

たんぱく質	脂質	塩分	カロリー
3.4g	0.6g	0.12g	41kcal

日清ヨーク株式会社

十勝のむヨーグルト 糖質off

高たんぱく、脂肪ゼロ。
カロリー45%オフの飲むヨーグルト。

コップ1杯 180gあたり

糖質 **7.9**g

たんぱく質	脂質	塩分	カロリー
5.5g	0g	0.2g	55kcal

森永乳業株式会社

クラフト 小さなチーズケーキ レアチーズケーキ

レモンの風味のレアチーズケーキ。
1ポーションあたり糖質1.9g。

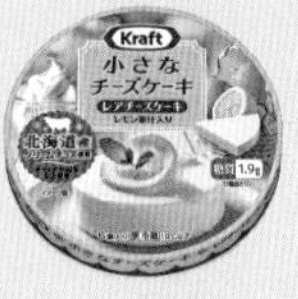

1個 15gあたり

糖質 **1.82**g

たんぱく質	脂質	塩分	カロリー
1.1g	4.1g	0.11g	49kcal

森永製菓株式会社

糖質90%オフのど飴

糖質90%カットできるのど飴。
1粒で食物繊維が2.4g以上とれる。

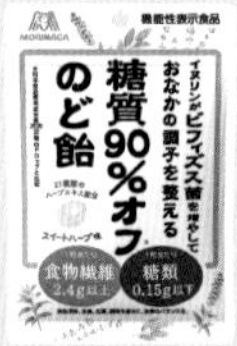

3粒 9gあたり

糖質 **0.2～0.8**g

たんぱく質	脂質	塩分	カロリー
0g	0g	0g	18kcal

シャトレーゼ

糖質88%カットのとろけるショコラ 生チョコ風

砂糖不使用の生チョコ風
ショコラ。

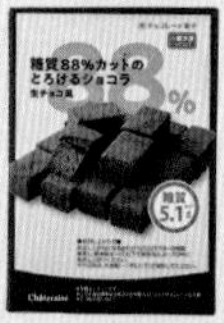

1箱 82gあたり

糖質 **5.1**g

たんぱく質	脂質	塩分	カロリー
3.7g	28.1g	0.08g	330kcal

森永製菓株式会社

チョコチップクッキー 糖質50%オフ

おいしさそのままで糖質を
50%カットしたビスケット。

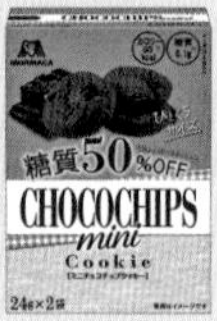

1袋 24gあたり

糖質 **6.1**g

たんぱく質	脂質	塩分	カロリー
2.5g	6.2g	0.2g	93kcal

江崎グリコ株式会社

SUNAO<発酵バター> 小袋

小麦胚芽や食物繊維、オリゴ糖など、
こだわり素材を使って糖質オフ。

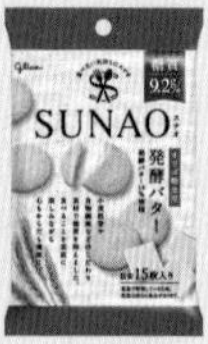

31gあたり

糖質 **9.2**g

たんぱく質	脂質	塩分	カロリー
2.4g	9.5g	0.27g	150kcal

森永乳業株式会社

おいしい低糖質プリンカスタード 4個パック

低糖質でもコクやおいしさを追求。
こだわりカラメル使用のプリン。

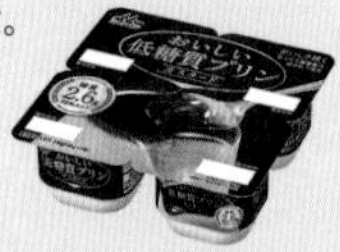

1個 60gあたり

糖質 **2.6**g

たんぱく質	脂質	塩分	カロリー
1.2g	3.9g	0.06g	51kcal

株式会社紀文食品

カロリーライト 杏仁とうふ

カロリーライトの、なめらかな
口当たりの杏仁豆腐。

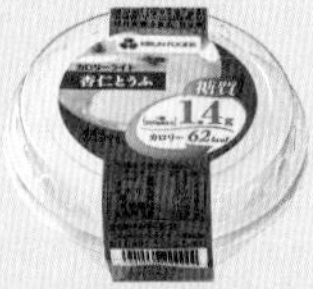

220gあたり

糖質 **1.4**g

たんぱく質	脂質	塩分	カロリー
0.2g	5.7g	0.2g	62kcal

株式会社紀文食品

カロリーライト マンゴープリン

カロリー、糖質控えめでも
マンゴープリンの確かな味。

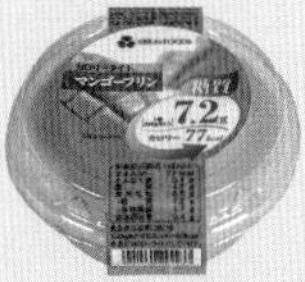

220gあたり

糖質 7.2g

たんぱく質	脂質	塩分	カロリー
0.4g	4.8g	0.4g	77kcal

シャトレーゼ

糖質85%カットショートケーキ 2個入

大豆粉と食物繊維を
使用したショートケーキ。

1個あたり

糖質 4.6g（エリスリトールを除く）

たんぱく質	脂質	塩分	カロリー
4.0g	18.6g	0.14g	220kcal

サラヤ株式会社

ラカントS顆粒

砂糖と同じ甘さで、
糖類ゼロの自然派甘味料。

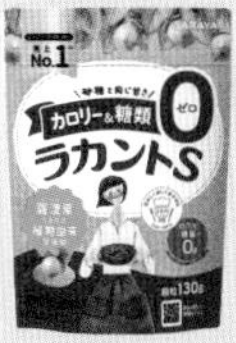

大さじ1杯 13gあたり

糖質 13.0g（糖類0g）

たんぱく質	脂質	塩分	カロリー
0.03g	0g	0g	0kcal

カゴメ株式会社

カゴメ 糖質オフ 野菜ジュース

葉野菜をしっかり配合して糖質オフ。
すっきりした野菜汁100%ジュース。

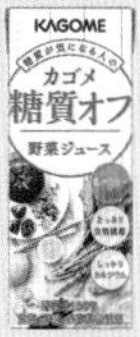

200mlあたり

糖質 3.6g

たんぱく質	脂質	塩分	カロリー
1.1g	0g	0.06〜0.5g	22kcal

江崎グリコ株式会社

SUNAO ストロベリー&ラズベリー

糖質10g以下、食物繊維に
こだわったアイス。

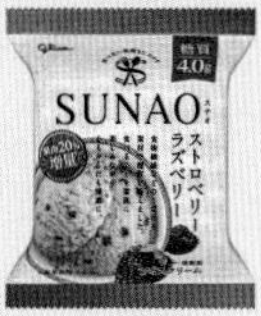

120mlあたり

糖質 4.0g

たんぱく質	脂質	塩分	カロリー
2.0g	6.2g	0.1g	80kcal

株式会社日清製粉ウェルナ

日清 糖質50%オフ ホットケーキミックス

糖質50%オフ。
ふんわり食感。

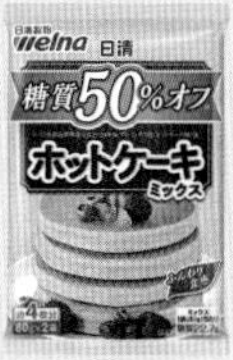

80gあたり

糖質 22.7g

たんぱく質	脂質	塩分	カロリー
13.3g	3.1g	1.2g	238kcal

サラヤ株式会社

ラカントSシロップ

冷たい料理もOK。
ラカントS顆粒のシロップタイプ。

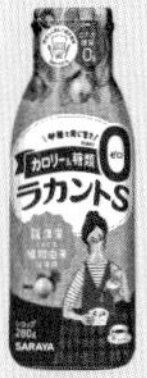

小さじ1杯 6gあたり

糖質 1.23g（糖類0g）

たんぱく質	脂質	塩分	カロリー
0g	0g	0g	0kcal

森永製菓株式会社

甘酒〈糖質30%オフ〉

酒粕と米麹のW発酵素材を
使った甘酒。糖質30%オフ。

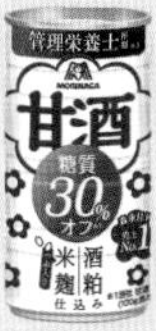

100gあたり

糖質 8g

たんぱく質	脂質	塩分	カロリー
0.4〜1.2g	0g	0.18g	35kcal

サントリー

パーフェクトサントリービール

力強い飲みごたえと
爽快な後味のビール。

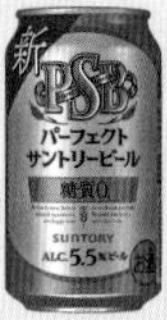

100mlあたり

糖質 **0**g

たんぱく質	脂質	塩分	カロリー
0.1〜0.3g	0g	0〜0.02g	32kcal

サントリー

金麦 糖質75%オフ

麦のうまみをしっかり
感じられるビール類。

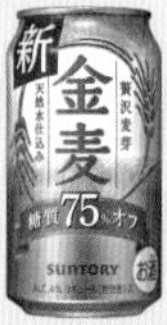

100mlあたり

糖質 **0.4〜0.8**g

たんぱく質	脂質	塩分	カロリー
0.1〜0.2g	0g	0〜0.02g	29kcal

アサヒビール

アサヒスタイルフリー<生>

生製法で本格的な
飲みごたえがある糖質ゼロの発泡酒。

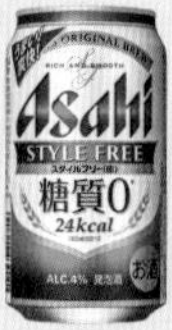

100mlあたり

糖質 **0**g

たんぱく質	脂質	塩分	カロリー
0g	0g	0〜0.03g	24kcal

アサヒビール

アサヒオフ

プリン体と糖質ゼロの
「ゼロでもうまい」ビール類。

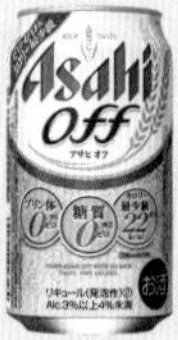

100mlあたり

糖質 **0**g

たんぱく質	脂質	塩分	カロリー
0g	0g	0〜0.02g	22kcal

アサヒビール

アサヒSlatレモンサワー

つぶつぶグレープフルーツ入り。
糖類ゼロのさわやかレモンサワー。

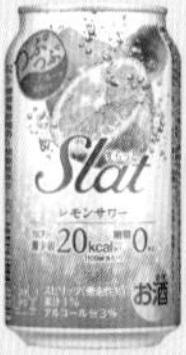

100mlあたり

糖質 **0.6**g

たんぱく質	脂質	塩分	カロリー
0g	0g	0.07g	20kcal

サントリー

酸化防止剤無添加のおいしいワイン。糖質30%オフ(赤)

複数の原酒をブレンド。
厚みと複雑味のあるワイン。

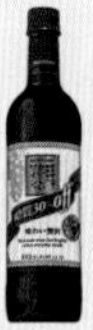

100mlあたり

糖質 **1.0〜2.4**g

たんぱく質	脂質	塩分	カロリー
0g	0g	0〜0.1g	65kcal

サントリー

澄みわたる梅酒 500ml瓶

国産梅100%使用で
糖質50%オフの梅酒。

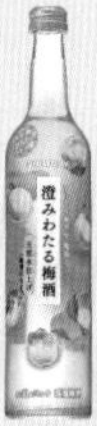

100mlあたり

糖質 **8.7**g

たんぱく質	脂質	塩分	カロリー
0g	0g	0.01〜0.04g	92kcal

アサヒビール

やさしさ梅酒

梅の甘酸っぱさと濃厚さが残る
糖質70%オフの梅酒。

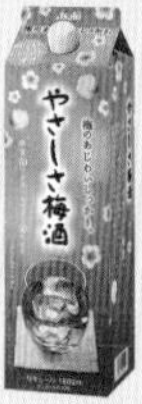

100mlあたり

糖質 **5.8**g

たんぱく質	脂質	塩分	カロリー
0g	0g	0〜0.05g	82kcal

手軽にたんぱく質が摂取できる

プロテインバー

最近では手軽に手に入るようになったプロテインバー。
糖質オフと同時においしくたんぱく質を摂取できます。

アサヒグループ食品

1本満足バー ギガプロテイン キャラメル

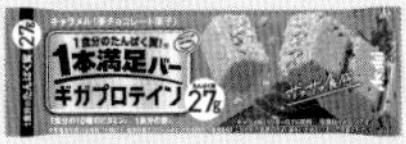

糖質を15gに抑えたシリアルチョコバー。手軽に1食分のたんぱく質を摂取することができる。

65gあたり

たんぱく質 **30**g

糖質	脂質	塩分	カロリー
15g	16g	0.5〜1.4g	326kcal

森永製菓株式会社

inバープロテインGOLD オレンジ&2種のナッツ

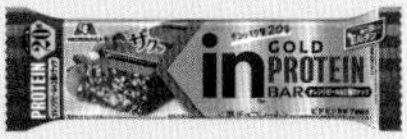

糖質を抑え、たんぱく質を20g配合。クランチチョコタイプのプロテインバー。

52gあたり

たんぱく質 **20.9**g

糖質	脂質	塩分	カロリー
12.9g	13.2g	0.36〜1.25g	258kcal

アサヒグループ食品

1本満足バー プロテインチョコ

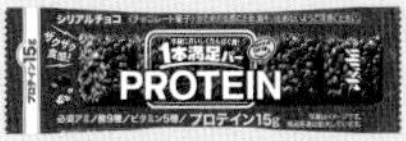

手軽にプロテインがとれるシリアルタイプのチョコレートバー。

39gあたり

たんぱく質 **18**g

糖質	脂質	塩分	カロリー
11g	8.5g	0.3〜0.6g	195kcal

森永製菓株式会社

inバープロテイン ベイクドビター

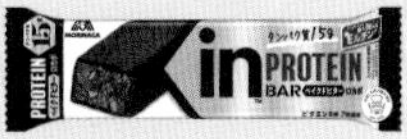

高たんぱく、糖質10g以下のロカボ対応プロテインバー。

43gあたり

たんぱく質 **16.0**g

糖質	脂質	塩分	カロリー
4.3g	13.3g	0.13〜0.7g	215kcal

良質なたんぱく質がとれる! グルテンフリーな大豆バー

大塚製薬株式会社

SOYJOY ピーナッツ

30gあたり

たんぱく質 **6.5**g

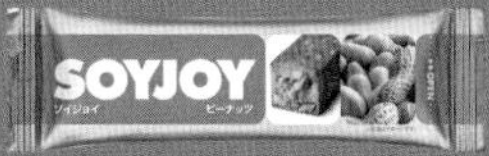

糖質	脂質	塩分	カロリー
5.4g	10.5g	0.08〜0.19g	149kcal

まるごと大豆とピーナッツのごろっとした食べごたえのある大豆バー。植物由来の甘味成分ですっきりとした甘さを実現。

食品成分データINDEX

か

は

ま

監修者

栗原クリニック 東京・日本橋 院長

栗原《くりはら》 毅《たけし》

1951年、新潟県生まれ。北里大学医学部卒業。前東京女子医科大学教授、前慶應義塾大学大学院教授。現在は栗原クリニック 東京・日本橋の院長を務める。日本肝臓学会専門医。治療だけでなく予防にも力を入れている。「血液サラサラ」を命名したひとり。『ズボラでもラクラク! 内臓脂肪がスルッと落ちる 超悪玉コレステロールも減らす 自宅でできる名医のワザ!』(三笠書房)、『1週間で勝手に痩せていく体になるすごい方法』(日本文芸社)など監修書・著書多数。

【参考文献】

『1週間で勝手に痩せていく体になるすごい方法』(著者 栗原毅・日本文芸社)
『図解で改善! ズボラでもラクラク! 1週間で脂肪肝はスッキリよくなる』(著者 栗原毅・三笠書房)
『内科医と歯科医が教える 病気知らずの食べ方みがき方』(監修 栗原毅・日東書院本社)
『その効果に専門家が驚いた 内臓脂肪を落とす方法BEST5』(監修 栗原毅・笠倉出版社)
『Dr.栗原のチョコ健康法 内臓脂肪はチョコレートで落ちる!』(監修 栗原毅・アントレックス)

※このほかにも、多くの書籍やWebサイトを参考にしております。

【BOOK STAFF】

編集	森田有紀、矢ヶ部鈴香、海平里実、塩屋雅之(オフィスアビ)
編集協力	菅原夏子、南朋子、栗原丈徳(栗原ヘルスケア研究所・歯科医師)
装丁・デザイン	谷村凪沙、邱 美幸(I'll Products)
データ協力	株式会社マッシュルームソフト
校閲	聚珍社

【協力】

アサヒグループ食品:0120-630-611(お客様相談室)
アサヒビール:0120-011-121(お客様相談室)
江崎グリコ株式会社:0120-917-111(お客様センター)
大塚製薬株式会社:0120-550-708(お客様相談室)
カゴメ株式会社:0120-401-831(カゴメお客様相談センター)
株式会社紀文食品:0120-012-778(紀文お客様相談室)
株式会社日清製粉ウェルナ:https://www.nisshin-seifun-welna.com/index
株式会社 明治:0120-598-369(お客様相談センター)
カルビー株式会社:0120-55-8570(お客様相談室)
サラヤ株式会社:https://www.saraya.com
サントリー:https://www.suntory.co.jp
敷島製パン(Pasco):0120-084-835(お客さま相談室)
シャトレーゼ:https://www.chateraise.co.jp
日清食品株式会社:0120-923-301(お客様相談室)
日清食品チルド株式会社:0120-923-301(お客様相談室)
日清ヨーク株式会社:0120-490-117(消費者センター)
三菱食品株式会社:0120-561-789(お客様相談室)
森永製菓株式会社:https://www.morinaga.co.jp
森永乳業株式会社:0120-369-744(お客さま相談室)

脂肪肝《しぼうかん》の人《ひと》のための
食品成分《しょくひんせいぶん》BOOK

2023年12月1日 第1刷発行

監修者	栗原《くりはら》 毅《たけし》
発行者	吉田芳史
印刷・製本所	図書印刷株式会社
発行所	株式会社日本文芸社 〒100-0003 東京都千代田区一ツ橋1-1-1 パレスサイドビル8F TEL.03-5224-6460【代表】

内容に関するお問い合わせは、小社ウェブサイトお問い合わせフォームまでお願いいたします。
URL https://www.nihonbungeisha.co.jp/

Printed in Japan 112231117-112231117Ⓝ01 (240102)
ISBN 978-4-537-22150-3
編集担当:上原

※本書掲載の情報は2023年8月現在の編集部調べによるものです。発売後、商品の仕様などが変更になる場合があります。あらかじめご了承ください。
また、品切れ、欠品、生産終了による終売の際はご容赦ください。